新 執刀医のための サージカルテクニック

総編集
徳橋泰明
日本大学医学部整形外科学系整形外科学分野主任教授

担当編集
長尾聡哉
板橋区医師会病院整形外科部長／
日本大学医学部整形外科学系整形外科学分野講師

上肢

Surgical Techniques for Masters
Upper Extremity

MEDICAL VIEW

本書では，厳密な指示・副作用・投薬スケジュール等について記載されていますが，これらは変更される可能性があります。本書で言及されている薬品については，製品に添付されている製造者による情報を十分にご参照ください。

Surgical Techniques for Masters Updated−Upper Extremity
（ISBN978-4-7583-1860-0 C3347）

Chief editor : Yasuaki Tokuhashi
Editor : Soya Nagao

2019. 3. 30 1st ed

©MEDICAL VIEW, 2019
Printed and Bound in Japan

Medical View Co., Ltd.
2-30 Ichigayahonmuracho, Shinjuku-ku, Tokyo, 162-0845, Japan
E-mail ed@medicalview.co.jp

序文

　2004年に刊行された『執刀医のためのサージカルテクニック』シリーズは，10年以上にわたって若手整形外科医が手術に臨む際の"バイブル"として多くの先生にご活用いただきました（小生もその1人です）．しかし，発刊から10年以上が経過し，治療コンセプト自体が変わった疾患，低侵襲手術が注目されるようになった疾患，コンセプトは不変でも画期的な新規インプラントが開発された疾患など，各疾患の治療についてこの十数年でさまざまな変化が起こっているのはご承知の通りです．したがって，前版のような手術手技書においても，近年のgold standardに則した改訂が必要になったのは想像に難しくありません．

　小生が編集を担当した『新 執刀医のためのサージカルテクニック 上肢』では，①若手整形外科医が経験すべきcommon diseaseの基本的な手術手技，に加えて，②特に上肢で注目されている新しい手術手技や低侵襲手術手技，③手術の際のポイントやピットフォール，について治療経験の豊富な先生に執筆をお願いするとともに，各執筆者が手術の際に注意している点や陥りやすいトラブルの対処方法についても言及していただきました．特に低侵襲手術は従来法と比較してトラブルが多くなる傾向があり，注意が必要です．アドバイスとして記載された各執筆者のメッセージが読者の胸に響き，安全・安心に手術を遂行でき，手術成績向上，ひいては患者様の利益につながれば担当者一同望外の喜びであります．

　最後に，本書の刊行にあたって若輩者の小生に編集の大役を任命して下さった日本大学医学部整形外科学系整形外科学分野 德橋泰明主任教授，『執刀医の心得』をご執筆下さった小生の師でもある日本大学病院院長 長岡正宏教授をはじめ執筆を快く引き受けて下さった先生方，そして多大なご尽力をいただいたメジカルビュー社関係者の皆様，特に辛抱強くお付き合いいただいた同社編集部 阿部篤仁氏にこの場を借りて厚く御礼申し上げます．

2019年3月

板橋区医師会病院整形外科部長
日本大学医学部整形外科学系整形外科学分野講師
長尾聡哉

新 執刀医のためのサージカルテクニック
上肢

CONTENTS

執刀医の心得 ───── 長岡正宏　2

鎖骨骨折に対する観血的整復固定術（ORIF） ───── 島村安則　4

- **A. 骨幹部骨折（従来法）** 5
  - 起 皮切・展開 ……… 6
  - 承 整復・仮固定 ……… 7
  - 転 インプラント設置～スクリュー挿入 ……… 8
  - 結 洗浄・創閉鎖 ……… 9
- **B. 骨幹部骨折（MIPO法）** 10
  - 起 皮切・展開 ……… 11
  - 承 プレートベンディング ……… 11
  - 転 プレート挿入・仮固定 ……… 12
  - 結 スクリュー挿入 ……… 13
- **C. 遠位端骨折** 14

上腕骨近位部骨折に対するプレート固定術 ───── 池上博泰　16
- 起 皮切と浅層の展開～深層の展開 ……… 19
- 承 骨膜の切離～ステイスーチャーの締結 ……… 21
- 転 整復操作と整復位の確認 ……… 23
- 結 プレート固定～創閉鎖 ……… 24

上腕骨近位端骨折に対する髄内釘固定術 ───── 最上敦彦　27
- 起 アプローチ・皮切～ネイル挿入孔作製 ……… 38
- 承 ネイルとターゲットデバイスの連結・挿入～ネイルの位置調整 ……… 43
- 転 近位横止めスクリュー固定～追加スクリュー固定 ……… 47
- 結 エンドキャップ挿入～創閉鎖 ……… 53

上腕骨遠位端骨折に対するアナトミカルロッキングプレート固定術 ―――今谷潤也　55

- **起** 皮切の作製～アプローチ ･････････ 62
- **承** 尺骨神経の剝離同定，保護 ･････････ 64
- **転** 骨折部の整復～固定 ･････････ 66
- **結** 肘頭骨切り部分の内固定～創閉鎖 ･････････ 71

肘頭骨折に対する観血的整復固定術（ORIF） ―――高畑智嗣　73

- **起** 皮切～骨折部の洗浄 ･････････ 78
- **承** 整復・仮固定～K-wire刺入 ･････････ 79
- **転** K-wire近位端の処理 ･････････ 82
- **結** 軟鋼線の処理～創閉鎖 ･････････ 85

前腕骨骨幹部骨折に対するプレート固定術 ―――泉山　公　87

- **起** 整復：短縮解除・回旋解除 ･････････ 93
- **承** 骨折部の仮固定，プレート圧着 ･････････ 93
- **転** プレート固定 ･････････ 93
- **結** 前腕回内・回外制限の確認～閉創 ･････････ 94

橈骨遠位端骨折に対する掌側ロッキングプレート固定術 ―――長尾聡哉　95

- **起** 徒手整復～皮切 ･････････ 99
- **承** 浅層の展開～深層の展開 ･････････ 101
- **転** 徒手整復：背側転位型の場合～内固定 ･････････ 104
- **結** 閉創 ･････････ 110

舟状骨骨折に対する観血的整復固定術（ORIF） ―――川崎恵吉，稲垣克記　111

A. 掌側小皮切HCS固定　113

- **起** 透視下マーキング～皮切 ･････････ 115
- **承** ガイドピンの刺入 ･････････ 117
- **転** スクリュー長の計測～ドリリング ･････････ 118
- **結** スクリューの挿入～創閉鎖 ･････････ 118

B. 背側小皮切HCS固定　120

- **起** マーキング～皮切 ･････････ 121
- **承** ガイドピンの刺入 ･････････ 123
- **転** スクリュー長の計測 ･････････ 123
- **結** スクリューの挿入～創閉鎖 ･････････ 124

C. 直視下観血的整復固定術（HCS） 125

- 起 皮切〜整復 128
- 承 ガイドピンの刺入 129
- 転 ドリリング，スクリュー長の計測 129
- 結 スクリューの挿入〜創閉鎖 129

手指骨折に対する経皮的鋼線固定術・プレート固定術 ——— 大井宏之 131

- 起 徒手整復 134
- 承 皮切 134
- 転 整復・固定〜外固定 134
- 結 後療法〜抜釘 142

小児肘関節周辺骨折の手術：上腕骨顆上骨折の治療
　－徒手整復と経皮的鋼線固定について－ ——— 平良勝章 145

- 起 徒手整復 150
- 承 経皮的鋼線固定：外側 152
- 転 経皮的鋼線固定：内側 153
- 結 術中X線撮影 154

ビーチチェアポジションで行う肩関節鏡視下手術
（基本操作・滑膜切除・関節包切離術・その他） ——— 洞口 敬 156

- 起 後方ポータルの決め方と関節鏡の挿入〜後方ポータルからのシェーバーの挿入 159
- 承 肩甲上腕関節内部のデブリドマン〜肩甲上腕関節の関節包の切離 163
- 転 肩峰下滑液包への関節鏡挿入〜ワーキングポータルの作製 165
- 結 肩峰下滑液包のデブリドマン〜閉創 168

肘関節鏡視下手術の実際 ——— 富田一誠 171

- 起 肘関節鏡視下手術の共通手技〜関節鏡手術の4 steps 179
- 承 前方鏡視 180
- 転 後方鏡視 185
- 結 後外側鏡視〜創閉鎖 187

肘部管症候群の手術：尺骨神経単純除圧術と皮下前方移動術 ——— 長尾聡哉 193

A. 尺骨神経単純除圧術 193

- 起 尺骨神経の同定 196

承	Osborne靱帯の切離	197
転	尺骨神経脱臼の有無の確認	198
結	洗浄・閉創	198

B. 尺骨神経皮下前方移動術　199

起	尺骨神経の同定	201
承	Osborne靱帯の切離〜近位の展開	202
転	尺骨神経の挙上・前方移動〜尺骨神経の制動	204
結	洗浄・閉創	205

手根管症候群に対する手根管開放術およびCamitz法による母指対立再建 ──── 内山茂晴, 鴨居史樹　206

A. open carpal tunnel release（OCTR）　206

起	皮切の決定〜局所麻酔	208
承	正中神経を同定〜TCL全長を露出	208
転	TCL尺側を切離〜反回枝同定, 占拠病変確認	209
結	タニケット解除〜創閉鎖	210

B. endoscopic carpal tunnel release（ECTR）　211

起	entry portal作製〜exit portal作製	213
承	curved dissector挿入〜cannula assembly挿入	215
転	関節鏡視下TCL切離	217
結	TCL完全切離の確認	219

C. Camitz法による母指対立再建　221

起	皮切〜手掌腱膜挙上, OCTR	222
承	PL腱を前腕創へ引き抜く	224
転	短母指外転筋腱同定〜母指以外の創閉鎖	225
結	母指最大掌側外転位で腱縫合	226

ばね指に対する腱鞘切開術 ──── 亀山　真　227

起	皮切〜術野の展開	230
承	腱鞘切開	231
転	追加手技	232
結	治療効果の確認〜術後処置	233

手指屈筋腱断裂に対する吉津1法と早期自動運動療法 ——— 森谷浩治 234

- 起 皮切〜展開および両断端の処置 ……… 237
- 承 屈筋腱縫合 ……… 240
- 転 腱鞘の追加切離〜合併する神経・血管損傷に対する処置 ……… 243
- 結 止血および創閉鎖〜術後外固定 ……… 244

切創に伴う手指伸筋腱断裂に対する腱縫合術 ——— 南野光彦 247

- 起 皮切〜創部の展開 ……… 250
- 承 腱損傷部の同定 ……… 251
- 転 腱縫合〜創閉鎖 ……… 252
- 結 後療法 ……… 254

前腕・手部神経損傷に対する神経縫合と神経移植 ——— 佐野和史 255

- 起 神経損傷部位の展開 ……… 259
- 承 神経断端の新鮮化 ……… 260
- 転 神経縫合もしくは神経移植 ……… 261
- 結 閉創と外固定 ……… 265

上肢軟部腫瘍の手術 ——— 大幸英至 266

A. 生検の基礎　268

B. 摘出：代表症例①…脂肪腫　271

- 起 麻酔 ……… 271
- 承 皮切 ……… 272
- 転 摘出 ……… 272
- 結 摘出後 ……… 273

C. 摘出：代表症例②…神経鞘腫　274

- 起 麻酔 ……… 274
- 承 皮切 ……… 274
- 転 摘出 ……… 275
- 結 後処置 ……… 277

索引 ——— 279

執筆者一覧

■ 総編集
徳橋　泰明　　日本大学医学部整形外科学系整形外科学分野主任教授

■ 担当編集
長尾　聡哉　　板橋区医師会病院整形外科部長／日本大学医学部整形外科学系整形外科学分野講師

■ 執筆者（掲載順）

長岡　正宏	日本大学医学部整形外科学系整形外科学分野教授
島村　安則	岡山大学大学院医歯薬学総合研究科運動器スポーツ医学講座准教授
池上　博泰	東邦大学医学部整形外科学講座教授
最上　敦彦	順天堂大学医学部附属静岡病院整形外科先任准教授
今谷　潤也	岡山済生会総合病院整形外科診療部長
高畑　智嗣	上都賀総合病院副院長・整形外科部長
泉山　　公	南多摩病院副院長，骨折・手外科センター 整形外科部長
長尾　聡哉	板橋区医師会病院整形外科部長／日本大学医学部整形外科学系整形外科学分野講師
川崎　恵吉	昭和大学横浜市北部病院整形外科准教授
稲垣　克記	昭和大学病院整形外科教授
大井　宏之	聖隷浜松病院手外科・マイクロサージャリーセンター
平良　勝章	埼玉県立小児医療センター整形外科科長・副部長
洞口　　敬	日本大学医学部整形外科学系整形外科学分野／日本大学病院整形外科センター診療准教授
富田　一誠	昭和大学江東豊洲病院整形外科准教授
内山　茂晴	岡谷市民病院整形外科部長
鴨居　史樹	岡谷市民病院整形外科医長
亀山　　真	東京都済生会中央病院整形外科担当部長
森谷　浩治	一般財団法人新潟手の外科研究所研究部長
南野　光彦	日本医科大学 整形外科准教授
佐野　和史	獨協医科大学埼玉医療センター第一整形外科准教授
大幸　英至	日本大学医学部整形外科学系整形外科学分野准教授

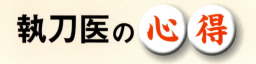

日本大学医学部整形外科学系整形外科学分野　長岡正宏

　術者や手術室のスタッフにも理性と感情があることを知り，常に平常心で手術に臨まなければならない．感情のコントロールができることは執刀医の重要な心得である．

手術前の心得

1．解剖

　破格も含めて，少しでも解剖の記憶に不安があれば復習を怠らない．進入路の選び方によって手術時間の短縮が可能となり，合併症の発生率は異なる．

2．手術器械

　使用する機器およびインプラントの準備と確認を怠らない．

3．医師と患者の関係

　医師と患者では思い描いている結果に対する改善率が異なることがある．手術前にお互いに十分なコミュニケーションの下，手術成績に対するすり合わせをしておく．

手術室での心得

1．チーム医療

　助手や麻酔科医・看護師に意見が聞ける雰囲気作りを心がける．間違いを指摘してもらえる環境が必要である．しかし，チーム全員が思い込みにより間違った方向へ進んでしまわないよう，執刀医は全体を把握する必要がある．

2. 手術をリードする勇気

　執刀医は，時には手を止めて考える勇気，術式を変更する勇気，チームに意見を求める勇気，引き際を決定する勇気が必要である。

3. 止血

　術野の確実な止血ができるかどうかは手術の結果を左右する。

4. 神経麻痺・神経障害

　常に神経のことを考えて執刀する。合併症が発生すると本来の手術目的が大きく損なわれる。

術後の心得

1. 振り返り

　結果が思わしくないときは，執刀医の責任と思うこと。人や器械に責任を押しつけない。

2. 情報の共有

　術後，患者の情報をチームで共有する。執刀医に情報が伝わらないと，行わなければならない処置のタイミングを逃すことになる。

鎖骨骨折に対する観血的整復固定術（ORIF）

岡山大学大学院医歯薬学総合研究科運動器スポーツ医学講座　島村安則

適応病態
①転位の大きい鎖骨骨幹部骨折・遠位端骨折
②転位は小さくとも早期社会復帰を希望する患者
③骨盤骨折などを含む多発外傷/骨折に付随する鎖骨骨折

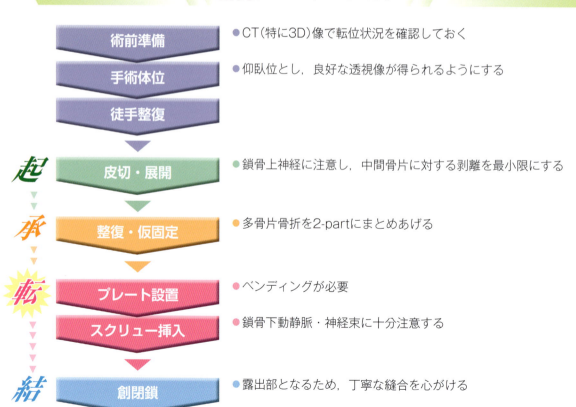

術前シミュレーション

- 術前準備 — CT（特に3D）像で転位状況を確認しておく
- 手術体位 — 仰臥位とし，良好な透視像が得られるようにする
- 徒手整復

起 皮切・展開 — 鎖骨上神経に注意し，中間骨片に対する剥離を最小限にする

承 整復・仮固定 — 多骨片骨折を2-partにまとめあげる

転 プレート設置 — ベンディングが必要
スクリュー挿入 — 鎖骨下動静脈・神経束に十分注意する

結 創閉鎖 — 露出部となるため，丁寧な縫合を心がける

かつてはクラビクルバンドなどにより保存的に治療されることが多かった鎖骨骨折であるが，変形癒合や偽関節による愁訴が少なくないことが報告され，また近年の社会事情により長期にわたる身体的拘束が敬遠されるなど，手術治療が行われることが多くなってきている。さらに，多発外傷などにより集学的治療を要する場面でも比較的容易にケアフリーにすることが可能な鎖骨骨折は，できるだけ早期に強固な固定を行うことで得られるメリットは大きい。

本稿では，鎖骨骨幹部骨折について従来法とMIPO（minimally invasive plate osteosynthesis）法の2つの手技と，鎖骨遠位端骨折について解説する。

A. 骨幹部骨折（従来法）

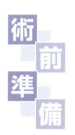

単純X線検査では鎖骨3方向（正面，打ち上げ，打ち下げ）を撮像する。鎖骨形状は個人間バリエーションが多い反面，左右差は少ないため健側撮像は有用である。またCT，特に3D-CT像は骨片の転位状況が把握しやすい。骨折部位，骨片の大きさなどを十分に考慮し，皮切や使用するインプラントならびにその設置位置などを検討する。

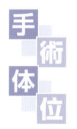

①全身麻酔下に仰臥位とし，健側にX線透視装置（Cアーム）を設置する（図1）。この際，手術台が鎖骨全体を透視可能か，また装置の可動範囲が十分に確保できるかなどを確認しておく。
②整復などの際に，術野で上肢全体を動かせるよう消毒しておく。
③上方設置型のプレートを使用する場合には，近位骨片に対するハンドリング（ドリリングなど）の妨げにならないように，頭部を健側に屈曲・回旋させておく。
④肩下に枕を挿入すると整復がしやすいといわれることもあるが，筆者は使用していない。

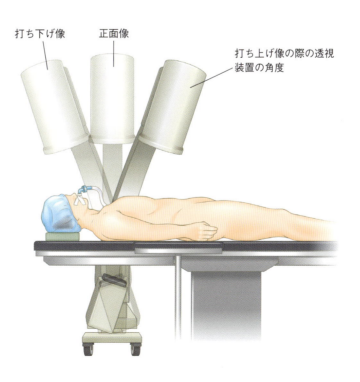

図1 手術体位
健側よりイメージを入れると術中操作の妨げになりにくい。正面像だけではなく，打ち上げ・打ち下げ像が出せるようにしておく

皮切・展開

骨折部を中心に鎖骨長軸方向に皮切を入れる。前胸部の知覚を支配する鎖骨上神経が3本前後横断するので，可能な限り温存するように注意する(図2)。

骨折中心部は比較的皮膚直下に出てくるが，鎖骨遠位端の前方には三角筋前方線維が起始するため，必要最低限の剝離にとどめる。第3骨片に付着する軟部組織は可能な限り温存する。また，骨幹部の粉砕骨片は烏口鎖骨靱帯などに牽引されて転位しているが，これら靱帯を含めて可能な限り付着する軟部組織を温存するようにする。

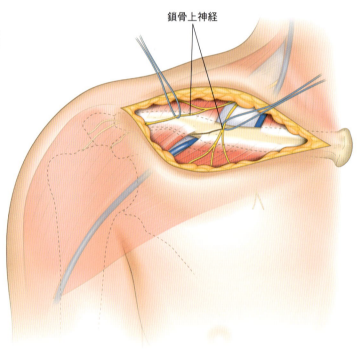

図2 従来法の皮切
鎖骨上神経を同定・保護する。術野に3本前後出現することが多い。可能な限り温存する

整復・仮固定

整復・仮固定

　骨鉗子などを使用して第3骨片を主骨片に整復・固定し，可能であれば小径のスクリュー，難しいようであれば軟鋼線や糸を使用して固定していく（図3）。最終的に遠位・近位の主骨片同士のアライメントを整え，仮固定する。

　使用するプレートの邪魔にならないように骨鉗子をかけるようにする。また，仮固定などの操作中，安易にキルシュナー鋼線（K-wire）を使用して鎖骨下動静脈や神経束を損傷しないように注意する。

図3 従来法の整復・仮固定
a：90°回転した第3骨片。右…3D-CT像
b：第3骨片を遠位骨片に対して整復し，骨鉗子でそっと把持する
c：K-wireやmini screwなどで固定し，全体をいわゆる2-part骨折とし，最終的に近位骨片とも整復・固定する
d：仮固定時のX線透視像

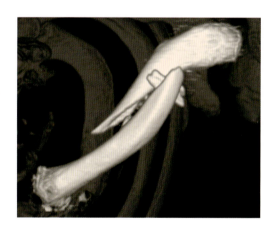

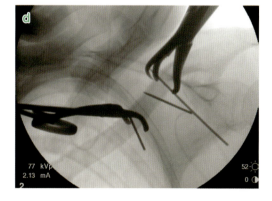

インプラント設置

インプラント選択に際し，近位・遠位の各主骨片に3本以上のスクリューを挿入可能な長さのプレートを選択する。いずれのプレート（anatomical plate含め）を使用しても，ある程度のベンディングは必要である。特に鎖骨前方に設置する場合，鎖骨遠位の部分は急峻な曲げを要することもあり，可能な限りロッキングホールを保護するよう努力する（図4）。

スクリュー挿入

最初に皮質骨スクリューを両主骨片に挿入し，イメージで設置位置などを確認して良好なようであれば，残りのスクリューを挿入していく（図5）。イメージでスクリュー長などの最終確認を行い，上肢全体を挙上してみて骨折部の安定性を確認する。

図4 従来法：インプラントの設置
鎖骨の前方もしくは上方にプレートを設置し，イメージで確認する。上方設置に比べ，前方設置型の場合はプレートのベンディングを要することが多い

a：正面像

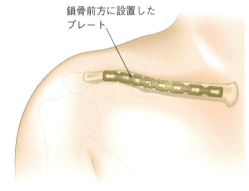
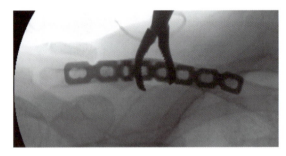

鎖骨前方に設置したプレート

b：打ち下げ像

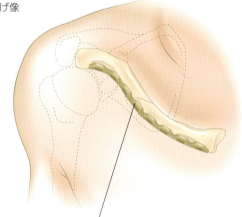
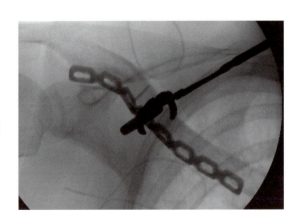

前方設置ではプレートのベンディングを要することが多い

図5 従来法：スクリュー挿入
術中イメージで最終確認を行う。各主骨片に2～3本のスクリューを挿入する。
a：前方設置型プレート症例。左：イメージ像，右：外観

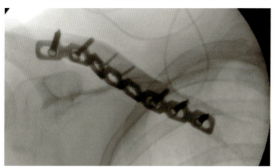
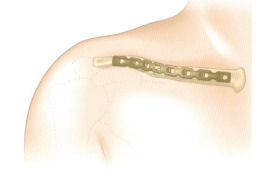

b：上方設置型プレート症例。左：イメージ像，右：外観

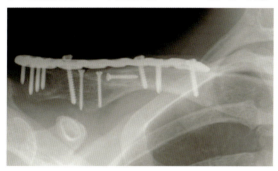
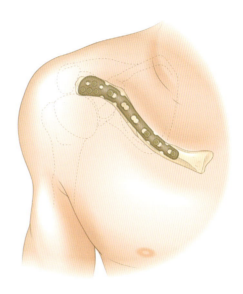

洗浄・創閉鎖

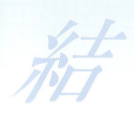

最後に十分に洗浄し，プレート部分などを可能な限り軟部組織で被覆する。鎖骨遠位に起始する三角筋の前方線維は骨膜ごと縫合修復し，皮膚縫合する。

B. 骨幹部骨折（MIPO法）

前下方プレート設置によるMIPO法は，早期社会復帰に足るだけの初期固定力と，骨折部のbiabilityを阻害することなく良好な骨癒合を得るという，相反する両者を実現しうる優れた手術法である。本法のポイントは次のとおりである。
・健側鎖骨のCTデータを基に，プレートをプレベンディングする。
・遠位・近位主骨片をプレートに沿わせてロッキングスクリュー固定を行う。
・中間骨片に対する厳密な（過度な侵襲を加える）整復は行わない。

体位やイメージの設置，術後の処理などは従来法と同様なので，ここでは特徴的なポイントを述べる。

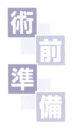

健側鎖骨のCT撮影を行い3D-CT像を作成する。尾側から10°前後見上げることで鎖骨がおおむね一直線に見えるので，その面での再構成画像を作成し，紙面に実寸大でプリントアウトする（図6）。

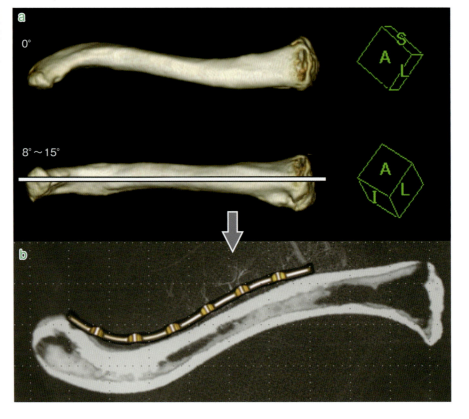

図6 MIPO法の術前準備
a：「健側」鎖骨の100％再構成像を作成する
b：紙面に実寸大でプリントアウトする

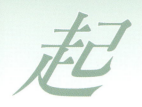

皮切・展開

皮切・展開

鎖骨近位・遠位ともに約2cmの皮切を置き，骨折部を可及的に徒手整復し，エレバトリウムを使用して鎖骨前面に皮下トンネルを作製する（図7）。

図7 MIPO法の皮切
従来法の皮切と同様に，鎖骨上神経に注意する。遠位皮切では三角筋の筋線維を一部剥離することとなる

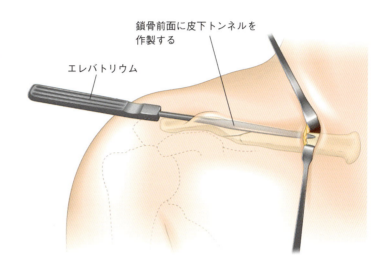

プレートベンディング

プレートベンディング

準備した健側鎖骨の実寸大再構成像の紙面を透明な滅菌袋に入れ，それに合わせてプレートをベンディングする（図8）。

図8 MIPO法：プレートベンディング
テンプレートで鎖骨前面に合わせた至適長のプレートを決定し，ベンディングする

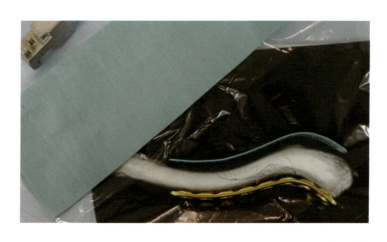

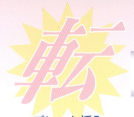

プレート挿入・仮固定

プレート挿入・仮固定

　ロッキングスリーブを装着したプレートを，近位皮切から遠位へ向けて挿入する．鎖骨の形状や骨折部によっては，遠位から近位に向けての挿入でもよい．徒手整復を行い，ロッキングスリーブ越しにK-wireで仮固定する（図9）．

図9 MIPO法：プレートの挿入と仮固定

プレートを挿入し，鎖骨前下方へ設置する．皮膚上より徒手で上下方向のアライメントを整えて，K-wireで仮固定する．近位骨片へのK-wire刺入時には，鎖骨後方に走行する神経血管束に注意する

a：プレートの挿入

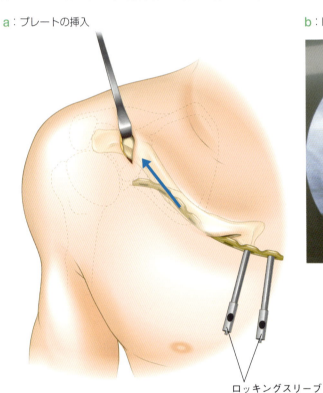

b：K-wireによる仮固定のイメージ像

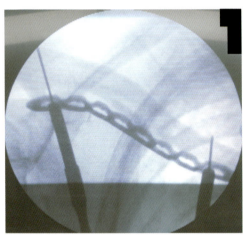

ロッキングスリーブ

スクリュー挿入

各骨片に皮質骨スクリューを挿入してプレートに引き寄せ，ロッキングスクリューを1〜2本挿入する（図10）。2.7mmなど細めのスクリューを使用する際は，適宜本数を増やす。

図10 症例：MIPO法のスクリュー挿入

70歳，男性。LCP® Anterior Clavicle Plate（DePuySynthes社）を使用し，MIPO法により内固定を行った。術後1カ月ですべての日常活動が制限なく行えている
a：術前X線正面像
b：術前3D-CT像
c：術後X線正面像
d：術後X線斜位像

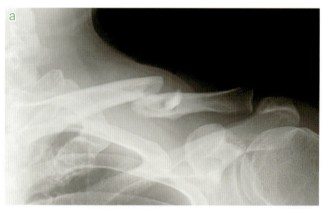
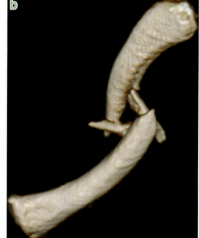
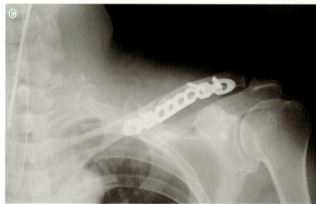
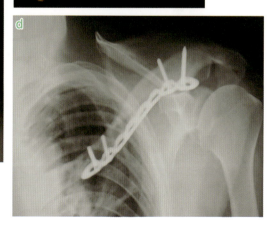

C. 遠位端骨折

　不安定型の骨折のなかでもCraig分類Ⅱbやⅴなどで遠位骨片が極めて小さい，もしくは薄いなど，スクリュー挿入が限られる症例に遭遇して治療に難渋することがある．近年，工夫をこらした各種プレート（図11）が開発・使用可能となり，いわゆる骨接合術の守備範囲が拡大し，治療成績の向上が望まれている．

　鎖骨遠位端骨片に対して十分な固定強度が見込めない場合は，肩鎖関節をまたぐ形で固定するフックプレートを使用する．肩峰に作製した骨孔もしくは肩鎖関節後方の肩峰にフックをかけるようになる（図12）．ただしフック先に応力が集中するため，骨孔拡大や肩峰の骨浸食が生じる可能性があり，骨癒合後は早急に抜去を要する場合がある．

図11 症例：鎖骨遠位端骨折のプレート固定

55歳，女性．左鎖骨遠位端骨折Craig TypeⅡb．鎖骨遠位端の上方は筋腱の起始停止が少ない．骨折線を確認し（a，b），愛護的に骨鉗子などで整復する（c）．本症例に使用したclavicle wiring（CW）plate（帝人ナカシマメディカル社）は，ロッキングスクリュー固定のほかにケーブルワイヤーによる追加固定が可能である（d，e）

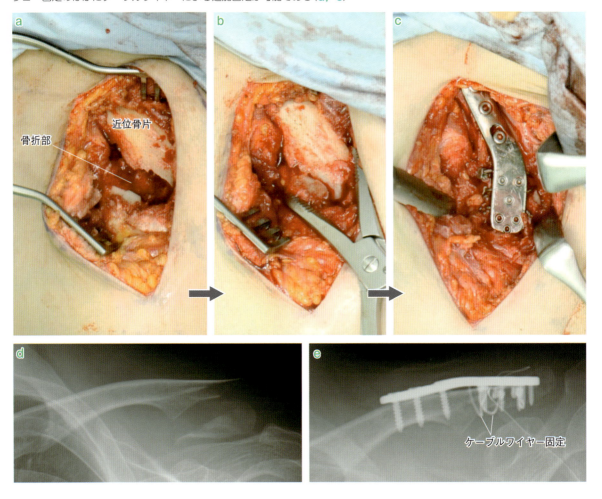

図12 肩鎖関節をまたぐ形で固定するフックプレート（LCP® Clavicle Hook plate，DePuySynthes社）

遠位骨片がきわめて小さかったり骨質が不良な場合は，肩峰にフックをかけることで主に跳ね上がり方向を制動する。ただし，骨癒合後早期に抜釘が必要となる

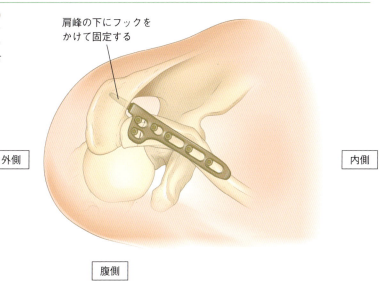

肩峰の下にフックをかけて固定する

外側　内側　腹側

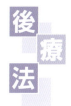

後療法

　術後は疼痛緩和目的に三角巾固定とするが，洗顔や食事・書字など軽度の日常生活動作での患側の使用は許可する。また，術後1カ月程度は上肢挙上を90°までとし，特に着替えなどで注意をしてもらう。以降はX線像で骨癒合を確認し，負荷を上げていく。

　抜釘に関しては，骨幹部骨折では術後2年程度は待つようにしているが，上方設置型プレートなどでどうしてもprominenceが気になる場合に限り，患肢安静を条件として骨癒合確認以降に抜去することがある。

ワンポイント アドバイス

- **前方設置 vs. 上方設置**

　現段階でどちらが有用かを示すエビデンスの高い報告はなく，術者の好みで選択してよいものと考える。次に示すようなメリット・デメリットがあることを念頭に置く。

【前方設置】
メリット：ハンドリングが容易，近位骨片の転位に抗ずる遠位骨片に対する固定がscrewの引き抜き強度に依存しない。
デメリット：平坦で上下径の小さな遠位骨片内へのスクリュー挿入が困難な症例がある。

【上方設置】
メリット：鎖骨上面は比較的平坦で，重要な筋腱の起始停止が少ない。
デメリット：近位骨片に対するドリリングの際に頭部が邪魔になり，ハンドリングが困難。

- **プレート選択**

　鎖骨形状はきわめて個人差が大きいため，近年頻用されるいかなるanatomical plateを使用しても，多少のベンディングが必要となることが多い。そのため，十分な強度（プレート本体ならびにロッキング部分）を有し，かつベンディングが容易であることはプレートを選択する際に考慮すべきであろう。

上腕骨近位部骨折に対するプレート固定術

東邦大学医学部整形外科学講座　池上博泰

適応病態

①骨折形態が2〜4-part，または4-part valgus impacted typeの場合（単純な外科頚2-part骨折には原則，髄内釘で治療をしている）
②いわゆるminimal displacementでも，棘上筋腱付着部の大結節のみ骨折していて5mm以上の上方転位をしている場合
③近位骨幹端部骨折が1横径以上の転位あるいは30°以上の変形をしていて整復不能な場合
④上腕骨頭が脱臼骨折していて整復不能な場合
⑤著明な骨短縮を生じている場合
⑥外固定では骨折部が安定化できなくて，早期のおじぎ運動や振り子運動ができない場合
⑦頻回の体位変換を要するような他部位の損傷合併例

術前シミュレーション

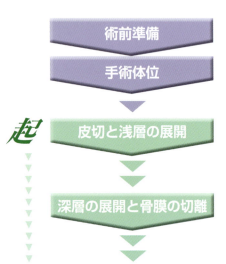

術前準備
- 腕神経叢麻痺の有無や，特に腋窩神経麻痺には注意する
- 画像は単純X線（正面とスカプラY），CT/3D-CTが必須である

手術体位
- 前方アプローチは仰臥位で，人工骨頭置換術やリバース型人工肩関節全置換術になる可能性がある例や三角筋を分割する側方アプローチではビーチチェアポジションで行う

起　皮切と浅層の展開
- 烏口突起から腋窩まで縦切開し，その以遠では上腕二頭筋外側後縁やや後方にそって斜切開を行う
- 近位は鎖骨まで筋膜を切離し，遠位は三角筋腱前方部と下方に続く上腕筋の筋膜まで展開する

深層の展開と骨膜の切離
- 上腕二頭筋短頭の筋腹外側縁で筋膜を切離して烏口下滑液包を展開し，烏口肩峰靱帯の外側縁から鈍的に肩峰下滑液包を展開する
- 肩峰下滑液包の内側から，ケリー鉗子などで滑液包前壁を前方に押し出しながら鋭的に切離する

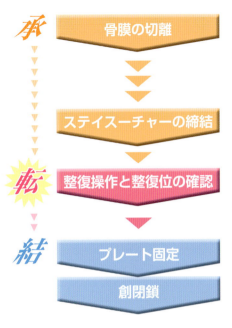

交通事故などによって生じる若年者の上腕骨近位部骨折と，脆弱性骨折の一つである高齢者の上腕骨近位部骨折とは，治療の難易度もゴールも異なる。若年者に対しては人体で最大の可動域をもつ肩関節の可動域をはじめ機能的に受傷前の状態に復元することが目標となり，高齢者に対しては痛み，特に夜間痛のない肩関節で自分の体のすべての部分に手が届くようにすることが目標となる。

特に，高齢者の上腕骨近位部骨折の手術治療は，発生頻度の高い橈骨遠位端骨折，大腿骨近位部骨折と比較すると，はるかに難しい手術である。その理由は，上腕骨骨頭の皮質骨は薄く軟骨面も多く，さらに肩関節の可動域の範囲は大きいので，受傷前の機能を回復するというのは容易ではない。実際，最近では多くの無作為化比較試験(random controlled trial：RCT)が上腕骨近位部骨折に対する保存療法と手術療法について報告され，有意な差がなかったという結論が報告されている。したがって，上腕骨近位部骨折の治療にあたっては，patient selection，surgeon selectionが非常に重要である。

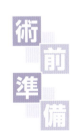

詳細な診察を行って正確な身体所見を得ておく。特に，合併する可能性の高い腋窩神経麻痺や腕神経叢麻痺を念頭において診察する。画像は単純X線(正面とスカプラY)以外に，CT/3D-CTは必須である。高齢者では合併している疾患や抗凝固剤の内服の有無などにも注意をする必要がある。

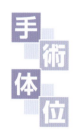

手術体位

　髄内釘や人工骨頭置換術と異なり，肩関節の伸展が必要ないこと，Cアームの位置調節が容易なことより，三角筋・大胸筋間からの前方アプローチでは仰臥位で行っている（図1a）。逆に，人工骨頭置換術やリバース型人工肩関節全置換術になるかもしれないような例や三角筋を分割する側方アプローチでは，ビーチチェアポジションで行う（図1b）。X線透視装置は，反対側あるいは頭側から入れる。

図1　体位

a：仰臥位

b：ビーチチェアポジション

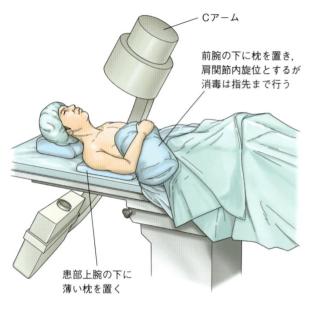
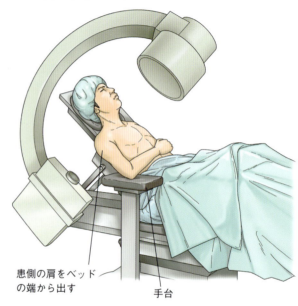

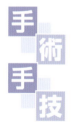

手術手技

　ここではすべての骨折型に対応可能な三角筋・大胸筋間からの前方アプローチについて記述する。前述したように，術中に上腕骨頭の血流が保たれていないと判断された際には，人工骨頭やリバース型人工肩関節全置換術にも対応できる皮切である。

皮切と浅層の展開

上方は烏口突起から腋窩まで縦切開し，腋窩以遠では上腕二頭筋外側後縁やや後方にそって斜切開を行う（図2）。皮切の長さは，骨折型による。

筋膜上で皮下を剥離した後，三角筋胸筋溝に沿って近位では鎖骨まで筋膜を切離し（三角筋の起始部は鎖骨から剥離しない），遠位は三角筋腱前方部と下方に続く上腕筋の筋膜まで展開する。橈側皮静脈は内側によけ，三角筋胸筋溝の上1/3を斜に横走する胸肩峰動静脈の三角筋枝は結紮・切離する。

図2 皮切：前方アプローチ

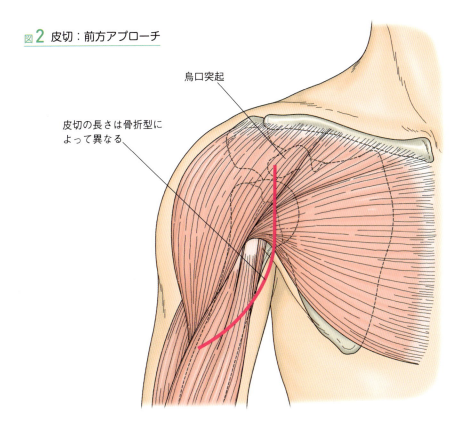

皮切の長さは骨折型によって異なる
烏口突起

深層の展開

共同筋腱を形成する上腕二頭筋短頭の筋腹外側縁で筋膜を切離し，ここから烏口下滑液包を展開し（図3a），さらに烏口肩峰靱帯の下方面を確認する。この靱帯の外側縁から鈍的に肩峰下滑液包を展開する。肩峰下滑液包の内側からケリー鉗子などで三角筋下の滑液包の前壁を前方に押し出しながら鋭的に切離する（図3b）。ここには後回旋静脈の分枝が含まれているので，適宜焼却しながら切離する。この肩峰下滑液包の前壁を末梢まで切離すると三角筋の緊張が手術の妨げになることはなく，鎖骨起始部からの切離も必要がない。

特に受傷時から1週間以上経過して行う手術症例では，この肩峰下滑液包の剥離操作は重要となる。

図3 展開：前方アプローチ

a：烏口下滑液包の展開

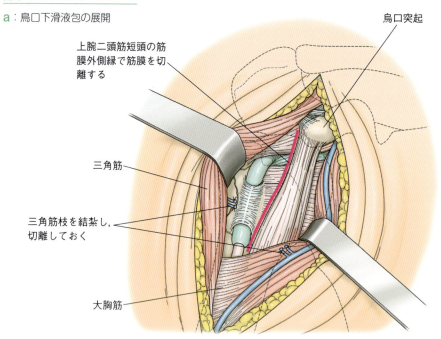

- 烏口突起
- 上腕二頭筋短頭の筋膜外側縁で筋膜を切離する
- 三角筋
- 三角筋枝を結紮し，切離しておく
- 大胸筋

b：肩峰下滑液包の展開

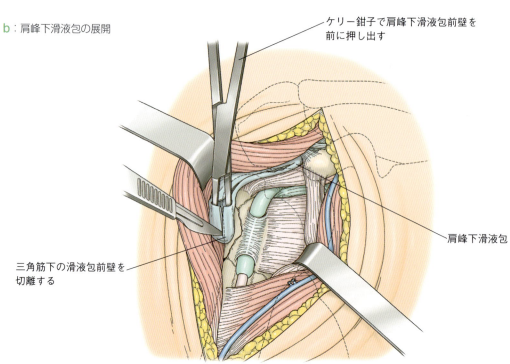

- ケリー鉗子で肩峰下滑液包前壁を前に押し出す
- 肩峰下滑液包
- 三角筋下の滑液包前壁を切離する

骨膜の切離

近位端の内側の骨膜は温存する。近位骨幹端の骨を露出する必要がある場合には，大胸筋付着部の外側に沿って上腕筋の筋腹とともに骨膜を縦切する(図4)。骨膜の剥離は大骨片の整復に必要な骨折線の確認ができる程度にとどめて，三角筋腱付着部は，プレートの当たる前方部分だけを最小限剥離する。骨幹端の粉砕が著しい例では，骨膜を大きく剥離しないほうがよい。

ステイスーチャーの締結

結節骨片は薄い皮質だけのことが多く，直接把持しないことが大切で，腱板にステイスーチャーをしっかりとかけておき，これを牽引することで整復を行う。骨折型にもよるが，棘上筋腱，棘下筋腱，肩甲下筋腱にそれぞれ分けてステイスーチャーをかけて，整復操作はこのステイスーチャーを用いて愛護的に行う(図5)。骨片が粉砕している場合には，大結節は解剖学的整復にこだわらず，正常な位置よりもより低い位置に固定してもよい。

図4 骨膜の切離

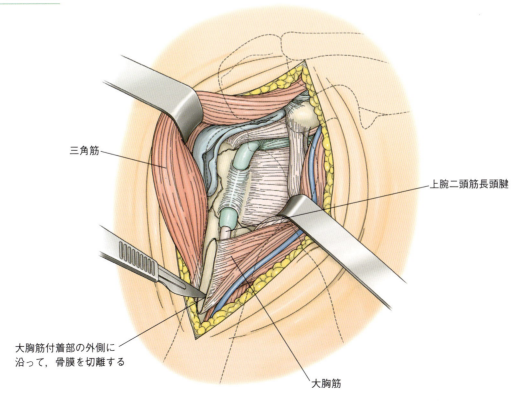

図5 整復

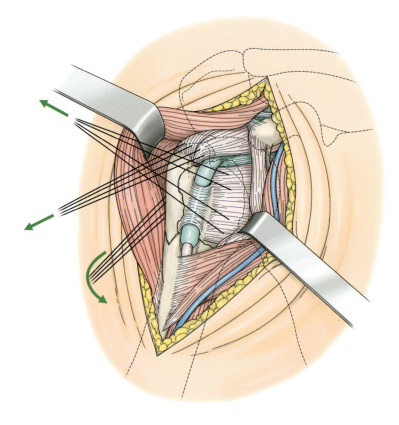

Advice **ステイスーチャー**
- それぞれの腱の遠位部，すなわち骨片にできる限り近い部位にステイスーチャーをかける。
- 縫合糸はナイロン素材ではなく，ポリエステル素材のものを用いる（ポリエステル素材の縫合糸はプレートの骨孔で破断しにくいため）
- 把握力の強いMason-Allen法で縫着する。

整復操作と整復位の確認

上腕骨頭が転位する場合は，後方オフセットのため後方に，内側オフセットのため内反位に，多くの例で転位する(図6)。もちろん，付着している結節の骨折によっても転位方向は左右される。骨頭の整復に，K-wireを刺入してジョイスティックのように用いて行う方法も報告されているが，プレート固定をする場合や高齢者の骨折には行っていない。前述したように，ステイスーチャーを用いて整復操作を行っている。

プレートの位置はその種類によって多少異なるが，上端が大結節上端から5mm以上は下方に設置する(図7a)。また，結節間溝にかからないように，常に上腕二頭筋長頭腱には注意を払う。結節骨片は多くの例でスクリューによる固定ではなく，腱板にかけた糸を用いて，腱板・骨膜・骨片を一塊として，骨幹端の健常部分，プレートの孔，スクリューなどを利用して固定する。ロッキングプレートではプレートが必ずしも骨表面に適合しなくても問題ないといわれているが(創内固定という概念)，三角筋下のスペースはそれほど大きくないので，できる限り骨表面に適合するように設置している。

整復に用いたステイスーチャーは術後の再転位を防止するうえで，大結節骨折の有無および大きさにかかわらず，プレートに設けられている孔に縫着する(図7b)。

X線透視像で整復位とプレートの位置を確認する。特に内旋位像が重要で，整復とプレート設置がともに正しければプレート軸と骨幹とは平行になる。平行でない場合は，骨頭が骨幹部に対して後方に転位しているか(整復不十分)，プレートの設置位置が近位で後方に寄りすぎているか(プレートの設置位置が不適切)のどちらかである。

図6 上腕骨頭の転位の例

a：上腕骨頭の関節面の軸は肘関節の屈曲・伸展軸に対して，約30°後捻している

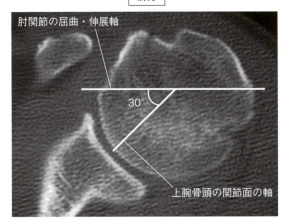

b：後方オフセット。肩関節を外側から見ると，上腕骨頭を近似した球の中心(緑線)は，上腕骨骨軸(赤線)の後方に位置している。これが，頸部骨折では骨頭が後方へ転位しやすい理由の一つである

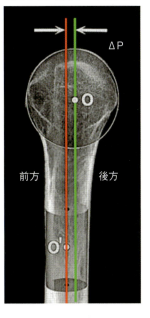

c：内側オフセット。肩関節を正面から見ると，上腕骨頭を近似した球の中心は，上腕骨骨軸の内側に位置している。これが内反転位しやすい理由の一つである

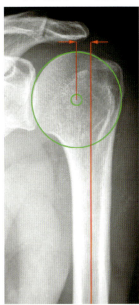

図7 プレート固定
a：プレートの位置　　　　　　　　b：ステイスーチャーの縫合

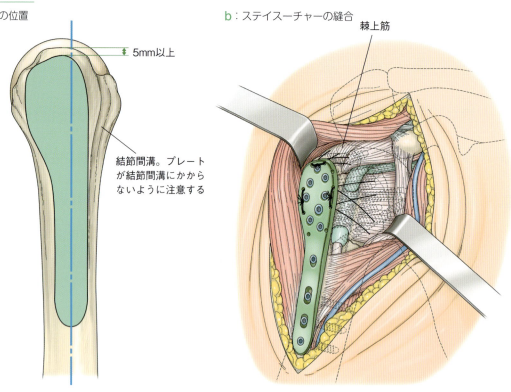

5mm以上

結節間溝。プレートが結節間溝にかからないように注意する

棘上筋

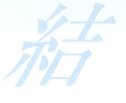

プレート固定～
創閉鎖

プレート固定

　X線透視像で整復位とプレートの位置を確認して問題がなければ，プレートを用いて固定する．
　プレートの種類にもよるが，まずはK-wireなどで仮固定できる孔があるので，それを用いて仮固定を行う．プレートにスクリューを挿入する際には，ドリリングする方向と挿入するスクリューの長さに注意する．特に上腕骨頭内に挿入するスクリューは，上腕骨頭が球形をしていることを常に念頭に置いて，その方向と長さには注意を払い，ドリリングは骨頭軟骨下骨までにしておき，決して軟骨を貫かないように慎重に行う．このためには，術前準備としてCT/3D-CT像からあらかじめ骨頭内の各スクリューの長さを想定しておくことが大切である．
　また，若年者の4-part骨折に対してプレート固定を行う場合には，骨質もよく固定性も比較的良好なので，骨頭壊死を生じた場合を考えて少し短めにしておくことも大切である（図8）．逆に高齢者では，上腕骨頭内の軟骨下骨までできる限り多くのスクリューを挿入し，可能なら頚部内側に下方から上方に打ち上げるスクリューも挿入する（図9）．必要であれば，ステイスーチャー以外にも腱板をプレートの孔を用いて縫着する．小結節骨折を

伴っていて，肩甲下筋腱にかけた縫合糸をプレートの孔に縫着する際には，筆者は上腕二頭筋長頭腱を切離して，腱固定を行っている。すべてのスクリュー挿入と腱板とプレートの縫着が終了したら，再度X線透視像で整復位を確認する。また，肩関節を内外旋，他動挙上して，その固定性や動きを確認する。

創閉鎖

剥離した骨膜を寄せて上腕筋筋膜を縫合し，三角筋下に閉鎖式ドレーンチューブを留置して，三角筋・大胸筋間の筋膜を縫合する。皮下を吸収糸で縫合・閉鎖して，皮膚はテープ固定している。

図8 37歳女性の症例

a：術前のX線正面像(左)，CT水平断(中)，3D-CT像(右)　　b：術後3年時のX線正面像(左)，MRI冠状断(中)，MRI水平断(右)

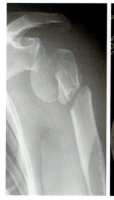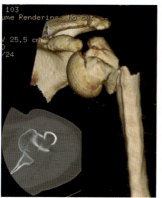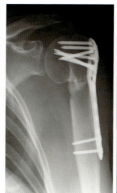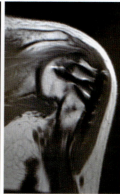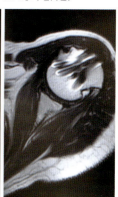

図9 83歳女性の症例

a：術前の3D-CT像。左…正面，中…斜位，右…外側面　　b：術後1年時のX線正面像(左)，側面像(右)

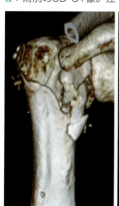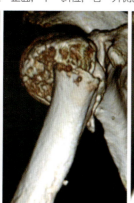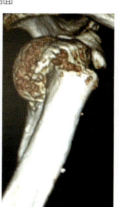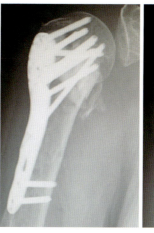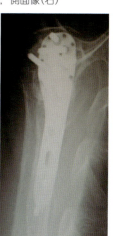

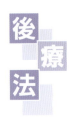
後療法

　手術中に，X線透視像で初期固定強度を評価しておく。後療法はこの評価に基づいて計画を立案する。原則として，重力を利用した脱力下での他動的関節可動域獲得訓練（おじぎ運動や振り子運動）は，術後1〜2日目にドレーンを抜去したら開始している。これは関節拘縮が生じる前に他動運動を開始しても，骨折部にはそれほどの負荷は加わらないが，2〜3週間の固定でいったん癒着から関節拘縮が生じてしまうとその後の他動運動では骨折部に負荷が加わり，再転位の可能性が高くなるからである。自動での挙上運動は，画像で骨癒合が確認できた後（通常は術後6〜8週）に開始している。

ワンポイントアドバイス

- 上腕骨近位部骨折の半数以上は保存療法の適応である。
- 若年者の上腕骨近位部骨折と，脆弱性骨折の一つである高齢者の上腕骨近位部骨折とは，治療の難易度もまたゴールも異なる。
- 肩関節の可動域の範囲は大きく，上腕骨骨頭の皮質骨は薄く軟骨面も多いので，上腕骨近位部骨折の手術は難しい。
- 上腕骨近位部の解剖学的特徴，特に上腕骨骨頭の後捻，後方オフセット，内側オフセットを十分に理解する。
- 皮切はLanger線に沿って行い，筋膜上で皮下を剥離した後は三角筋胸筋溝に沿ってアプローチする。
- 整復操作は腱板にかけたステイスーチャーで行い，さらにプレートの孔に腱板にかけたステイスーチャーを必ず縫着する。
- 大きな可動域をもつ肩関節の機能回復には，後療法も重要である。

文献

1) Lanting B, MacDermid J, Drosdowech D, et al. Proximal humeral fractures: a systematic review of treatment modalities. J Shoulder Elbow Surg 2008; 17: 42-54.
2) Rangan A, Handoll H, Brealey S, et al. Surgical vs nonsurgical treatment of adults with displaced fractures of the proximal humerus: the PROFHER randomized clinical trial. JAMA 2015; 313: 1037-47.
3) 池上博泰. 上腕骨近位端骨折の手術 プレート固定術. 整形外科手術イラストレイテッド 肩関節の手術. 井樋栄二編. 東京: 中山書店; 2011. p147-152.

上腕骨近位端骨折に対する髄内釘固定術

順天堂大学医学部附属静岡病院整形外科　**最上敦彦**

適応病態

上腕骨近位端骨折の分類は新Neer分類(図1)が最も実用的であるため，これに準拠する。
①新Neer分類2-part外科頸骨折：近位端骨片に直接2本以上の横止めスクリューが挿入可能な頸部長の2-part外科頸骨折が，最もよい適応と考える。
②新Neer分類3-part外科頸骨折・4-part外反嵌入骨折：大・小結節骨片の整復が可能な3-part外科頸骨折ならびに4-part外反嵌入骨折は適応となる。

　いずれの骨折型であっても，骨頭頂部のネイル挿入孔("central entry point"，図2)で髄内釘による"head anchoring"効果(図3)を期待できることが髄内釘固定術の最大のメリットであるため，ネイル挿入孔作製予定部分に骨折が及んでいる場合[例：関節面が縦割れしている"骨頭骨折"(図4)]，骨折が及ぶリスクが高い場合[例：ネイル挿入孔から結節部骨折までの距離が5mm以内(図2)，または肩関節伸展・内転が困難な"巨体症例"]は**プレート固定**を考慮する。また，"解剖頸脱臼骨折"でやむなく骨接合術を施行する場合も，後日骨頭壊死を発症したときの抜釘処置が容易な**プレート固定**を選択する。

図1 新Neer分類

図2 骨頭頂部のネイル挿入孔（central entry point）と結節骨折部までの必要距離

髄内釘の適応となるには，ネイル挿入孔から結節部骨折までの距離が5mm以上離れている必要がある

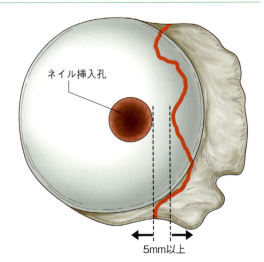

図3 ネイル端での骨頭把持（head anchoring）

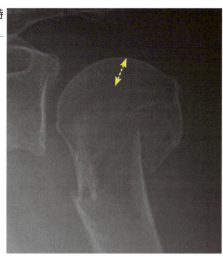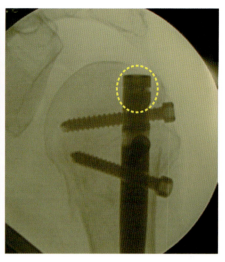

図4 骨頭骨折症例
矢印は骨折部を示す
a：3D-CT正面像
b：3D-CT側面像

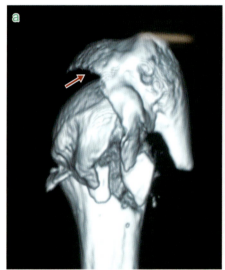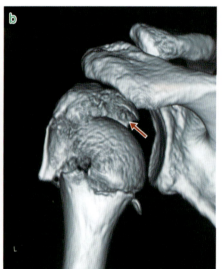

上腕骨近位端骨折に対する髄内釘固定術

術前シミュレーション

術前準備	●結節・骨頭骨折のX線像・CT評価，至適髄内釘の選択
手術体位	●ビーチチェアポジション，X線イメージCアームは健側から，モニターは足元に
アプローチ・皮切	●三角筋縦割（deltoid splitting）による前外側アプローチ（antero-lateral approach）が基本
深部展開	●用手剥離，腋窩神経に注意
近位骨片・結節コントロール	●腱鉗子・bridle method（手綱法）を用いたコントロール，intrafocal pininng を用いた仮固定

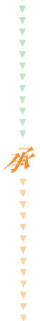

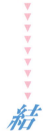

手順	ポイント
腱板切開	● 骨頭頂部のネイル挿入孔（"central entry point"）を意識した21G注射針によるマーキング ● 上腕二頭筋長頭腱・腱板のfootprint（付着部）に注意した切開
ガイドワイヤー刺入・ネイル挿入孔作製	● 18G注射針を用いたX線イメージ正面・側面像での再確認後にガイドワイヤー刺入 ● 保護スリーブ・クラウンリーマーを用いた愛護的挿入孔作製
ネイルのターゲットデバイスとの連結ならびに挿入	● ショートポストの利用
骨折部の整復	● "self-centering effect"で整復されないときの"blocker pin"テクニック ● 至適整復のX線学的指標はカルカの連続性（正面像）と結節間溝の直線化（側面像）
ネイルの位置調整（挿入深度・回旋）	● 最近位横止めスクリュー（P1）を骨頭軟骨下骨ぎりぎりの深度に ● 近位から2番目の横止めスクリュー（P2）を結節間溝ギリギリに前方回旋する
近位横止めスクリュー固定	● ドリルをX線イメージ照射方向に直行させて，まずはP1・P2のドリリング，その後順次スクリュー固定
遠位横止めスクリュー固定	● まずはdynamic holeのスクリュー固定（D2），骨折部圧迫してからstatic hole のスクリュー固定（D1）
近位横止め追加スクリュー固定	● 近位から3番目の横止めスクリュー（P3）が骨折部にかかるときはワッシャー使用 ● 腋窩神経を保護して打ち上げスクリュー（ascending screw：P4・P5）を可能なら追加
エンドキャップ挿入	● 強固な"head anchoring"効果を得るために十分に「長い」エンドキャップを設置
腱板修復	● LHBを直視下に確認し引っかけないように縫合
結節固定補強	● "rope over bitt"を用いた補強
創閉鎖	● 三角筋下にドレーンを留置

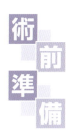

診断

　患・健側両方の上腕骨正・側2方向X線像のほかに，3-part以上の骨折が疑われる症例についてはCT（できれば3D-CT）も撮影して骨折型を評価する．特に，**大・小結節骨片**の粉砕程度や転位方向を確認するとともに，髄内釘刺入部となる**骨頭頂部**ならびにその近傍に骨折線がないことを確認することが重要である．

　術前の肩関節機能を評価しておくことは，術後の回復状態を判断するうえで重要である．MRIによる腱板の残存状況を知ることも有用であるが，高齢者では無症候性断裂であることも多い．そのため，本人ならびに家族への十分な**問診**はそれ以上に有用である．

　転位の大きい骨頭や結節の術中コントロールのために，**各種K-wire**や**2号高強度非吸収糸（ストロングスーチャー）**を用意しておく．薄い結節骨片の把持・引き出しには**腱鉗子**も有効である．骨片固定のための**スモール規格のCCS（cannulated cancellous screw）**も準備（バックアップ）しておく．

至適髄内釘（内固定材料）の選択

　本骨折に対する髄内釘固定術においては，**骨頭・結節部**両者での良好な固定性が求められる．そのためには，次に示す6つの要件を満たす髄内釘を選択することが重要である．現在，国内で使用可能な主要上腕骨近位端骨折用髄内釘の比較図表を示す（**表1**）．

①ネイル形状

　骨頭頂部の"ネイル挿入孔"で髄内釘による"head anchoring"効果を獲得するには**直線型ネイル**が理想であるが，**弯曲ネイル**もほぼすべてが弱弯（4°～6°）であるため"central entry point"からの挿入に支障はなく，近位ベンド形状による優劣はない．一方で，**遠位径がやや太い（8～9.5mm）ネイル**の場合，髄腔の細い骨幹部であると挿入困難を生じることがあるため，適正な遠位径のネイル選択や髄腔リーミングが必要となる．また，弯曲ネイルの場合，挿入後に骨折部での回旋や短縮を矯正しようとして骨幹部側を捻ると，ネイル遠位での術中骨折をきたすリスク（**図5**）があるため注意すべきである．

②近位横止めスクリュー孔高位

　本骨折は骨幹端・骨端骨折であるため，理論上はできるだけネイル近位端寄りにスクリュー孔が設置されているほうが，**短頚骨折**において有利である．

③近位横止めスクリューの振り分け

　当たり前のことだが，髄内釘の横止めスクリューは骨幹軸中心に設置された髄内釘を通らなければならないという制約がある．上腕骨近位部における骨頭にはもともと**生理的後捻（約20°～30°）**があるため，その中心部は骨幹軸の後内側に存在する．そのため，近位横止めスクリューで上腕骨頭を確実に保持するためには，極力前外側から刺入することが求められる．しかし，上腕前外側には上腕二頭筋長頭腱（long head of the biceps tendon；LHB）が存在することから，結節間溝にかからないところまでが限界となる．

表1 主要上腕骨近位端骨折用髄内釘の比較図表

製品画像								
製品名（会社名）		ARISTO®（日本エム・ディ・エム社）	T2® PHN（Stryker社）	POLARUS® 2（日本メディカルネクスト社）	POLARUS® 3（日本メディカルネクスト社）	TARGON® PH+（ビー・ブラウンエースクラップ社）	VERSANAIL®（Zimmer Biomet社）	MultiLoc®（DePuy Synthes社）
ネイル形状		直線	弯曲(6°)	弯曲(4°)	弯曲(4°)	直線	直線	直線
近位横止めスクリュー孔位置(mm)[数字はネイル近位端からの距離を示す]	1st	9.0	9.5	9.3	9.3	10.0	13.0	12.0
	2nd	14.0	17.0	15.0	14.5	16.0	20.0	17.5
	3rd	19.0	23.0	20.7	19.1	21.0	35.0	23.0
	4th	24.7	29.5	(31.4)	24.1	26.0	―	28.5
	5th	33.5	―	―	31.2	―	―	46.0
	6th	40.5	―	―	―	―	―	―
ネイル遠位径(mm)		5.5	8.0	5.5	5.5	8.0	8.0	8 or 9.5

■：LM方向からのスクリュー位置　■：AP方向からのスクリュー位置　■：Ascending（打ち上げ）スクリューの位置

（製品画像：各社より許諾を得て掲載）

図5 遠位径の太い「弯曲ネイル」挿入後に骨幹部を捻って骨折した症例

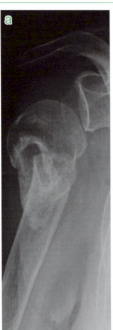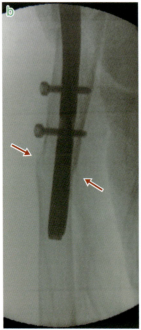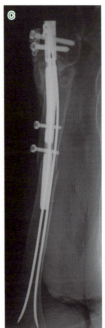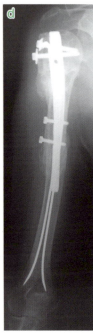

a：70歳台，女性。上腕骨近位端2-part骨折保存療法後の偽関節症例。術前X線像
b：弯曲ネイル挿入後に，骨折部での回旋や短縮を矯正しようとして骨幹部側を捻るときに生じた術中骨幹部骨折（矢印は骨折部を示す）。遠位横止めスクリュー挿入後に本骨折に気づいた
c：ベンドした2.4mm径K-wire2本を，骨頭近位部から髄腔の隙間を遠位骨幹部までエンダー法の要領で通し，追加固定を行った
d：術後8カ月時のX線像。偽関節部ならびに術中骨幹部骨折ともに骨癒合を得た

一方，棘上筋・棘下筋・小円筋が付着する大結節部は，骨幹軸の外側から後外側に位置するため，これを近位横止めスクリューで確実にとらえようとすると刺入位置は後外側寄りが望ましいが，その場合，スクリューの先端は骨頭の前内側寄りに向かわざるをえず，骨頭保持においては不利となる。

　メーカー各社の近位横止めスクリューの設置位置（図6）はさまざまである。**短径骨折や小さい骨頭**の場合，近位から3本目の横止めスクリューは近位骨片に刺入困難な場合が多いために，近位骨片に確実に刺入しうる近位横止めスクリューは**最近位と近位から2番目の2本**であることが多い。よって，この2本設置位置が重要になる。2本をともに極力前外側から挿入することで骨頭中心を捕らえようとする"**骨頭優先タイプ**"と，2本を極力後外側に振ることで大結節をしっかり捕らえようとする"**大結節優先タイプ**"の大きく2つに分けることができる。遠位と近位のそれぞれの骨片をネイルと横止めスクリューで強固に固定してこそ髄内釘であるため，"骨頭優先タイプ"のほうが合目的である。

④近位横止めスクリュー制動効果

　単純にスクリュー孔に**ネジ切り**を施しただけでは，スクリューの制動効果（骨頭内反抵抗性とバックアウト防止）としては不十分である。孔内に**緩衝材**を装着するなどの追加処置が求められる。

⑤結節固定用ワッシャー

　大結節骨片が薄い，粉砕がある，またはスクリュー刺入部に骨折線があるなどの場合，これを近位横止めスクリューのヘッド部分のみで固定するのには限界がある。幸いにもネイル側の近位横止めスクリュー孔は，ほとんどにネジ切りが施されているため，ある程度の大きさがあるワッシャーが用意されていれば，結節骨片をワッシャーでスクリュー孔に"**押しつけるように**"圧迫固定することが可能となる。また，**穴付きワッシャー**であれば，腱板に懸けた縫合糸をその穴に固定できるため，なおさらよい。

⑥エンドキャップサイズ

　骨頭や結節の至適位置に横止めスクリューを設置しつつ，肩関節外転挙上時に肩峰とインピンジしないようにするには，時にネイルの挿入深度を若干深くしなくてはならないことがある。その場合はエンドキャップで補正して"head anchoring"効果を得ることになるが，ネイルの突出をきたさないように設置するには，全長10mm以内での**細かいサイズピッチ設定**がなされていることが望ましい。

　ARISTO®（日本エム・ディ・エム社）は，このすべての要件を満たし，多彩な骨折状況に対応可能な最もバランスのとれた髄内釘システムといえる（図7）。本稿は，このARISTO®を使用した手術手技を中心に解説する。

図6 主要な上腕骨近位端骨折用髄内釘における近位横止めスクリューの配置・振り分け

a：骨頭優先タイプ

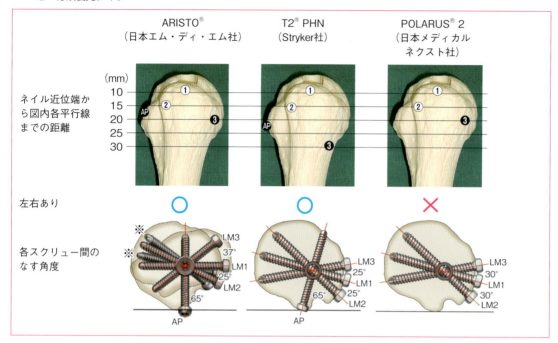

b：大結節優先タイプ

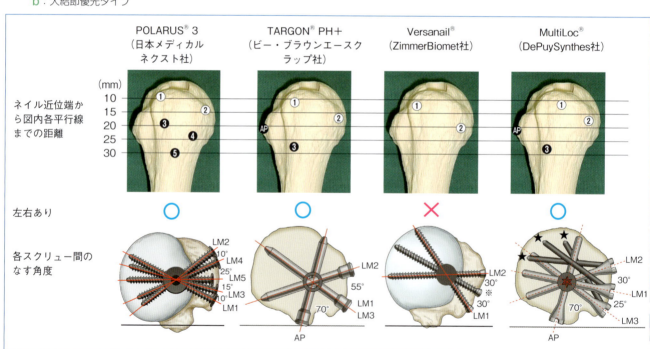

LM1～5：外側方向からの横止めスクリュー　AP：前方からのスクリュー
※：ascending screw（打ち上げスクリュー）
★：screw in screw

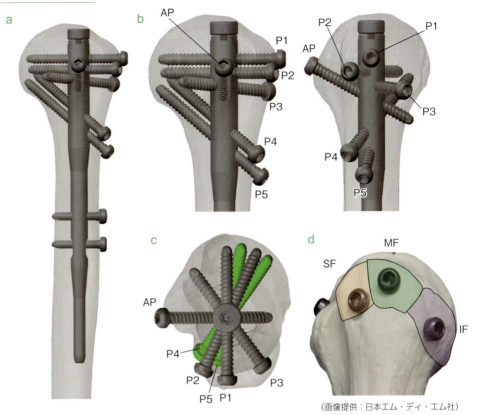

図7 ARISTO®（日本エム・ディ・エム社）
a：全体図
b：近位横止めスクリューの配置（左：前後像，右：側面像）
AP：小結節固定専用打ち下げスクリュー
P1～3：骨頭・大結節固定用スクリュー
P4, P5：骨頭追加固定用打ち上げスクリュー
c：近位横止めスクリューの骨頭内配置（俯瞰図）
d：P1～3スクリューと大結節（SF, MF, IF）の位置関係
SF：superior facet
MF：middle facet
IF：inferior facet

（画像提供：日本エム・ディ・エム社）

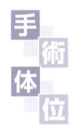

ビーチチェアポジション

①上半身を約30°～40°起こしたビーチチェアポジションとする（図8a）。膝関節は軽度屈曲位として膝下には三角枕を入れ，固定帯で体幹を固定し，ずり落ちを防止する。
②患側肩を手術台から出し，肩伸展位をとれるようにする。手台を下半身側方に置き，前腕を乗せられるようにする。
③頭部と腸骨を側方支持器で押さえ，術中の上肢の牽引操作に伴う患者の脱落を防止する。

Cアーム・モニターの配置・調整

①頭側より髄内釘を挿入するので，Cアームは健側から入れ，モニターは健側足部方向に配置する。
②Cアームは，体幹を起こした角度に合わせて尾側に傾け，上腕骨長軸に対して垂直にX線ビームが入るようにする（図8b）。合わせて約20°～30°健側に回旋することで上腕骨頭の後捻角（約20°～30°）が相殺されるため，上肢を通常の中間位（いわゆる"小さく前へならえ"の肢位）にするだけで，Cアームを動かすことなく正確なX線イメージ正面像が得られる（図9）。また，Cアームをそのままに上腕を最大内旋すれば，同じく側面像を得ることが可能である（図10）。

Advice
- 手術台はビーチポジションをとることができれば，肩手術専用の特別なものである必要はない．手術台辺縁に金属フレームがあってもCアームの傾き調整で至適透視像を得ることは可能である．ただし，上半身側の手術台下部にCアームの出し入れの邪魔になる支柱などがないことが条件となる．

図8 手術体位ならびにX線イメージセッティング（全体像）

a：上半身を約30°～40°起こしたビーチチェアポジションとする．Cアームは健側から入れ，モニターは健側足部方向に配置する．患側肩を手術台から出して肩関節伸展位をとれるようにし，手台に前腕を乗せられるようにする．頭部と腸骨を側方支持器で押さえる

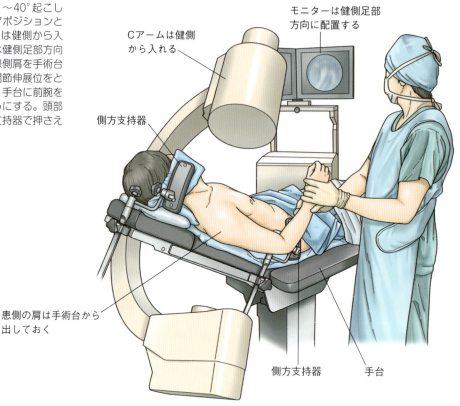

b：膝は軽度屈曲位として膝下には三角枕を入れ，体幹のずり落ちを防止する．上腕骨長軸に対して直角になるようにCアームを尾側に傾ける

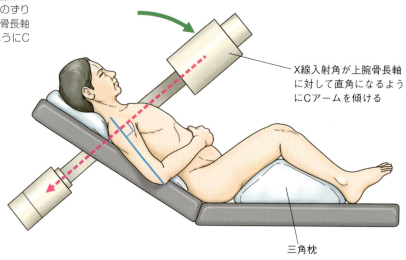

図9 X線イメージ正面像の撮り方

a：上肢とCアームの位置関係（頭側から見た図）。上肢を通常の中間位（いわゆる"小さく前へならえ"の肢位）にする。上腕骨頭の後捻（約20°〜30°）に合わせてCアームを健側に回旋（約20°〜30°）することで，上腕骨に垂直にX線ビームが入り，骨頭の正面像が得られる
b：上腕骨頭正面像（イメージ像）

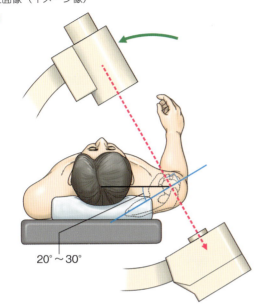
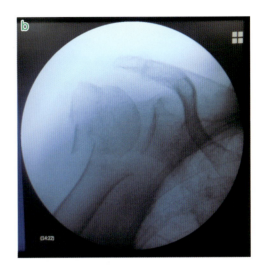

図10 X線イメージ側面像の撮り方

a：上肢とCアームの位置関係（頭側からみた図）。Cアームは正面像を撮影した位置のままにしておく。上肢を"最大内旋"すれば，側面像を得ることができる
b：上腕骨頭側面像（イメージ画像）

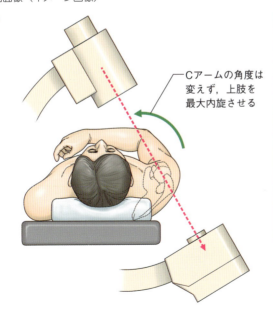
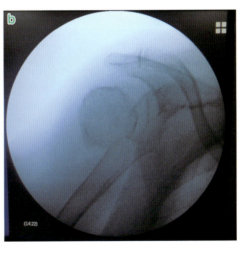

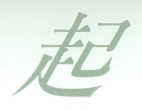

アプローチ・皮切

アプローチ・皮切〜ネイル挿入孔作製

　三角筋縦割（deltoid splitting）による"前外側アプローチ（antero-lateral approach）"での進入を基本とするが，整復困難であれば部分的な"三角筋大胸筋間アプローチ（delto-pectral approach）"を追加する。

　肩峰前角を起点に，上腕骨の長軸方向に約5〜7cmの皮膚切開をおく。それ以上遠位へ皮切を延長することは可能であるが，三角筋も同様に割くと腋窩神経損傷の危険があるので皮膚切開のみにとどめておく（図11）。

図11 皮膚切開位置決定のためのランドマークと実際のマーキング
a：ランドマーク

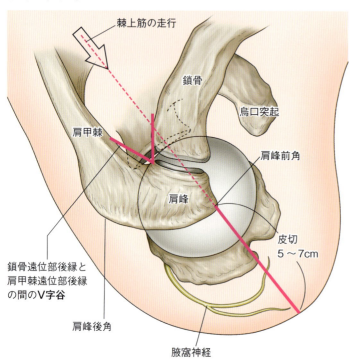

b：実際のマーキング

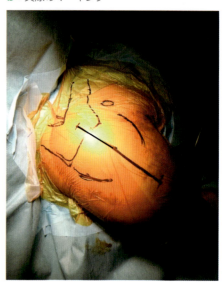

深部展開

　深部の三角筋ならびに滑液包も長軸方向に切開する。創内に指を入れて肩峰下滑液包や三角筋と腱板組織の癒着を用手的に剥離することで，その後の良好な視野の獲得と骨片のコントロールが容易になる（図12a）。同様に，三角筋の裏側に横走する腋窩神経本幹の位置を触診し，確認しておく（図12b）。この後の腱板切開やネイル挿入孔作製ならびに結節部の処置には確実な**直視下**の操作が求められるため，小切開にこだわらず十分な視野を確保する必要がある。

図12 深部展開
a：肩峰下ならびに三角筋下の用手的剥離によるスペース確保
b：三角筋下を横走する腋窩神経の触診による確認

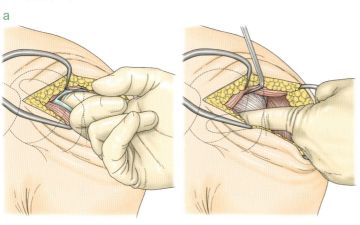
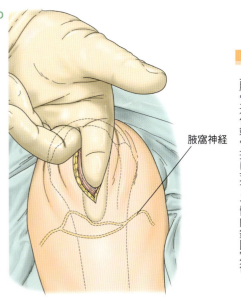

腋窩神経

近位骨片・結節コントロール

　2-part外科頚骨折などで骨頭の内反・回旋転位が著しい場合は，結節の腱板付着部分（フットプリント）近傍に2号高強度非吸収糸をかけ，これを牽引して骨頭を引き出す"bridle method（手綱法，図13）"が有効である。

　3-part外科頚骨折で結節部の転位が著しい場合は，骨片をいったん**腱鉗子**でgentleに保持して軽く引き出したら，同じく"bridle method"で骨頭骨片の至適位置に十分引き出して，その後K-wireを用いた"intrafocal pinning"の要領で骨頭骨片に仮固定しておく（図14）。

　4-part外反嵌入骨折における骨頭の転位も，同様に結節を引き出しながら，骨頭骨折の骨髄部に入れた術者の指やエレバトリウムを用いて倒れた骨頭を関節窩方向に押し戻すように整復し，同じくK-wireで仮固定する。

Advice ●骨頭や結節を至適位置に戻したうえで，この先の腱板切開の位置決めを行わないと，後の結節固定や腱板修復に難渋することになるため，適切にとり行う。

腱板切開

　ネイル挿入孔作製のためのガイドワイヤーの至適刺入点は，X線イメージで正面・側面像ともに骨幹部中心軸上の骨頭頂部である。予定部位に21G注射針を刺入してマーキングする（図15）。この骨頭頂部のネイル挿入孔（"central entry point"）は軟骨下骨ならびに海綿骨がしっかりしており（図16），ネイルで骨頭を把持する"head anchoring"効果を得るうえで有用である。一方，骨頭外側部（"lateral entry point"）は腱板付着部分（フットプリント）近傍となり，この部位への侵襲は術後腱板機能不全ならびに疼痛残存を惹起し，また"head anchoring"効果も得られなくなるため厳格に回避する。

図13 bridle method（手綱法）

フットプリント近傍のしっかりとした腱板実質部に高強度非吸収糸をかけ，馬の手綱（bridle）のように骨頭をコントロールする

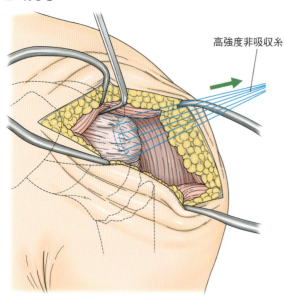

図14 転位した結節のintrafocal pinningによる仮固定

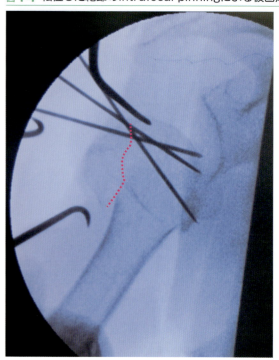

図15 ガイドワイヤーの至適刺入点

X線イメージ像正面・側面でともに骨幹部中心軸上の**骨頭頂部**である

a：正面像

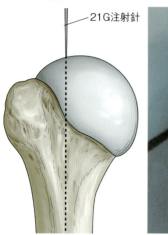
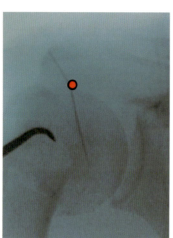

b：側面像

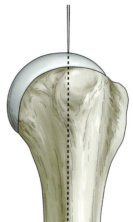
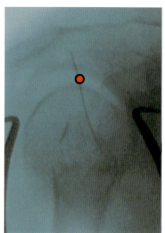

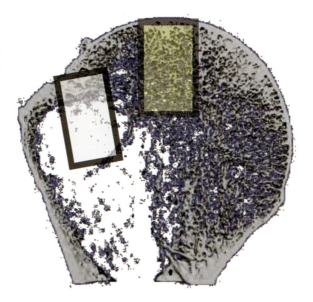

図16 部位による骨頭骨密度の違い
骨頭頂部("central entry point", 黄色の囲み部分)の海綿骨の骨密度は骨頭外側部("lateral entry point", 白の囲み部分)に比べて有意に高値である

　X線イメージ正面・側面像で確認後，マーキング部を中心に腱板を約2〜3cm切開する．切開部前内側約1〜2cmにはLHBが走行するため，深部を確認しながら慎重に切開を進める．展開が不十分な場合は内方への腱板切開の延長は問題ないが，外方の腱板付着部分(フットプリント)には決して切り込んではならない(図17)．

ガイドワイヤー刺入・ネイル挿入孔作製

　腱板切開部より，今度は骨頭に18G注射針を刺し，再びX線イメージ正面・側面像で確認したら，ガイドワイヤーに交換する(図18)．ひとたび誤った位置にネイル挿入孔を作製してしまうと，後の近位横止めスクリューの至適位置への刺入が困難になるので慎重にチェックする．
　ガイドワイヤー越しに腱板保護スリーブを骨頭に押し当て，中空のクラウンリーマーでくり抜くように開孔する(図19)．

Advice
- 適切な"head anchoring"効果を得るには辺縁がクリアな開孔部が求められるため，**オウル**や**リジッドリーマー**の使用は望ましくない．

図17 ガイドワイヤー刺入点・腱板切開の位置

- 🔴：ガイドワイヤー刺入点
- 🟡：ネイル刺入孔 "central entry point"

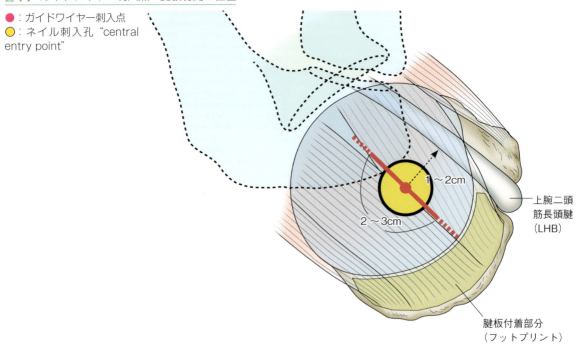

上腕二頭筋長頭腱（LHB）

腱板付着部分（フットプリント）

図18 ネイル挿入孔作製のためのガイドワイヤー刺入位置の最終確認

18G注射針を骨頭頂部に刺入する。すぐ近くをLHBが走行していることが確認できる

図19 クラウンリーマーによるネイル挿入孔作製

保護スリーブで腱板との干渉をしっかり回避し，ガイドワイヤー越しに骨頭軟骨をくり抜く

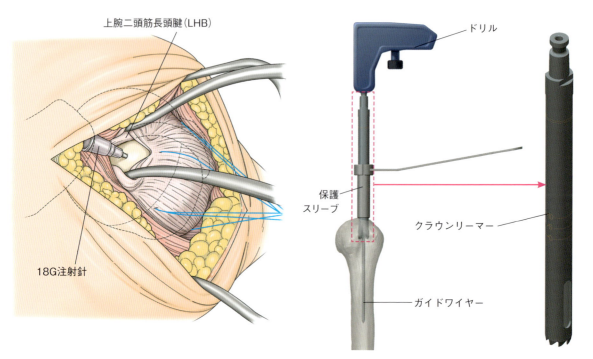

上腕二頭筋長頭腱（LHB）

18G注射針

ドリル

保護スリーブ

クラウンリーマー

ガイドワイヤー

（画像提供：日本エム・ディ・エム社）

ネイルとターゲットデバイスの連結・挿入

ネイルとターゲットデバイスの連結・挿入～ネイルの位置調整

使用するネイルをターゲットデバイスに連結したら，肩関節を伸展位にすることで肩峰を避けつつ開孔部から挿入する．ARISTO®のターゲットデバイスには，ネイルと固定するポスト部分に，ロングポスト（通常の長いポスト）のほかにショートポスト（特製の短いポスト）が用意されている（図20a）．ロングポストを使用する場合，手術中にポストが肩峰と過度に干渉すると開口部を破壊しかねない（図20b）．一方，肩峰下に15mm以上（おおむね1横指）のスペースがあれば，ショートポストの使用が可能である（図20c）．ショートポストであれば，ネイル挿入後にポスト部分は肩峰下に隠れるため，その後は肩関節を屈曲伸展・内外旋しても肩峰との干渉が最小限になる（図20d）．

図20 ターゲットデバイスをネイルに固定するための2種類のポスト（ARISTO®専用）

a：通常の長いポスト（ロングポスト，左）のほかに，短いポスト（ショートポスト，右）が用意されている

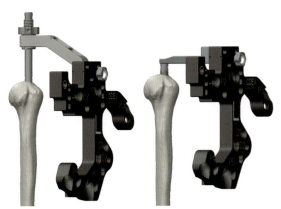

（画像提供：日本エム・ディ・エム社）

b：T2® PHN使用症例（左：X線正面像，右：3D-CT像）．ロングポストが肩峰にぶつかると，ネイルが外側に押され（矢印）ネイル挿入孔（丸）が破壊されることがある

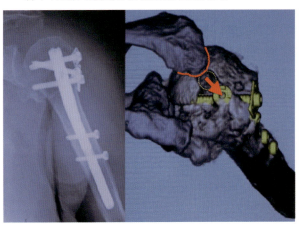

c：肩峰下に15mm以上のスペース（おおむね1横指）があれば，ショートポストの使用が可能である

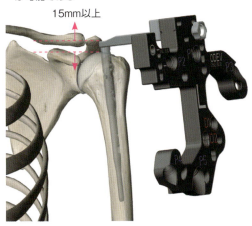

（画像提供：日本エム・ディ・エム社）

d：ショートポストのポスト部分は肩峰下に隠れるため，その後の肩関節の屈曲伸展・内外旋による肩峰との干渉を最小限にすることができる

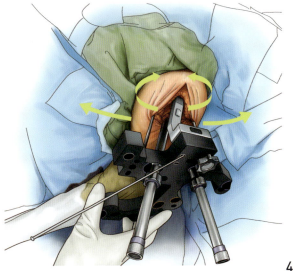

骨折部の整復

骨頭と骨幹部の大まかなアライメントが徒手的に得られ,かつネイル挿入部が適切に開孔されたら,通常はガイドロッド越しに髄内釘を挿入すると同時に整復位が得られること("self-centering effect")が多い。至適整復の目安は,X線正面像では内側のcalcarの連続性(若干の内・外側の転位は許容される),側面像では結節間溝の直線化である(図21)。主骨折部での転位が残存する場合は,一度ネイルを抜去し,至適位置に刺入されたK-wireでネイルの進行方向を制御して整復位を得るという"blocker pin"テクニックが有用である(図22)。

図21 至適整復位(X線イメージ評価)
a:X線正面像。内側のcalcarの連続性(若干の内・外側の転位は許容)
b:X線側面像。結節間溝の直線化

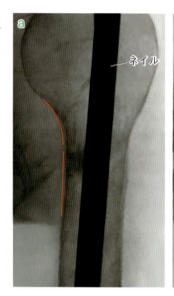
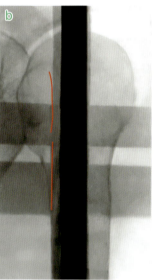

図22 "blocker pinテクニック"による骨折部整復(X線透視像)
a:整復前
b:結節の転位をintrafocal pinで戻して髄内釘を挿入しても,転位(→)が残存している
c:ガイドワイヤーのすぐ外側に,前後(AP)方向から2mm径のblocker pinを刺入

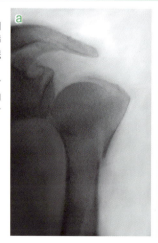
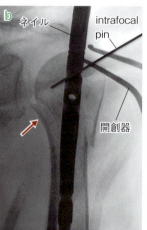
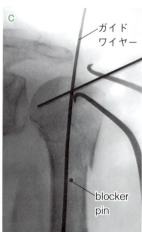

図22 "blocker pinテクニック"による骨折部整復（X線透視像）（つづき）

d：髄内釘再挿入
e：整復位が獲得された（→）
f：blocker pinを抜去しても，整復位は維持される

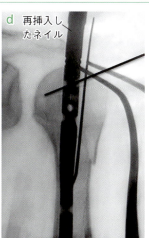
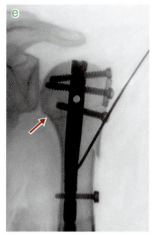
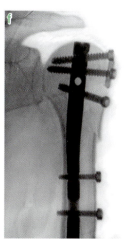

ネイルの位置調整（挿入深度・回旋）

　近位ロッキングを開始する前に，ネイルの位置（挿入深度と回旋）を調整する。ここではARISTO®を例に解説する。

　まず，ターゲットデバイスに取り付けた最近位横止めスクリュー（以下，P1）のドリルスリーブで外側の大結節を捕らえつつ，ポストのマーカーを指標にしてネイル近位端突出をきたさない**挿入深度**までネイルを挿入する。次に，近位から2番目の横止めスクリュー（以下，P2）のドリルスリーブが結節間溝にかからないギリギリ前方に来るまでネイルを**回旋**する。これにより，P1，P2の2本のスクリューは骨頭中心方向に向かうことになる（**図23**）。

　転位した小結節骨片を固定する前方からのスクリュー（以下，AP）を使用する場合は，ポストのマーカーを指標にネイル近位端突出をきたさない挿入深度を保ったうえで，ターゲットデバイスに取り付けた**APガイド**に通したドリルスリーブで小結節をとらえると同時に，P2のドリルスリーブが結節間溝にかからないようにターゲットデバイスの回旋を調整することで対応する（**図24**）。

図23 通常のネイルの至適挿入位置（挿入深度・回旋角度）

- 至適挿入深度：P1のドリルスリーブが外側の大結節を捕らえ，かつネイル近位端突出をきたさない位置（●）
- 至適回旋角度：P2のドリルスリーブが上腕二頭筋長頭腱（LHB）の通る結節間溝にかからないギリギリ前方の位置（●）

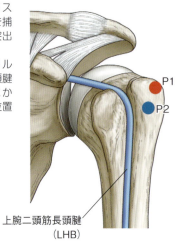
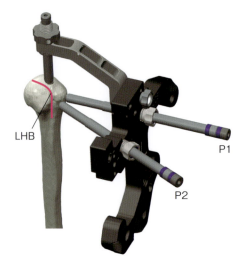

（画像提供：日本エム・ディ・エム社）

図24 APスクリューを使用する場合のネイルの至適挿入位置（挿入深度・回旋角度）

ターゲットデバイスにAPガイドを取り付ける
- 至適挿入深度：ネイル近位端突出をきたさない位置（→）
- 至適回旋角度：APのドリルスリーブで小結節をとらえ，P2のドリルスリーブが結節間溝にかからない位置

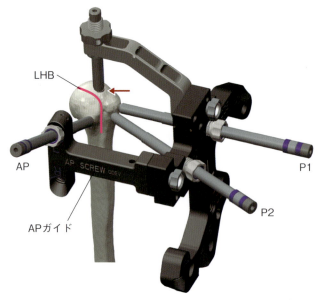

（画像提供：日本エム・ディ・エム社）

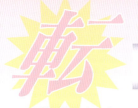

近位横止めスクリュー固定

近位横止めスクリュー固定〜追加スクリュー固定

　ネイルの位置調整が済んだら，P1，P2の2本のスクリュー固定を行う。まずはドリルを2本打ってから1本ずつ長さを計測して，スクリューに入れ替える。こうすることで，スクリュー挿入時のターゲットデバイスのズレを防止できる。ドリリングならびにスクリュー長の計測は，上肢を内・外旋させてドリル方向とX線イメージの照射方向が直行するようにして行う。骨頭軟骨は貫通させずに，ARISTO®専用の鈍棒デプスゲージを押し込んで長さを測る。実測の1サイズ下（−2mm）のスクリュー長を選択する（図25）。

図25　近位横止めスクリューの挿入手順・方法

a：P1のドリル方向：P1のドリルスリーブがX線イメージの照射方向に対して直行（□）するように上肢の回旋を微調整する

b：P2のドリル方向：P1用のドリルを残して骨頭を仮固定したうえで，上肢を25°外旋（P1とP2のなす角）させてP2のドリルスリーブがX線イメージの照射方向に対して直行（□）するように上肢の回旋を調整する

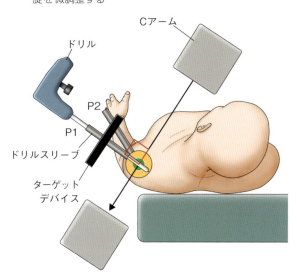

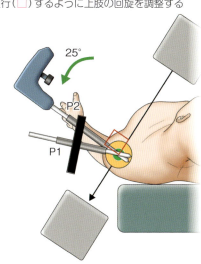

c：P2スクリュー長計測：P2のドリルを抜き，代わりに鈍棒（デプスゲージ）を差し込み，同じ深さまで入ったことをX線イメージで確認し，スクリュー長を決定する

d：P2スクリュー挿入

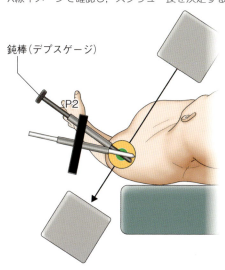

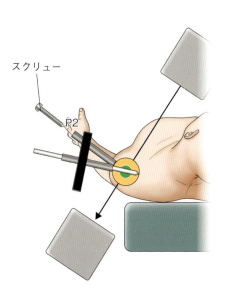

図25 近位横止めスクリューの挿入手順・方法（つづき）

e：P1スクリュー長計測：上肢の回旋を戻し，P1のドリルを鈍棒（デプスゲージ）に変更し，P2と同様にスクリュー長を計測する

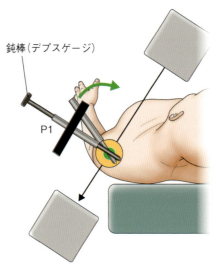

f：P1スクリュー挿入

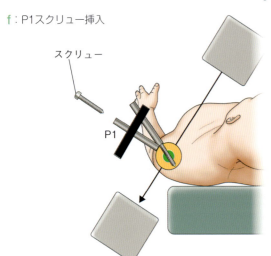

g：P1・P2スクリュー挿入完了

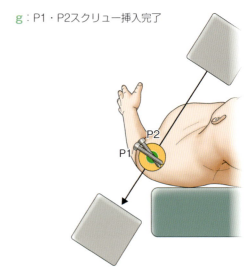

　近位横止めスクリュー刺入位置の結節部に骨折があったり，結節自体が薄い場合は，積極的にワッシャーを用いる。ワッシャー分の厚みを考慮してスクリュー長を決定する。ワッシャーの設置方向は，大結節や結節間溝の位置・形状に応じて調整する（図26）。

Advice
- 近位横止めスクリューの挿入予定位置に骨折がある場合に，スクリューを入れても効かない（効果がない）と考えることは誤りである。仮に骨折部からスクリューが入っても，髄内釘のスクリュー孔にはねじ切りが施されているので，ワッシャーにより結節や骨折部に圧着をかけることができる。また，ねじ切りを越えたスクリューの先端部分は当然骨頭を支える効果を発揮する（図27）。

図26 ワッシャーの適応と使用方法

a：近位横止めスクリュー刺入部に骨折がある場合は，ワッシャーで骨折部をまたぐように設置する
b：結節骨片が薄くて割れそうな場合は，ワッシャーの"面"で抑えるようにする
c：ワッシャーの設置向きは，結節や結節間溝の位置・形状（点線）に応じて調整する

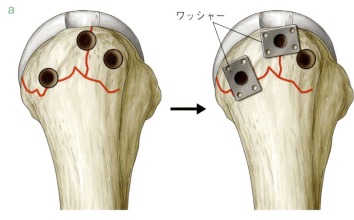

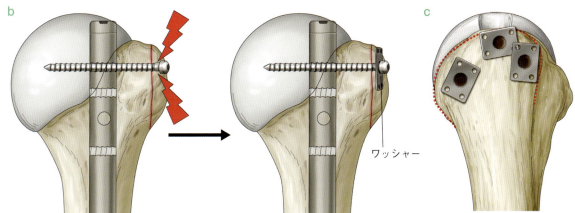

図27 ワッシャーによる圧着効果（矢印）とスクリュー先端の骨頭保持効果（点線）

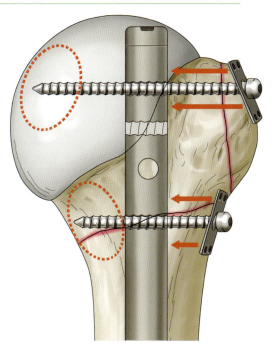

遠位横止めスクリュー固定

　遠位横止めスクリュー挿入に先立ち，遠位骨幹部側の回旋転位をチェックする。有用な指標は，主骨折部での結節間溝の"ずれ"と上腕二頭筋長頭腱（LHB）の"捻れ"である。創内での直視や触診のうえ，これが矯正されるように骨折部での回旋をコントロールする（図28）。ここで前腕を正面に向けたうえで，ターゲットデバイスの回旋チェック用の穴に"reference wire"としてK-wireを差し込み，これと前腕の向きが一致するようにターゲットデバイスの回旋を調整することで，生理的骨頭後捻（30°後方回旋）に準じた骨折部のアライメントチェックが可能である（図29）。回旋転位の矯正が終了したら，ネイル遠位側の楕円のdynamic holeへのスクリュー挿入を先に行い，その後肘頭を掌底で叩き上げることで骨折部を咬合させる。最後にネイル遠位側の正円のstatic holeにもう一本のスクリュー挿入を行う（図30）。

近位横止め追加スクリュー固定

　近位から3番目の横止めスクリュー（以下，P3）の追加固定を行う。短頸骨折でこの部分に骨折線がある場合にはワッシャーを用いる。また，小さな骨頭症例ではP3の先端が骨頭最下部に来るため，慎重に長さをチェックする。

　ARISTO®では，2本の打ち上げスクリュー（ascending screw：以下，P4・P5）をターゲットデバイス越しに追加固定が可能である。ただし，P4・P5スクリューの挿入路近くを「腋窩神経」が横切るため，創内からこれを触知し（図12b），確実にドリルスリーブで避けてから挿入を行う（図31）。

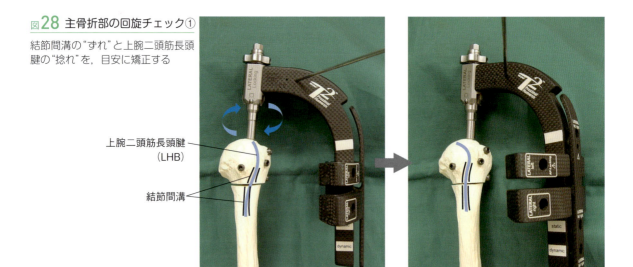

図28 主骨折部の回旋チェック①
結節間溝の"ずれ"と上腕二頭筋長頭腱の"捻れ"を，目安に矯正する

図29 主骨折部の回旋チェック②

a：上腕骨頭には生理的後捻（約30°）がある

b：ターゲットデバイスの所定の穴に"referance wire"を差し込んで前腕の向きと合わせることで回旋を調整する

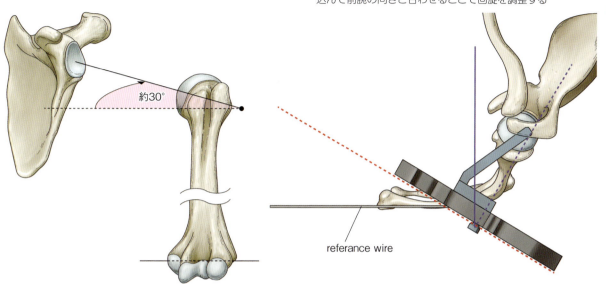

図30 遠位横止めスクリュー挿入と主骨折部への圧迫

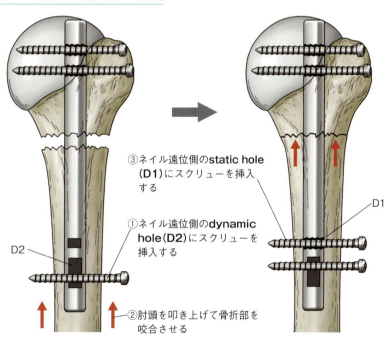

③ネイル遠位側のstatic hole（D1）にスクリューを挿入する

①ネイル遠位側のdynamic hole（D2）にスクリューを挿入する

②肘頭を叩き上げて骨折部を咬合させる

図31 近位横止め追加スクリューの追加

a：ターゲットデバイス越しに2本の打ち上げスクリュー（ascending screw：P4・P5）の追加固定が可能である。透視下に骨頭下部に入る本数を確認して挿入する
（※本画像ではP4は挿入可能であるが，P5の挿入は厳しい）

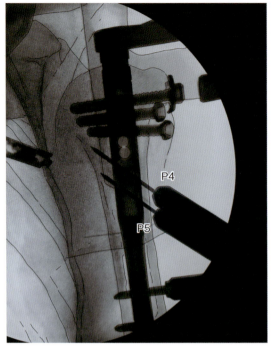

b：P4・P5スクリューの挿入路近くを**腋窩神経**が横切るため，創内からこれを触知し，確実にドリルスリーブで避けてから挿入する

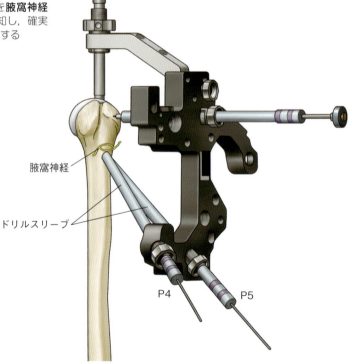

エンドキャップ挿入

ネイルホールディングスクリューを緩めてターゲットデバイスを取り外したら，直視下にネイルの挿入深度を確認する．骨頭軟骨面より突出しない範囲で十分に長いエンドキャップを設置することが，強固な"head anchoring"効果を得るうえで重要である．

腱板修復

ネイル挿入のために切開した腱板を，2号非吸収糸を用いて全層で結節縫合する．

Advice
- 直下のLHBを避けて引っかけないよう直視下に確認しつつ，まずは縫合糸を手前から順に掛けて結ばずに引っ張り出しながら奥へと進めて行くのがポイントである．

結節固定補強

結節部骨片の安定を図りたいときは，腱板に掛けたコントロール用の縫合糸を近位横止めスクリューヘッドの根元に巻き付けたり，ワッシャーのスーチャーホールに結びつける（いわゆる"rope over bitt"）方法も有効である（図32）．

図32 結節固定補強

a：P3スクリューにワッシャーを用いた結節固定（囲み部分）

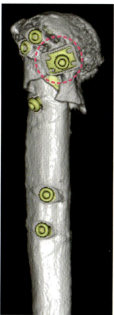

（画像提供：福山市民病院整形外科 寺田忠司先生）

b：腱板に掛けた高強度非吸収糸をワッシャーのスーチャーホールに結びつけて結節固定を補強した（いわゆる"rope over bitt"）

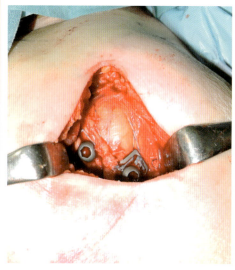

（画像提供：福山市民病院整形外科 寺田忠司先生）

創閉鎖

三角筋下にドレーンを留置し，三角筋縦切開部・皮下の縫合を行う。

術後早期より他動挙上運動ならびに下垂位振り子運動を開始する。結節骨折を伴わない2-part外科頚骨折では，原則可動域訓練に制限は設けない。3-part外科頚骨折・4-part外反嵌入骨折では，結節の安定化を待つ意味で，術後3週間は自動挙上運動を待機する。

ワンポイントアドバイス

- 上腕骨近位端骨折は比較的骨癒合が得やすく，変形癒合の許容範囲も大きいため，下垂位での早期運動療法といった積極的な保存療法が有効な治療手段の一つとなる。一方，高齢者で挙上機能を必要としない症例に対しては，体幹Desault固定を行い骨癒合と除痛を図ることもある。そのため，あえて手術するからには，除痛・機能改善に優れ，安全・確実な術式が望まれる。本骨折の骨接合術は，今やロッキングプレート固定術が主流であるが，骨頭と結節部で良好な固定性が得られる髄内釘をまず選択し，適切な位置での腱板切開とネイル設置を行ったうえで，ワッシャーや縫合糸による結節固定を駆使すれば，本来の生体力学的安定性はそのままに，髄内釘固定術による確実な低侵襲手術が可能である。

文献

1) Neer CS 2nd. Four-segment classification of proximal humeral fractures: purpose and reliable use. J Shoulder Elbow Surg 2002; 11: 389-400.
2) 最上敦彦. 上腕骨近位部骨折に対する髄内釘固定法. 骨折治療の要点と盲点. 松下　隆編. 東京: 文光堂; 2009. p258-62.
3) 最上敦彦. 上腕骨近位部骨折に対する髄内釘固定法. 第50回JABO研修会ハンドアウト, 2013.
4) 最上敦彦. T2PHNによる治療. 整形外科最小侵襲手術ジャーナル 2014; 70: 55-64.
5) 最上敦彦. 上腕骨近位端骨折に対する髄内釘固定法～手術手技の工夫と至適髄内釘の選択～. Stryker infos 2014; 19: 44-7.
6) Mittlmeier TW, Stedtfeld HW, Ewert A, et al. Stabilization of proximal humeral fractures with an angular and sliding stable antegrade locking nail (Targon PH). J Bone Joint Surg Am 2003; 85-A Suppl 4: 136-46.

上腕骨遠位端骨折に対する
アナトミカルロッキングプレート固定術

岡山済生会総合病院整形外科　今谷潤也

適応病態

- 転位を認める上腕骨遠位端骨折

術前シミュレーション

	術前準備	● 単純X線像，CTなどによる術前診断を基に，手術アプローチ，骨折部の整復方法，内固定材料の選択，骨移植の必要性などについて詳細な手術計画を立てる。トレーシングペーパーなどを用いた作図も重要である
	手術体位	● 側臥位で，肘関節が最低120°以上屈曲できるようする。手術室のスペースを最大限有効に使い，手術ベッドやCアームなどの手術機材を適切に配置する
起	皮切の作製	
	アプローチ	● さまざまな進入法のなかから，骨折型に応じて最適なものを選択する
承	尺骨神経の剥離同定，保護	● 絞扼性神経障害の際の手術操作以上に愛護的に行われるべきである
転	骨折部の整復	● 関節面の解剖学的な整復と，主骨折部が間隙なく密着していることが極めて重要である
	内固定	● 外側ではアナトミカルロッキングプレートを使用し，内側の内固定には粉砕の程度，骨質および整復状態などを注意深くチェックしたうえで，適切な内固定材料を選択すべきである
結	肘頭骨切り部分の内固定	● K-wireは尺骨前面の骨皮質を確実に貫通させること，正確なワイヤー締結手技により骨切り部に十分な圧迫力が加わるようにする
	創閉鎖	● 皮下および皮膚縫合に移る前に，肘関節を他動的に最大屈曲・伸展させ，筋膜などの深部組織に過度の緊張が残らないようにする

上腕骨遠位端骨折はAO分類[1]では図1のように分類され，例えば高齢者の上腕骨通顆骨折の多くは屈曲型であり，A2-3型となる．本骨折の治療においては，いち早く外固定を除去できるような強固な内固定を行い，早期にリハビリテーションを開始することが最も重要である．

　成人の上腕骨遠位端骨折には，比較的若い年齢層に高エネルギー外傷として起こる場合と，骨粗鬆を有する高齢者に転倒などの軽微な外力で起こる場合がある．前者では関節面に高度の粉砕を伴うことが，後者では骨癒合の遷延しやすい上腕骨通顆骨折の形態をとることが多い．そのため，両者とも治療に難渋する難治性骨折とされていたが，近年，上腕骨遠位部の解剖学的形状に沿ったロッキングプレート（anatomical locking plate；ALP）が開発され[2,3]，強固な初期固定性により良好な治療成績が報告されるようになった．本稿では，上腕骨遠位端骨折に対するALP固定術の手術手技を中心に詳述する．

図1　上腕骨遠位端骨折のAO分類

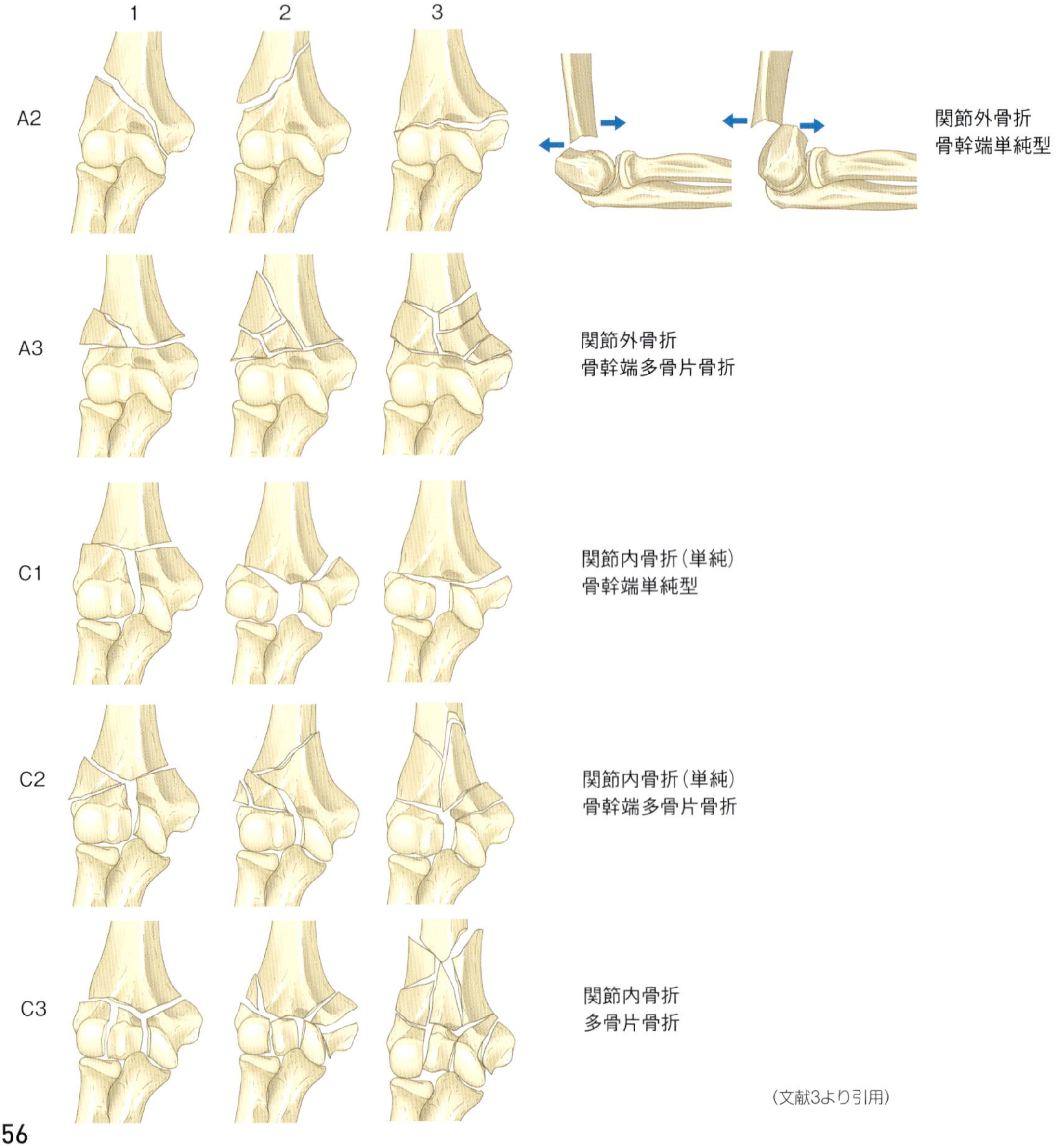

A2　関節外骨折　骨幹端単純型
A3　関節外骨折　骨幹端多骨片骨折
C1　関節内骨折（単純）　骨幹端単純型
C2　関節内骨折（単純）　骨幹端多骨片骨折
C3　関節内骨折　多骨片骨折

（文献3より引用）

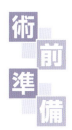

診断

　術前診断のうち局所所見としては，皮膚状態の良否，神経血管障害の有無，さらに肩および手などの周辺関節の合併損傷に注意する．粉砕が著しい場合には腫脹軽減のために創外固定の使用も考慮するが，上腕骨および尺骨への創外固定ピンの刺入部位は骨折部から十分離れた位置にすべきである．また，画像診断としては，患側肘関節4方向，健側2方向の単純X線撮影に加え，骨折部の粉砕の部位，転位の方向・粉砕状態などの評価にCT撮影が有用である．これらの所見から，手術アプローチ，骨折部の整復方法，内固定材料の選択，骨移植の必要性などの詳細な手術計画を立てる．それを基に，健側肘関節X線像を用いてトレーシングペーパーなどに作図をしておく．

　本骨折の手術準備としては，さまざまな長さや設置位置の異なるALPだけではなく，headless screwや生体吸収ピンなどの各種インプラント，高度粉砕例などでは人工肘関節のバックアップも整えて手術に臨むべきである．

解剖学的特徴

　次に，上腕骨遠位端骨折に対する観血整復内固定術を行ううえで大切な同部の骨性解剖の特徴について述べる．本術式では，tie archといわれる関節面部分がlateral columnとmedial columnに挟まって形成されるトライアングル構造（図2a）を再建することが重要である．また，前方には橈骨窩と鉤突窩が，後方には肘頭窩があり（図2a, b），これら窩の形状を十分再建できなかったり，これらの窩部にスクリューが突出したりすると，大きな可動域制限を残すことになる．内・外側上顆を結ぶ線であるtransepicondylar lineは，functional axisに対して6°〜8°外反していること（図2a），側方からみて小頭・滑車関節面部分は上腕骨軸に対して30°〜40°前傾していること（図2c），同関節面は内・外側上顆を結ぶ線に対して約5°内旋していること（図2d）などの解剖学的特徴は常に念頭におくべきである．

内固定材料の選択[4, 5]（図3〜5）

　本骨折に対する内固定材料の選択において，内固定の核となるlateral columnの固定には原則的にALPを用いている．一方，medial columnの固定には，骨質の良好な関節外単純骨折であるA2型やC1型の症例では4.0mm径cannulated cancellous screw（CCS）を選択する．また関節外粉砕型のA3型や関節内粉砕を伴うC2型およびC3型など，スクリューのみではmedial columnの支持性が不十分となると考えられる症例においては，medial columnにもプレートで内固定するdouble plate固定法を行う．特に，高齢者でかつ超低位型（juxta-epiphyseal type），内転型（adduction type）そしてmedial columnの粉砕を伴う症例群では，初期固定性が低下しやすい．この内側のプレート選択においては，尺骨神経への侵襲性を考慮して後方設置型のプレートを第一選択としている[6, 7]．

図2 上腕骨遠位部の骨性解剖の特徴

a：肘関節前面。tie arch, lateral columnおよびmedial columnで形成されるトライアングル構造

b：肘関節後面

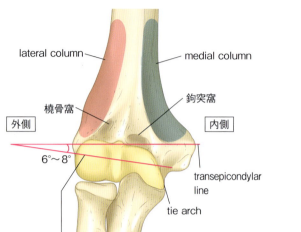
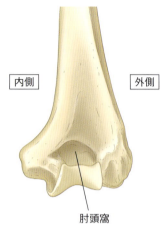

c：上腕骨遠位端を側方から見た図。小頭・滑車関節面部分は上腕骨軸に対して30°〜40°前傾している

d：小頭・滑車関節面は内・外側上顆を結ぶ線に対して約5°内旋している

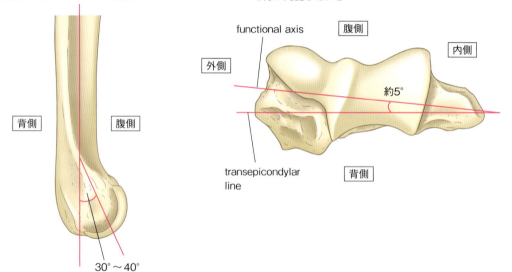

　しかし，骨質や粉砕の程度からこれらでは十分な初期固定性が得られないと判断される症例では，側方設置型プレートを選択する(図3)。また，リウマチや透析患者，ステロイド内服例，病的骨折例やcoronal shear fragmentを伴う高度粉砕例などでは，一期的人工肘関節置換術の適応も考慮される。現時点での当科の具体的な治療戦略を，図4,5にアルゴリズムとして示す。

図3 内固定材料の選択

内固定の核となる外側の固定には原則的にALPを用い，内側の固定には，スクリュー(a)，後方設置型のプレート(b)，側方設置型のプレート(c)を骨折型に応じて使い分ける

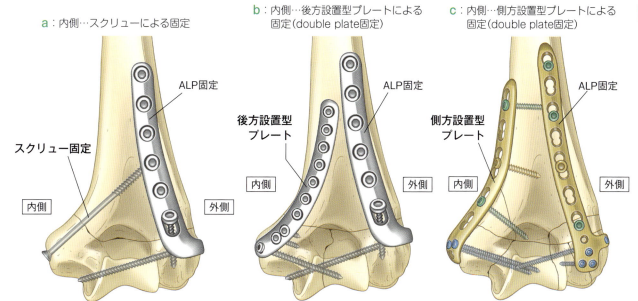

a：内側…スクリューによる固定
b：内側…後方設置型プレートによる固定（double plate固定）
c：内側…側方設置型プレートによる固定（double plate固定）

図4 当科のAO分類A型に対する治療戦略

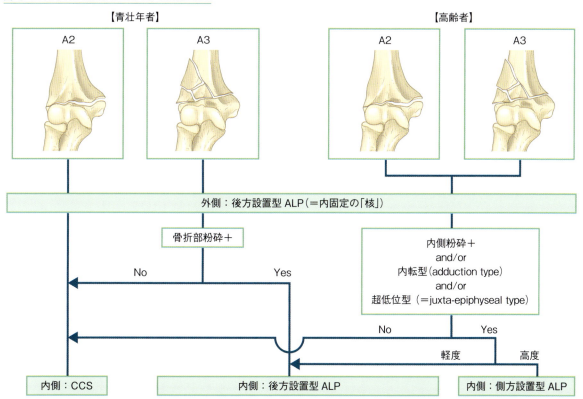

ALP：anatomical locking plate
CCS：cannulated cancellous screw

図5 当科のAO分類C型に対する治療戦略

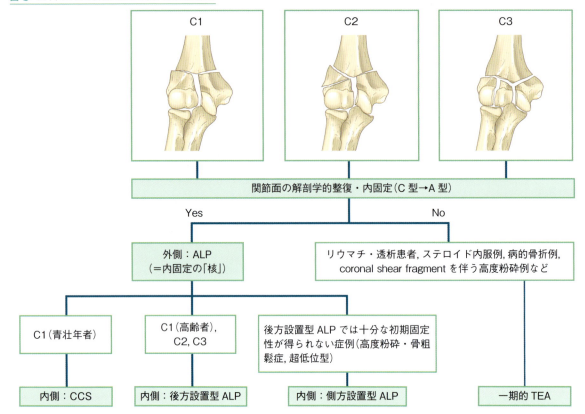

ALP：anatomical locking plate
CCS：cannulated cancellous screw
TEA：total elbow arthroplasty

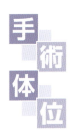

麻酔は全身麻酔を用いることが多い。手術体位は側臥位で，できればX線透過性の専用上肢台を上腕遠位下に置き，肘関節を最低120°以上屈曲できるようにする（図6a）。また，術中にX線透視で肘関節の正確な前後像および側面像が容易に得られるようにセッティングしておく（図6b）。

> **Advice**
> ● 手術室のスペースを最大限有効に使い，手術ベッドやX線透視装置などの手術機材を適切に配置する。

図6 手術体位と手術室のレイアウト

a：側臥位で上腕遠位下にX線透過性の専用上肢台を置き，肘関節を十分に屈曲可能な肢位をとる

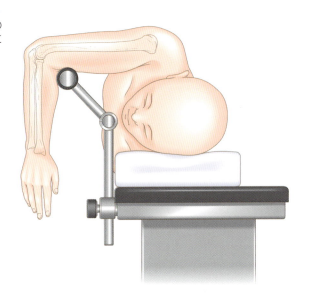

b：X線透視下に肘関節の前後像，側面像が容易に得られるように，手術機材を適切に配置する

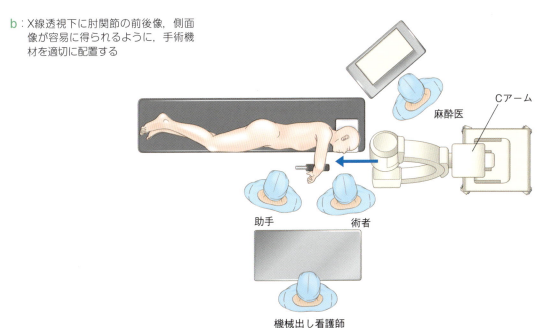

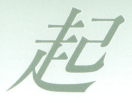

皮切の作製～
アプローチ

皮切の作製

単純な通顆骨折（AO分類A2型）では，肘関節両側進入法にて外側に約6cm，内側に約3cmの皮切を別々に加える（図7破線）。

一方，関節内骨折を伴う場合（AO分類C型）には，肘関節後方進入法にて約20cmの橈側凸の弓状の皮切を用いる（図7実線）。

アプローチ（深層部の展開）

骨折部へのアプローチでは，関節外骨折（AO分類A2型，A3型）や関節面や骨幹端部の粉砕が比較的単純なC1型の症例では肘頭の骨切りは行わず，上腕三頭筋内・外側より進入法するbicipitolateral approachで骨折部を十分展開できる（図8）。

一方，関節面や骨幹端部の粉砕を合併した症例（AO分類C2もしくはC3型）などでは肘頭骨切り法を用いる（図9）。この骨切り部分は一般的な肘頭骨折より骨癒合が遷延しやすいため，chevron法による骨切りを推奨する報告もあるが，当科では骨切り部分の骨折や軟骨損傷を避けるため，より単純な横方向での骨切りとしている。

Advice
- さまざまなアプローチ法の中から骨折型に応じて最適なものを選択する。

図7 皮切

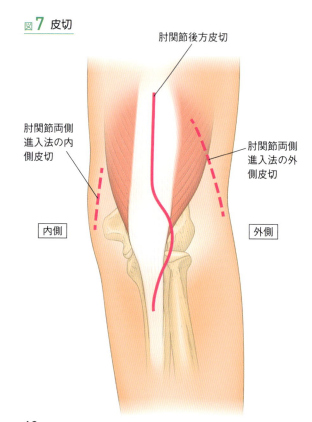

図8 深層部の展開：bicipitolateral approach
上腕三頭筋の内外側より進入する

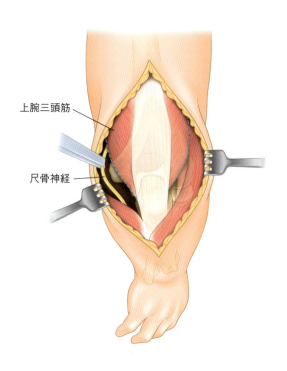

図9 深層部の展開：肘頭骨切り法

当科では骨切り部分の骨折や軟骨損傷を避けるべく，単純な横方向での骨切りとしている

a：関節内にエレバトリウムを挿入して，骨切り時に軟骨面が損傷しないように保護する

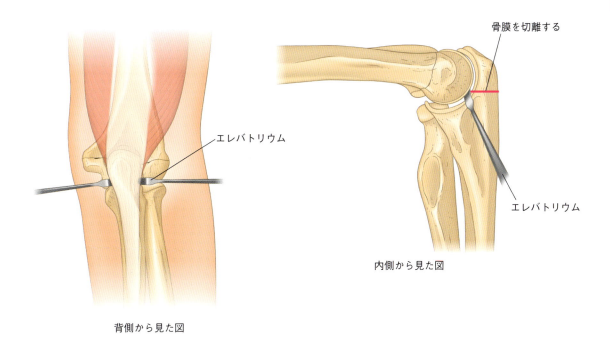

背側から見た図

内側から見た図

b：ボーンソーまたは骨ノミで骨切りを行う

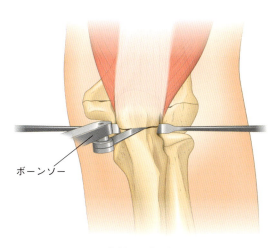

背側から見た図

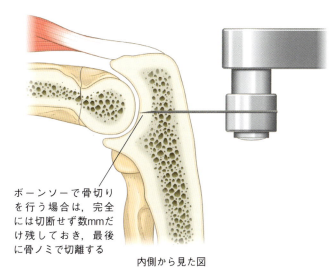

ボーンソーで骨切りを行う場合は，完全には切断せず数mmだけ残しておき，最後に骨ノミで切離する

内側から見た図

尺骨神経の剥離同定，保護

尺骨神経の剥離同定，保護

広範囲にわたる神経剥離は後に尺骨神経麻痺を起こす可能性（9〜25％）があり，神経の剥離範囲は最小限で，かつ極めて愛護的に行わなければならない。当科では内側に使用する内固定材料に応じて異なる尺骨神経の処置法を用いている。

◀ 内側をスクリューで固定する場合

まず，内側上顆近位2〜3cmの位置で深筋膜を縦切して尺骨神経を同定する。Osborne靱帯を切離し，内側上顆部で神経を挙上して神経テープでこれを丁寧に保護しておく。

◀ 内側の固定にプレートを用いる場合

神経の全周性の剥離は行わずに，神経の走行床を温存して神経を保護する最小侵襲尺骨神経処置法を行っている[4,5]。図10に示すように，術野の前方から進入してくる尺骨神経の3本の主要な伴走血管，すなわちSUCA（superior ulnar collateral artery），IUCA（inferior ulnar collateral artery），PURA（posterior ulnar recurrent artery）を可及的に温存する目的で，尺骨神経および上腕三頭筋の一部を一塊として尺側に移動するものである。

まず，内側上顆の近位2〜3cmの部位で深筋膜を縦切して尺骨神経を同定する。次に，尺骨神経から3mmほど離して上腕三頭筋内側頭に続く筋・筋膜構造を縦切し（図11a, b），これごと尺骨神経および栄養血管を一塊として尺側によせる（図11c）。内側上顆より遠位ではOsborne靱帯，滑車上肘靱帯，尺側手根屈筋のaponeurosisを縦切し，尺骨神経の可

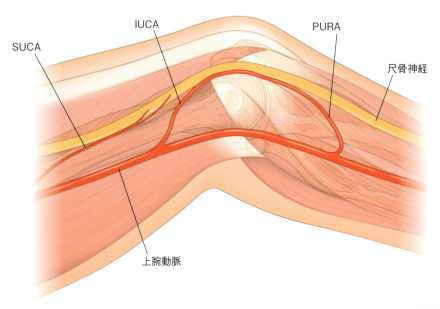

図10 尺骨神経の3本の主要な伴走血管

（文献8より一部改変引用）

動性を得なければならない。これにより，上腕三頭筋の一部を付けた状態の尺骨神経および伴走血管は，内上顆の前側方に移動できる。これでもプレートの一部と接触する場合には，adipofascial flapを起こして尺骨神経下に敷き込む（図11）。

> **Advice**
> ●本骨折における観血的整復固定術の際の神経剥離術は，肘部管症候群などのそれよりもさらに愛護的に行われるべきである。

図11 当科で行っている最小侵襲尺骨神経処置法
術野の前方から進入してくる3本の主要な伴走血管を可及的に温存する目的で，尺骨神経および上腕三頭筋の一部を一塊として尺側に移動する

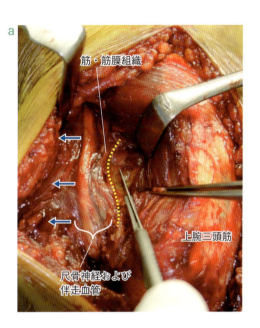

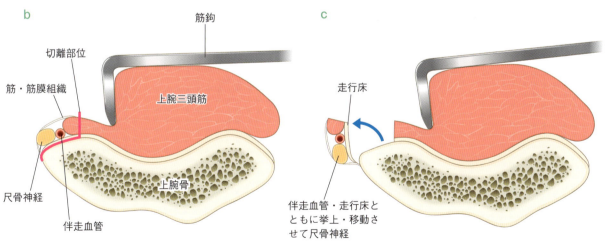

AO分類A2型の場合：骨折部の整復，仮固定

骨折部の整復〜固定

　通顆骨折部を整復した後，仮固定を行う．一般に同部分の整復は容易であるが，整復位の保持は困難なことが多い．本骨折に対するALPは一種の「中和プレート」として作用するため，仮固定から内固定終了まで，主骨折部で近位骨片と遠位骨片が間隙なく密着した状態が維持されなければならない（図12）．この仮固定には，外側は2mm径K-wireを肘筋部分より刺入する．骨質が良好で粉砕のない症例では，内側をスクリュー固定とするために，4.0mm径CCSのガイドピンを上腕骨内側上顆先端部分から刺入する．内固定では外側はALPを使用し，内側は4.0mm径CCSを用いるが，適宜ワッシャーを追加使用する．

Advice
- 4.0mm径CCSのガイドピンは肘頭窩に突出させることなくmedial columnを貫通し，かつ反対側の上腕骨骨皮質を必ずとらえるように刺入する必要がある（図12）．慎重な刺入方向の決定が重要である．

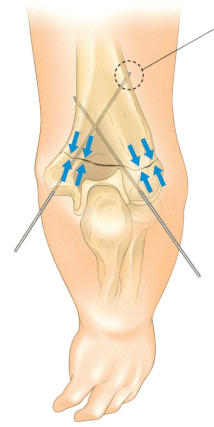

図12 AO分類A2型に対するALP法
主骨折部で近位骨片と遠位骨片が間隙なく密着した状態が維持されなければならない（➡）

ガイドピンは肘頭窩に突出させることなくmedial columnを貫通し，かつ反対側の上腕骨骨皮質を必ずとらえるよう慎重に刺入する

AO分類C型の場合：関節内骨折部および骨幹端部の整復・内固定と主骨折部の内固定

　関節内の骨折を認めるAO分類C型では，まず関節面部分を解剖学的に整復し，headless screwやcannulated screw用のガイドピン，K-wireもしくは骨鉗子を用いて仮固定する（図13a）。headless screwや生体内吸収ピンなどを駆使して関節面骨片を組み立てていき，最終的には外顆もしくは内顆部分よりheadless screwなどで遠位骨片を一塊とするべく内固定する（図13b）。近位側の骨幹端部に第3骨片のある症例では，これもcannulated screwなどで内固定する（図13c）。遠位端部関節面の高度の粉砕・骨欠損例で解剖学的な同関節面の幅を再現できない場合には，腸骨からの骨移植を考慮する（図13d）。以上の操作により，各々1つにまとめられた遠位骨片と近位骨片間を整復し，前述のように主骨折部に圧着力をかけた状態で複数のK-wireなどで仮固定することが必須である（図13e）。

　続いて主骨折部分の内固定に移る。内固定材料としては前述のように，外側の内固定には原則としてALPを使用する。内側の固定には粉砕の程度，骨質および整復状態などを注意深く勘案して，4.0mm径CCSもしくは内側ALP（後方設置型または側方設置型，図13f）を用いる。遠位骨片へのスクリュー挿入においては刺入方向に細心の注意を払い，かつ正確なスクリュー長の計測により，関節面にスクリュー先端が穿孔しないように注意する。

　創部の十分な洗浄を行った後，肘関節の他動運動を行いつつ，次の点をチェックする。
①骨折部に十分な初期固定性が得られていること
②関節部での骨片やスクリューの干渉によるクリックや軋音がないこと
③尺骨神経に内固定材料との干渉がなく，過度な緊張も生じないこと
④透視下にスクリューの位置・長さが適切で，関節内および肘頭窩・鉤突窩への穿孔がないこと
などである。

> **Advice**
> ● 関節面部だけではなく，主骨折部の解剖学的な整復および強固な内固定が良好な治療成績に直結する。

図13 AO分類C型に対するALP法：手術方法の実際

a：K-wireや骨鉗子で仮固定する

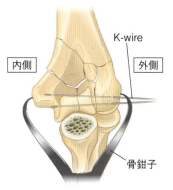

b：外顆部分からheadless screwやcannulated screwなどで遠位骨片を一塊とする

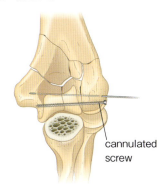

c：近位側骨幹端部の第3骨片は，cannulated screwなどで内固定する

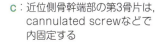
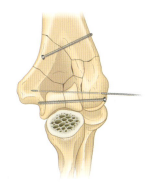

図13 AO分類C型に対するALP法：手術方法の実際（つづき）

d：関節面の高度の粉砕・骨欠損例で解剖学的な関節面の幅を再現できない場合は，腸骨からの骨移植を考慮する

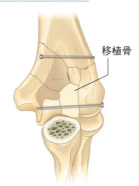

e：それぞれ一塊とした遠位骨片と近位骨片間を整復し，主骨折部に圧着力をかけたまま複数のK-wireで仮固定する

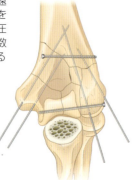

f：外側は原則としてALP固定とする。内側は粉砕の程度，骨質および整復状態などから，4.0mm径CCSもしくはALPで固定する

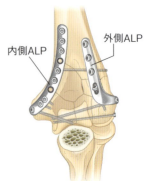

図14 AO分類C型に対するALP法の術中所見：double plate固定法

a：骨折部の展開
b：関節内および骨幹端部の内固定および主骨折部の仮固定
c：主骨折部の内固定。外側はALP，内側は後方設置型プレートを用いたdouble plate固定法

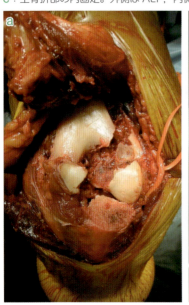
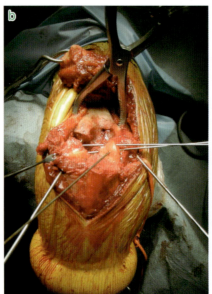
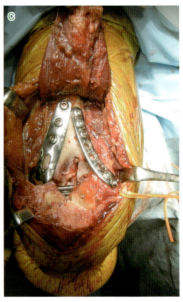

ワンポイント アドバイス

- **骨折部の正確な整復**（図15）

  関節面の解剖学的な整復はもちろんのこと，骨折部の整復，仮固定，内固定といった全行程で，直視下に主骨折部が確実に密着していることを確認しながら手術操作を進めていくことが極めて重要である．術中，主骨折部には肘以遠の重みにより牽引力がかかり，容易に離開するためである．

- **内固定材料の選択**

  外側の内固定には原則的にALPを使用し，内側の内固定には粉砕の程度，骨質および整復状態などを注意深く勘案して，4.0mm径CCSか内側ALP（後方設置型もしくは側方設置型）を適宜選択する．

- **遠位骨片に対するスクリューの位置**（図16）

  どのALPシステムを使用するにしても，固定性のカギは遠位骨片に対してtranscondylarに刺入されるスクリューにある．最良の位置に適切な長さのスクリューを刺入することが重要である（図16a）．transcondylar screwの最良の刺入位置は外側上顆の最突出部分のやや遠位前方（図16c）であり，その目指すべき方向は内側上顆基部（図16b）である．適切な長さとは，内側皮質にスクリューの先端が1ねじ山分貫通する程度の長さと考えている．

- **正確でatraumaticな手術手技**

  難治性骨折である本骨折の手術は，少しでも油断するとさまざまなピットフォールに陥る可能性がある．手術手技上の最大のコツは，局所解剖を十分に理解し，一つひとつの手術手技を正確に，そしてatraumaticに行うことである．そのためには，ハンズオンセミナー，ワークショップやカダバーセミナーなどで正しい手術手技やインプラントの使用方法を身につけることも重要である．

図15 骨折部の正確な整復

仮固定，内固定の全行程で主骨折部に圧着力を加え，同部が確実に密着していることを直視下に確認する

a：助手に遠位と近位から圧迫力を加えてもらう　　b：近位部スクリュー挿入時にも主骨折部に圧迫力を加えておく

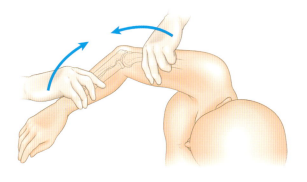
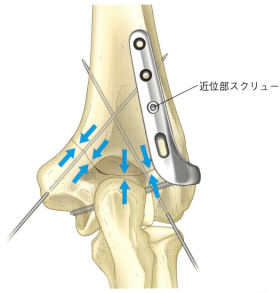

図16 transcondylar screwの正しい刺入位置と方向

最良の位置に，適切な長さの transcondylar screw を正確に刺入する

a：背側から見た図

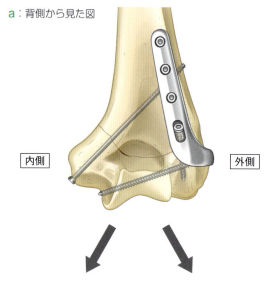

内側　外側

b：内側から見た図

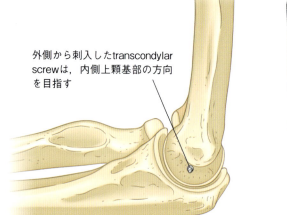

外側から刺入したtranscondylar screwは，内側上顆基部の方向を目指す

c：外側から見た図

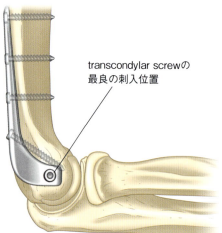

transcondylar screwの最良の刺入位置

肘頭骨切り部分の内固定

肘頭骨切りを行った症例では，tension band wiring法で内固定する。筆者は次の点に留意することにより，骨癒合が得られなかった経験はない。

- K-wireは尺骨前面の骨皮質を確実に貫通させること
- その先端は5mm以上突出させないこと
- 正確なワイヤー締結手技により，骨切り部に十分な圧迫力が加わるようにすること

などである（図17）。

創閉鎖

創部の十分な洗浄を行う。上腕三頭筋筋膜を縫合した後，サクションドレーンを留置し閉創する。

Advice
- 皮下および皮膚縫合に移る前に，肘関節を他動的に最大屈曲・伸展させ，筋膜などの深部組織に過度の緊張が残らないようにすることも重要である。

図17 肘頭骨切り部分の内固定

tension band wiring法のコツとしては，K-wireは尺骨前面の骨皮質を確実に貫通させること，その先端は5mm以上突出させないこと，さらに正確なワイヤー締結手技により骨切り部に十分な圧迫力が加わるようにすることなどが重要である

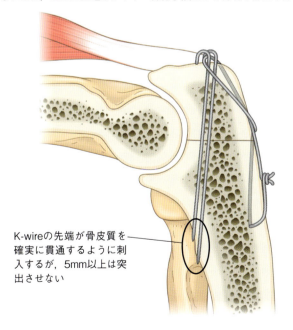
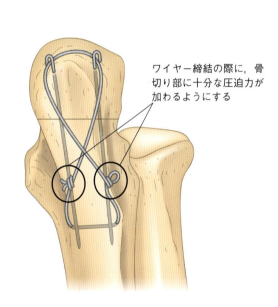

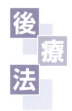

　術後の外固定は，中手指節関節（metacarpophalangeal joint；MP関節）を含まない手掌から肘までのシーネ固定のみで十分である。

　術後の肘関節可動域訓練を中心としたリハビリテーションは，固定性の良否，粉砕の程度や骨移植の有無などの条件が許せば，疼痛が軽快する術後数日，遅くとも1週以内には開始する。暴力的な他動運動は禁忌である。自動および介助下自動運動訓練から開始する。肩関節外転は肘関節に対して内反ストレスとなるので，上腕下垂位もしくは上腕挙上位で肘関節屈曲・伸展，回内・回外運動を行う。また，骨折部への回旋ストレスにも注意する。

　その後，徐々にごく軽い他動運動訓練を追加していくが，ターンバックル付き肘関節装具は拘縮傾向の強い症例に有用である。高度粉砕例などで可動域制限が残存した場合（得られた可動域がおおよそ伸展－30°，屈曲120°未満）には，骨癒合が得られた時点で内固定具を抜去し，同時に（非）観血的関節授動術の追加を考慮する。

文献

1) Müller ME, Nazarian S, Koch P, et al. The Comprehensive Classification of Fracture of Long Bones. Cham；Springer；1990.
2) 今谷潤也，島村安則，林　正典 ほか．上腕骨遠位部骨折に対するlocking plateの有用性　－ONI transcondylar plateを開発して－．骨折 2006, 28；181-5.
3) 今谷潤也，雑賀建多，大澤誠也 ほか．上腕骨遠位端粉砕骨折に対する内固定材料の工夫　－ONI medial plateの開発－．中部整災誌 2007, 50；291-2.
4) 今谷潤也．上腕骨遠位端骨折の治療・新鮮例（AO分類C型を中心に）．MB Orthopaedics 2008, 21；35-43.
5) 今谷潤也．高齢者の上腕骨遠位端骨折に対するONI Elbow System™．関節外科 2011, 30；7-21.
6) 森谷史朗，今谷潤也，前田和茂 ほか．上腕骨遠位部骨折の手術における新しい尺骨神経移動手技　－尺骨神経の栄養動脈解剖に基づいた血行温存手技の導入－．中部整災誌 2016, 59；41-2.
7) 森谷史朗，今谷潤也，近藤秀則 ほか．上腕骨遠位端骨折の手術における最小侵襲尺骨神経移動法　－医原性尺骨神経障害の防止を目指して－．骨折 2017, 39；455-9.
8) Nakamura K, Uchiyama S, Ido Y. et al. The effect of vascular pedicle preservation on blood flow and clinical outcome following ulnar nerve transposition. J Hand Surg AM 2014; 39: 291-302.

肘頭骨折に対する観血的整復固定術（ORIF）

上都賀総合病院整形外科　**高畑智嗣**

適応病態

①肘頭骨折の大部分は上腕三頭筋によって近位骨片（肘頭骨片）が転位するため，手術の適応である。手術の大部分はtension band wiring（TBW）の適応である（図1）。

②強斜位骨折や第3骨片のためにTBWで圧迫すると骨折部が短縮する恐れがある場合は，ラグスクリューを用いたうえでTBWを用いる（図2）。

③高エネルギー外傷で骨折部が粉砕しており，ラグスクリューでは短縮を抑制できない場合は，ロッキングプレートを用いる（図3）。

④高齢者が転倒して肘頭の後方部分で着地した場合などに，遠位骨片の関節面が陥没することがある。単純X線像ではわかりにくいが，骨折部の前後径の不均等が手掛かりとなる（図4）。このような骨折は，陥没骨片部分を引き起こして安定化したうえでTBWを用いる（図5）。

術前シミュレーション

術前準備	●X線像・CT像で骨折状態を把握し，関節面陥没の有無を確認する
麻酔	●腕神経叢ブロックでも可能。日帰り手術も可能
手術体位	●仰臥位を勧めるが，頻回の透視を要する場合は側臥位
起 皮切	●肘頭滑液包を避ける
骨折部の清掃	●血腫を除去，骨膜を切除。骨折部を観察する
承 整復仮固定	●必ず骨把持鉗子で安定させる

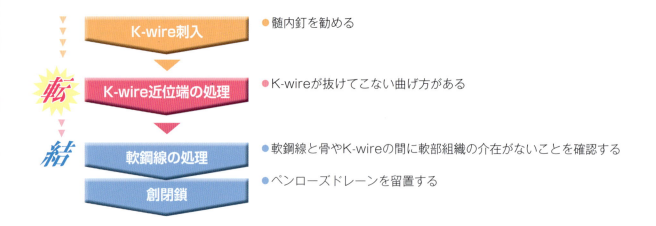

図1 tension band wiring
インプラント同士の間やインプラントと骨の間の軟部組織の介在を最小限にする。肘頭近位端では,インプラントは上腕三頭筋腱の中に埋まる

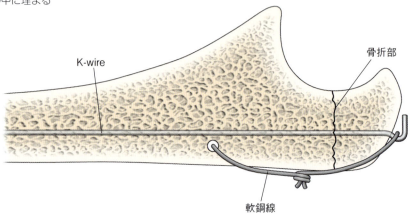

図2 ラグスクリューとTBW
TBWで圧迫すると骨折部が短縮する恐れがある場合は,ラグスクリューを用いたうえでTBWを用いる

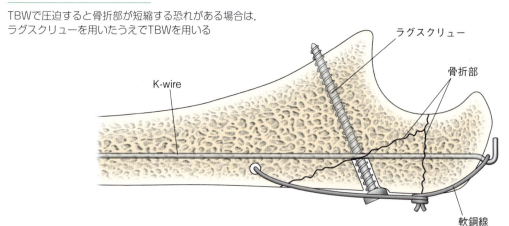

図3 ロッキングプレート

第3骨片には対側骨皮質へのラグスクリューが，肘頭骨片には長軸方向に長く刺入するラグスクリュー（いわゆる"home-run screw"）が重要である

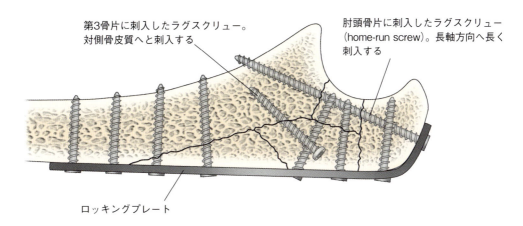

図4 遠位骨片の関節面の陥没

骨折部の前後径が一致しない。よく見ると，滑車切痕の曲率半径が一致しない

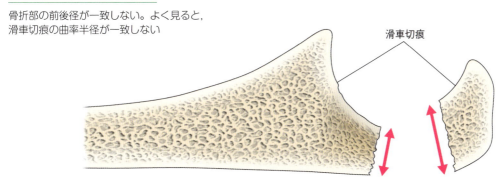

図5 二階建てTBW法

陥没骨片を引き起こして安定化したうえで，TBWを2セット用いる

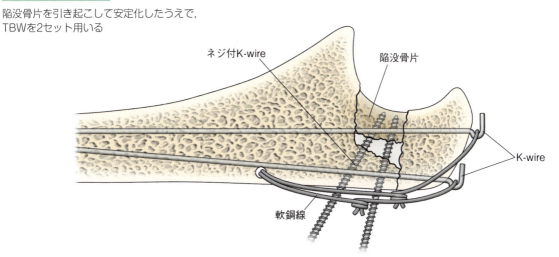

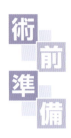
術前準備

① X線像，ときにCT像で骨折状態を把握する．関節面に陥没がないか確認する．
② 筆者がTBWに用いるインプラントは，1.5mm径K-wireと1.0mm程度の軟鋼線である．TBWのK-wireに高度の曲げ剛性は不要で，細かい曲げ操作をするには1.5mm程度がよい．また，髄内釘とした場合に適度にしなり，髄外へ逸脱しにくい．筆者はring pinなどの特殊なインプラントは不要と考えている．関節面の陥没がある場合は，1.6mmネジ付きキルシュナーワイヤー（ネジ付K-wire，ZimmerBiomet社）や人工骨を用意する．
③ 尺骨近位用のロッキングプレートがメーカー各社から販売されている．本稿ではプレート手術の詳細は述べないが，3D-CT像を基にした術前計画が重要である．プレートだけに頼るのではなく，第3骨片には対側骨皮質へのラグスクリューが，肘頭骨片には長軸方向に長く刺入するラグスクリュー（いわゆる"home-run screw"）が重要である（図3）[1]．

> **Advice**
> ● 関節面陥没にはCT矢状断MPR（二次元再構成）像が，粉砕骨折には3D-CT像が有用である．

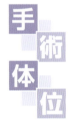
手術体位

① 体位は仰臥位を勧める．胸部の前方に手台を設置し，肩関節屈曲90°/内旋90°，肘関節屈曲90°として前腕を手台に乗せる．手台をタオルなどで覆って粘着テープで固定してクッションにするとともに，鉗子で把持できるようにする．手術中は手関節部をガーゼで縛り，鉗子で手台のクッションと連結すれば，患肢が安定する（図6）．
② イメージは頭側に設置し，必要に応じて術野に挿入する．仰臥位で手台に前腕を乗せた状態では側面像のみ透視できる．正面像を透視するには患肢を手台から下ろして肩関節を外転位に保持する．しかし，確認のための透視は可能だが，透視しながらの手術操作は困難である（図7）．
③ 正面像を透視しながら手術操作をする場合は，側臥位または腹臥位とする．腹臥位は呼吸・循環状態への影響が大きいので，筆者は側臥位を用いている．支持器で上腕遠位を支持し，前腕は下垂する．イメージを頭側に設置すると，Cアームの回転で正面像と側面像が透視できる（図8）．

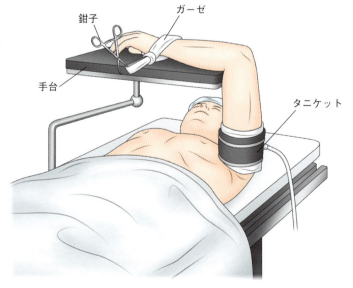

図6 仰臥位での患肢のセッティング
手関節部をガーゼで縛り，鉗子で手台と連結すれば，患肢が安定する

図7 仰臥位での透視

正面像を透視するには患肢を手台から下ろし，肩関節を外転位に保持する

a：側面像の撮影肢位

b：正面像の撮影肢位

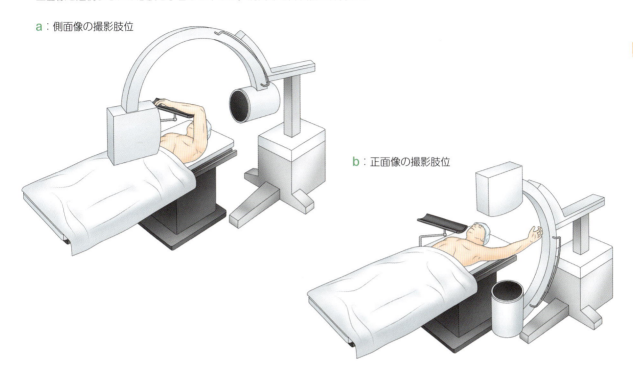

図8 側臥位でのセッティング

支持器で上腕遠位を支持し，前腕は下垂する．Cアームは患肢の下を通してもよい

a：側面像の撮影肢位

b：正面像の撮影肢位

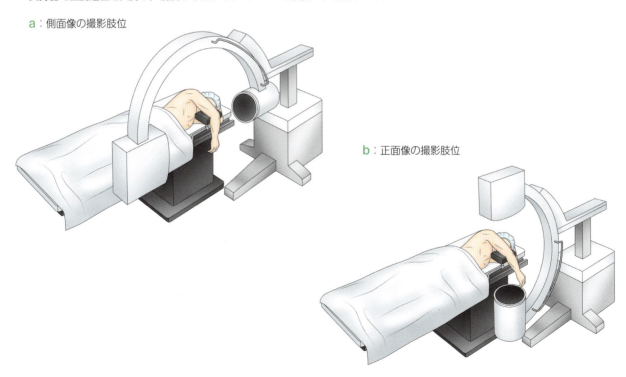

肘頭骨折に対する観血的整復固定術（ORIF）

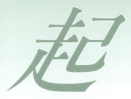

皮切〜
　骨折部の洗浄

皮切

皮切は後方縦切開だが，肘頭滑液包を外側に避ける（内側は尺骨神経が近いため，図9）。

骨折部の洗浄

　骨折部を展開し，骨折面に付着した血腫を鋭匙や流水ですべて取り除く。骨折線近くの骨膜は整復確認の邪魔なので，骨折線から1〜2mm幅で切除して骨皮質の辺縁を明瞭にする。
　次に，関節面の陥没がないか観察する。骨折面の前後径が近位骨片と遠位骨片で異なる場合は，関節面の陥没が疑われる（図4）。

図9 皮切
肘頭滑液包を外側に避ける

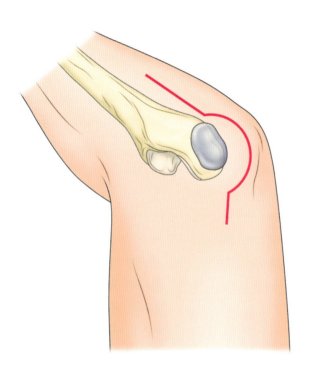

整復・仮固定

整復・仮固定〜
K-wire刺入

　整復に先立ち，TBW用の軟鋼線を尺骨骨幹部に通しておく。2.5〜3.5mm径ドリルでV字形に穿孔し，曲げた軟鋼線を通す（図10）。1.5mm径K-wireで直線に穿孔してもよいが，皮膚切開が大きくなる。ポイント付き骨把持鉗子をかけるための浅い骨孔を，骨折線の近くに作製する。

　骨折の整復にはポイント付き骨把持鉗子を用いる。肘頭骨片にかけるポイントの位置は整復に影響するので，整復困難ならば位置を変えてみる。骨片同士が寄らない場合は，前腕を手台から浮かせて肘の屈曲を弱める。骨皮質の辺縁同士がしっかりと合うまで妥協しない。骨把持鉗子を締めて安定させる（図11a）。

> **Advice**
> ● 骨把持鉗子の開閉は片手だけでできることが望ましい。骨把持鉗子のラチェットが届かないときは，ガーゼを取り回して鉗子で留める（図11b）。

◀ 関節面に陥没がある場合

　食い込んでいる陥没骨片を，遊離しないようにエレバトリウムなどで慎重に引き起こす。本来の前後径に戻したら，後方骨皮質から陥没骨片へ向けて1.6mmネジ付K-wire 2本を非平行に刺入する。ネジ付K-wireは全長にネジが切ってあるので，陥没骨片はある程度安定する（図12）。陥没骨片の引き起こしで発生した空洞は放置してよいが，人工骨を充填してもよい。

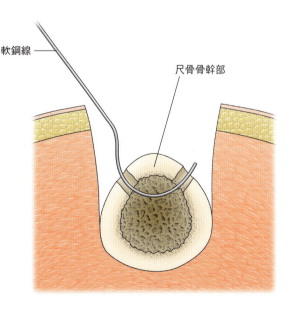

図10　軟鋼線を骨孔に通す
ドリルでV字形に尺骨骨幹部を穿孔し，曲げた軟鋼線を通す

図11 整復仮固定

a：ドリルでV字形に尺骨骨幹部を穿孔し，曲げた軟鋼線を通す

b：骨把持鉗子のラチェットが届かないときは，さばいたガーゼを取り回して別の鉗子で留める

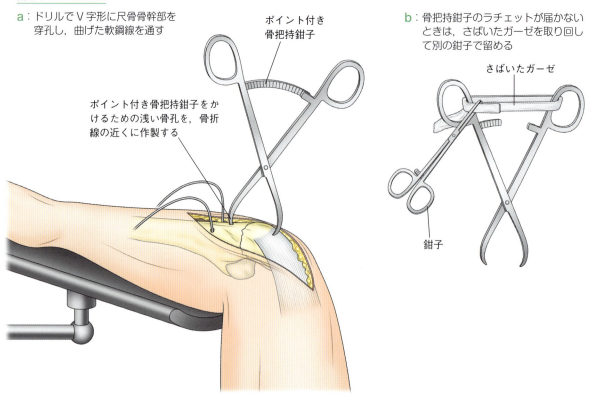

図12 陥没骨片の整復，固定

a：食い込んだ陥没骨片

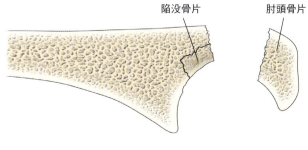

b：陥没骨片を慎重に引き起こし，ネジ付K-wire2本を非平行に刺入する

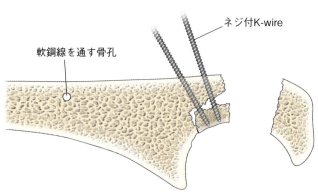

K-wire刺入

整復したら，肘頭よりK-wireを刺入する．筆者は尺骨骨幹部の髄内に刺入している．尺骨骨幹部前方の骨皮質の貫通を勧める意見もあるが，K-wireの長さの決定が難しく，前方への突出が大きいと前腕回内外に影響する．

尺骨骨幹部は肘頭よりも少し外側に偏位しているので，内側のK-wireが骨幹部で内側に逸脱しないように気をつける．2本のK-wireを完全に平行にする必要はなく，内側のK-wireは少し外側に向けて刺入する（図13）．

◀関節面に陥没がある場合

引き起こした陥没骨片にK-wireが貫通すると安定する．陥没骨片を確実に貫通するには，透視下に刺入するかスイッチバック法（肘頭骨片の骨折面からK-wireを刺入して近位方向に引き抜き，肘頭骨片を整復してから遠位骨片に刺入する）を用いる．陥没骨片を貫通する2本のK-wireより後方に，肘頭骨片と遠位骨片を直接内固定する目的で2本のK-wireを追加し，TBWを2セット作成する．筆者はこれを「二階建てTBW法」と呼称している（図5）[2]．

図13 K-wireを髄内釘とする

尺骨骨幹部は肘頭よりも少し外側に偏位しているので，内側のK-wireは少し外側に向けて刺入する

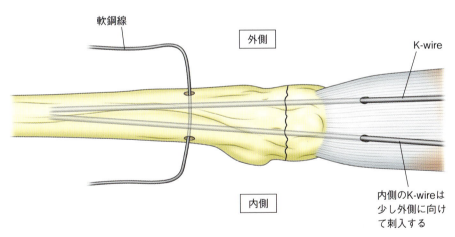

K-wire近位端の処理

K-wire近位端の処理

強力な肘伸展力が加わっても骨折部が離開しないように，インプラント同士やインプラントと骨の間の軟部組織の介在を最小限にする。インプラントによる痛みを減らすために，インプラントの骨からの突出を最小限にする。そのため，上腕三頭筋腱にメスを入れ，肘頭骨片までK-wireの通り道を作る（図14）。

K-wireを髄内釘とせずに前方骨皮質を貫通させる場合は，K-wireの先端が前方骨皮質を貫通する手応えを感じたら，すぐに止める。イメージで確認してもよい。上腕三頭筋腱の切開部からラジオペンチを挿入して，ラジオペンチ先端を肘頭骨片に接触させたところでK-wireを把持して曲げる。このK-wireをペンチなどで叩いて少し引き出してからこの部分で曲げると，K-wireを再打ち込みした際に突出が過度とならない（図15）。

肘頭のTBWではK-wireが抜けてくることが問題だが，抜けない曲げ方が報告されている[3]。図16に示すようにK-wireを曲げ，軟鋼線がK-wireのくぼみにはまると，K-wireは抜けてこない。

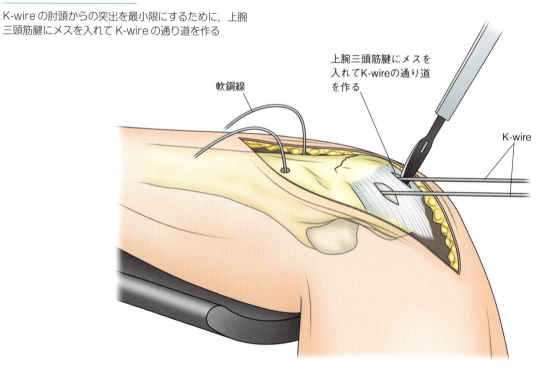

図14 上腕三頭筋腱の処理

K-wireの肘頭からの突出を最小限にするために，上腕三頭筋腱にメスを入れてK-wireの通り道を作る

図15 K-wireが前方骨皮質を貫通した場合の対処法

K-wireが前方骨皮質を貫通したらすぐに止め（a），ラジオペンチが肘頭骨片に接するようにK-wireを曲げる（b）。これをペンチなどで叩いて少し引き出す（c）

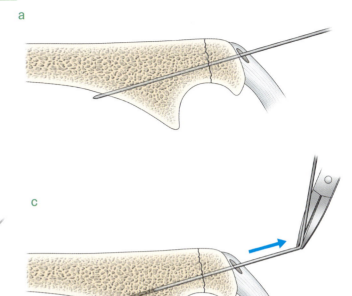

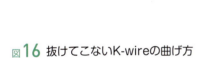

図16 抜けてこないK-wireの曲げ方

軟鋼線がK-wireのくぼみにはまると，K-wireは抜けてこない

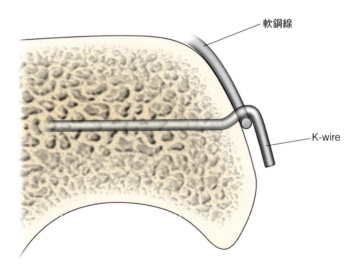

> **Advice** **K-wireが抜けてこない曲げ方**
> ①K-wireの骨側をラジオペンチで把持し，K-wireを骨側に手で倒して120°程度曲げる（図17a）。
> ②ラジオペンチを骨側に3mm程度移動して把持し，K-wireを①とは反対側に手で倒して曲げる（図17b）。
> ③ラジオペンチは②で把持した位置から動かさず，①で曲げた角度を手で調整するとよい。

図17 K-wireの曲げ方の手技

a：K-wireの骨側をラジオペンチで把持し，K-wireを手で倒して120°程度曲げる

b：ラジオペンチを骨側に3mm程度移動してから把持し，K-wireを先程とは反対側に手で倒して曲げる。ラジオペンチは把持した位置から動かさず，最初に曲げた角度を手で調整する

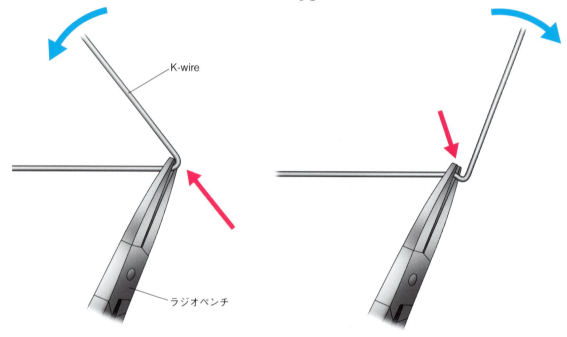

軟鋼線の処理

軟鋼線の処理〜創閉鎖

14Gの長い注射針を曲げて，上腕三頭筋腱の深層で骨やK-wireに接するように刺入し，その先端に軟鋼線を差し込む．注射針を引くとともに軟鋼線を押し込むことで，腱の深層に軟鋼線を通す．軟鋼線と骨，軟鋼線とK-wireの間の軟部組織の介在を最小限にする（図18）．

軟鋼線は8の字に取り回したうえで2箇所に捻りを設置し，直線ごとに緊張を調節する．軟鋼線は捻り方が悪いと切れてしまう．切れた場合はやり直すのがベストだが，短い軟鋼線を足して橋渡ししてもよい．

> **Advice**
> ● 軟鋼線を捻ることで緊張を高めると，捻り部で切れるリスクが高い．捻り部を引っ張り上げて緊張を高め，それからペンチを回転して捻り部を骨に接触させる（図19）．

創閉鎖

ペンローズドレーンを留置して創閉鎖し，圧迫包帯を巻く．吸引ドレーンでもよい．

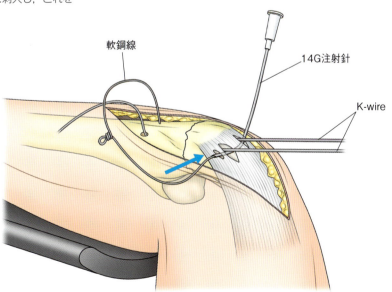

図18 上腕三頭筋腱の深層に軟鋼線を通す

曲げた14Gの長い注射針を，上腕三頭筋腱の深層で骨やK-wireに接するように刺入し，これをガイドにして軟鋼線を引き込む

図19 軟鋼線の締め上げ

a：捻り部を引っ張り上げて軟鋼線の緊張を高める　　b：その後，ペンチを回転させて捻り部を骨に接触させる

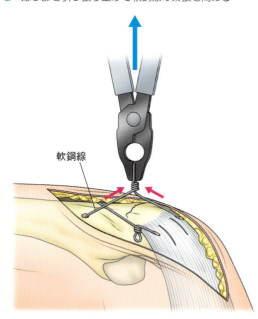
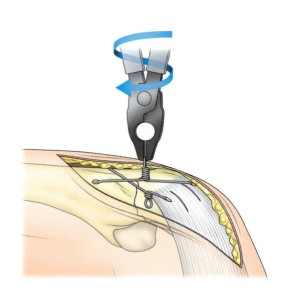

ワンポイントアドバイス

- 近年，肘頭骨折の治療に変化が生じている。高齢者の増加と新しいインプラントの出現である。高齢者は関節面陥没となる例が比較的多く，骨粗鬆症のためにインプラントが緩みやすい。関節面陥没に対する標準術式はまだ確立していないが，本稿で提示した二階建てTBW法は有用と思われる。また，K-wireの緩みは本稿で提示した「抜けてこない曲げ方」で防止できる。他方で，ピン系の新しいインプラントは抜けにくいが，サイズや価格に疑問がある。ロッキングプレートは骨折面にかかる圧迫力が弱く，スクリューが緩むリスクもある。TBW法を極めると，新しいインプラントの出番が多くなるとは思えない。

後療法

関節面に陥没のある例や，粉砕骨折でプレートの固定性に不安がある場合は，2週間程度シーネで外固定する。単純な2-part骨折でTBWが決まれば，三角巾のみでよい。TBWは屈曲で安定するので，三角巾装着下で肘関節屈曲運動をさせる。三角巾は2週程度で，不安がある場合は4週程度で除去する。

文献

1）今谷潤也．肘頭骨折．肘関節手術のすべて．今谷潤也 編．東京：メジカルビュー社；2015. p22-31.
2）高畑智嗣．肘頭骨折 −引き寄せ鋼線締結法．骨折治療の要点と盲点．松下隆 編．東京：文光堂；2009. p136-139.
3）岩部昌平．肘頭骨折 −手術療法．骨折・脱臼 改訂3版．冨士川恭輔，鳥巣岳彦 編．東京：南山堂；2012. p447-452.

前腕骨骨幹部骨折に対するプレート固定術

南多摩病院 骨折・手外科センター 整形外科　泉山　公

適応病態

- 前腕骨骨幹部骨折：橈骨骨幹部骨折，尺骨骨幹部骨折，前腕骨両骨骨折，Galeazzi骨折，Monteggia骨折，Essex-Lopresti骨折
- 角状変形を伴う症例
- 転位を伴う横骨折例

術前シミュレーション

	術前準備	●X線画像による転位形式の把握，プレート設置位置の決定 ●進入法の決定
	手術体位	●仰臥位。X線透視で回旋転位の確認
起	整復：短縮解除・回旋解除	●徒手整復は骨間膜，筋からの牽引力が強い骨片から整復
承	骨折部の仮固定，プレート圧着	●コンプレッションスクリューで骨折部に圧迫力が加わるようにする
転	プレート固定	●プレートによる骨折部への圧迫力が加わった状態でロッキングスクリューで固定する
結	前腕回内外制限の確認	●骨性要素（近位・遠位橈尺関節不適合）の有無，骨間膜要素（過緊張による回外障害）の有無の確認
	閉創	●必要に応じてドレーン留置，創閉鎖

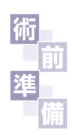

　前腕の骨折部位は橈骨，尺骨ともに骨幹部では中1/3に多く，直達外力による骨折の場合は同レベルの横骨折となることが多い。介達外力による骨折には，橈骨骨幹部の分節骨折と尺骨骨幹部横骨折，脱臼と骨折の合併骨折（Galeazzi骨折，Monteggia骨折，Essex-Lopresti骨折）があり，斜骨折や螺旋骨折である場合が多い。直達外力が受傷機転の場合もあるが，骨間膜や回内・回外筋の作用が関与する。したがって，術中に整復獲得で難渋しないためには，前腕骨の筋付着部，骨間膜付着部の解剖学的知識が重要である。

　藤田は60体の系統解剖学用死体117肢を用いた検討を行い，前腕骨間膜の基本的構造として骨間膜の腱様部に加えて副腱様部があり，その存在率は57.3％で，副腱様部までを含む骨間膜の尺骨付着部は尺骨遠位端より65.3％の位置，骨間膜腱様部の橈骨付着部の範囲は尺骨遠位端より40％の位置から約55％の位置までであったと報告した（図1）[1]。

　橈骨骨幹部近位1/3の骨折，つまり骨折部が円回内筋付着部より近位にある場合は，骨間膜腱様部，円回内筋，方形回内筋の作用により遠位骨片は回内し，遠位部との連続性を失った近位骨片は上腕二頭筋と回外筋の作用により回外する（図2a）。橈骨骨幹部近位1/3より遠位の骨折では，骨間膜腱様部が近位骨片に付着している骨折では骨間膜の緊張が弱まり，近位骨片は上腕二頭筋と円回内筋の相反作用により中間位を保つ。遠位骨片は方形回内筋，遠位骨間膜の影響を受けて回内する（図2b）。介達外力によって骨幹部に生じた第3骨片は，骨間膜腱様部および円回内筋の付着部であることが多い。

図1 前腕の筋，骨間膜の付着部

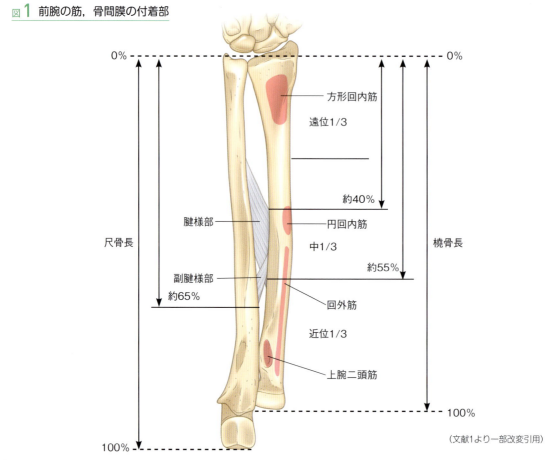

（文献1より一部改変引用）

骨折部の粉砕を伴い，近位骨片の回旋程度の把握が難しい症例では，健側の回外位のX線撮影を術前に施行しておく．骨軸アライメントが良好であっても，回旋変形の残存は前腕回内・回外障害を生じさせる．時間の経過した回旋変形の矯正手術では，前腕回内・回外に関与する軟部組織の短縮の影響を受けるため，単純な骨性要因の矯正だけでは回内・回外障害の改善は得られない．術中に，術前に撮影した健側の回外位X線像と，患側の透視下での整復位を比較し，回旋転位を残存させないように注意する．なお，前腕回外位でのX線正面像（前後像）では，橈骨粗面は尺側を向く（図3）．

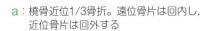
図2 橈骨の骨折部位による骨片転位の状態

a：橈骨近位1/3骨折．遠位骨片は回内し，近位骨片は回外する

b：橈骨遠位1/3骨折．遠位骨片は回内し，近位骨片は中間位を保つ

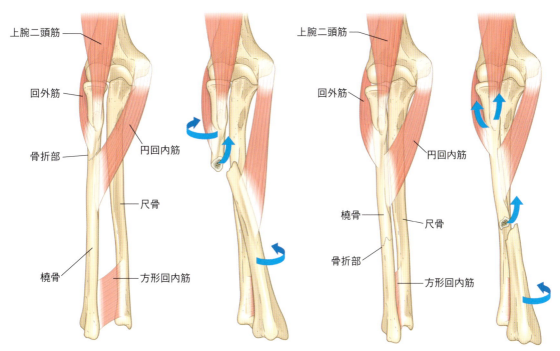

Advice

橈尺骨骨幹部骨折の整復
- 尺骨から整復固定したほうが，橈骨骨幹部を整復しやすいことが多い．
- 回旋変形は，骨間膜の牽引力が小さい中間位が整復しやすい．

図3 肘関節X線正面像における前腕回内・回外角度による橈骨粗面の見え方の変化

X線正面像（前後像）において，橈骨粗面は回外位で尺側を向く。この図では，右肘X線正面像における橈骨近位部を示している

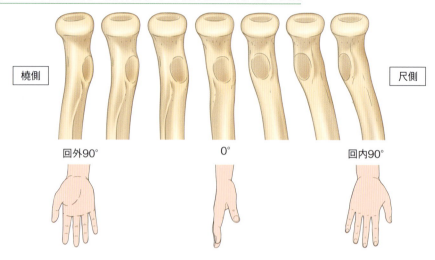

プレートとスクリューの選択

　骨折部を挟んで中枢，末梢ともに3本以上のスクリューの刺入が可能なプレートを選択する。
　前腕骨には強大な回旋力と曲げ力が作用する。そのため前腕骨骨折を固定するプレートシステムは，固定強度を維持するために，他の骨幹部固定用のプレートと比べると前腕骨幹部径に対してプレートが厚く，スクリュー径は大きい。刺入するスクリュー径が骨幹部横径の40％以上になると，骨幹部の骨強度は低下傾向となる。特に小柄な女性の遠位尺骨骨幹部骨折では，スクリューが骨幹部径に対して相対的に大きくならないように注意する。

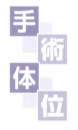

　手術は仰臥位で行う（図4）。
　手台は透視可能なものを用いる。肘関節も十分透視できるようにセッティングする。前腕回内・回外の肢位は，選択する進入法によって異なる。

図4 手術体位

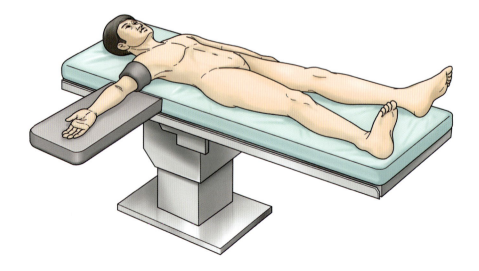

進入法の決定

前腕回内・回外において，尺骨は肘頭を中心としたわずかな円錐軌道を有するが，橈骨はおおむね尺骨を軸としたクランク運動をしている。したがって，前腕骨両骨骨折の場合，尺骨骨幹部骨折から整復固定し軸の形成を行い，単純な橈骨骨幹部骨折の形態にする。なお，尺骨骨幹部粉砕骨折・橈骨骨幹部骨折の場合は，橈骨骨幹部骨折から整復固定を行う。

尺骨骨幹部骨折では，尺側手根伸筋と尺側手根屈筋の間から展開する後方進入法（Boyd approach）で進入する（図5）。

橈骨骨幹部骨折では，骨幹部中央より近位1/2では後方アプローチ（Thompson approach）を選択する。長・短橈側手根伸筋と総指伸筋の間から進入し，深層の回外筋をみて，回外筋内を走行する後骨間神経を筋層内に確認し，保護する。後方アプローチは後骨間神経の確認ができることが長所である（図6）。

骨幹部中央より遠位1/2の骨折では，前方アプローチ（Henry approach，図7）を選択する。腕橈骨筋と長母指屈筋の間から進入する。円回内筋を遠位に，長母指屈筋と回外筋を近位に骨膜下に剥離すると，橈骨全長の展開が可能である。橈骨骨幹部骨折において円回内筋の付着する第3骨片を有する場合，前方アプローチを選択するほうが整復しやすい。

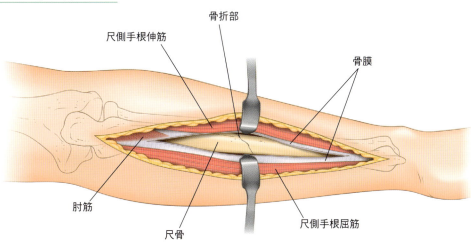

図5 後方進入法（Boyd approach）

図6 後方アプローチ（Thompson approach）

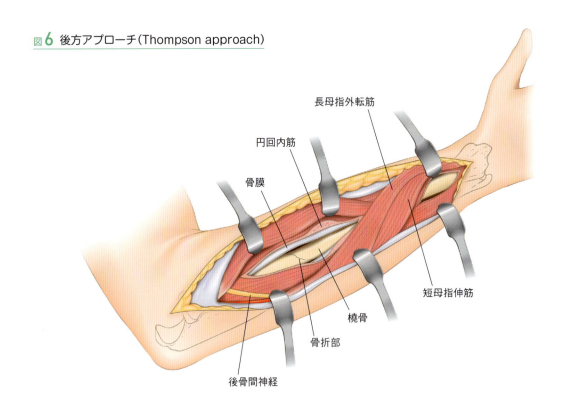

図7 前方アプローチ（Henry approach）

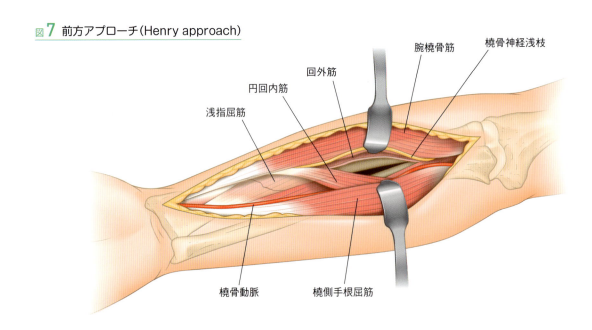

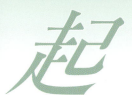

整復：短縮解除・回旋解除

第3骨片を有する橈骨骨幹部骨折の場合，牽引力の作用を強く受けている第3骨片の整復を最後に試みると，難渋する場合が多い。

遠位骨片を回外位にしてから近位骨片を回外位に整復すると，回旋転位を整復しやすい。

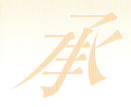

骨折部の仮固定，プレート圧着

プレート固定の手技としては，短縮を解除し，プレートと骨を合わせて把持器で把持する。プレートの仮固定ができるシステムでは，K-wireでプレートの仮固定を行う。骨把持で不安定な場合は，一時的に軟鋼線でプレートを締結する場合もある。

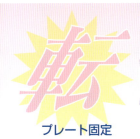

プレート固定

確実な整復と圧着ができた状態で，骨折部に近いスクリューホールに，骨折部を挟むような圧迫力が加わるスクリューを刺入する。その後，ロッキング機能を有していればロッキングスクリューを刺入する（図8）。近位骨片と遠位骨片にロッキングスクリューを刺入した後に，圧迫スクリューを挿入しないことが重要である。

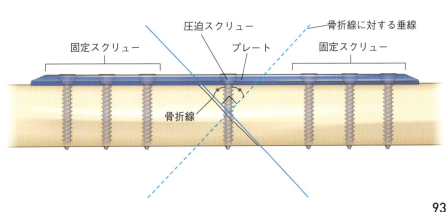

図8 プレート固定法
骨折線と，その骨折線に対する垂線とがなす角度の角2等分線の方向に圧迫スクリューを刺入する。遠位，近位骨片ともに固定スクリューは3本必要である。

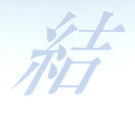

前腕回内・回外制限の確認

固定後，回内・回外障害の有無を確認してから，骨膜でプレートの被覆を行う．骨幹部に対して厚いプレートが多いため，完全な被覆ができない場合もある．

閉創

骨幹部からの出血に伴い前腕に腫脹が予想されるときは，ドレーンを留置する．

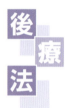

手関節の掌屈・背屈，手指運動は術後早期より行い，前腕回内・回外運動は固定性がよければ術後2週より自動運動を開始している．遠位，近位骨片ともに，固定するスクリューは原則3本必要であるが，粉砕がひどい場合や骨折部をまたいだプレート固定のスクリュー位置が離れている場合は，外固定を追加している．

図9に代表症例を提示する．

図9　症例提示
a：術前
b：術後

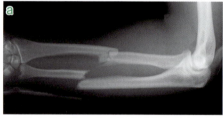
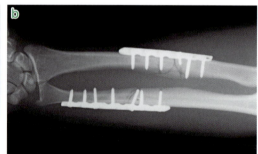

ワンポイントアドバイス

- 骨折部の整復が不十分のままロッキングプレートを用いて固定を完了すると，骨折部に圧着力が加わらなくなり，骨癒合を得にくい．長期にわたり骨強度を獲得できない．
- 骨折部の正確な整復が，再骨折の回避に最も重要である．

文献

1）藤田正樹，木原　仁，別府諸兄，ほか．前腕骨間膜の解剖学的検討．日手会誌 1996；12：972-6.

橈骨遠位端骨折に対する掌側ロッキングプレート固定術

板橋区医師会病院整形外科／日本大学医学部整形外科学系整形外科学分野　長尾聡哉

適応病態

①関節外骨折：転位の著しい症例・徒手整復後も転位が残存する症例
②関節内骨折：転位を伴う例
③多発骨折例
④その他（早期の患肢使用希望例，独居・介護者など社会的に手術を要する例など）

術前シミュレーション

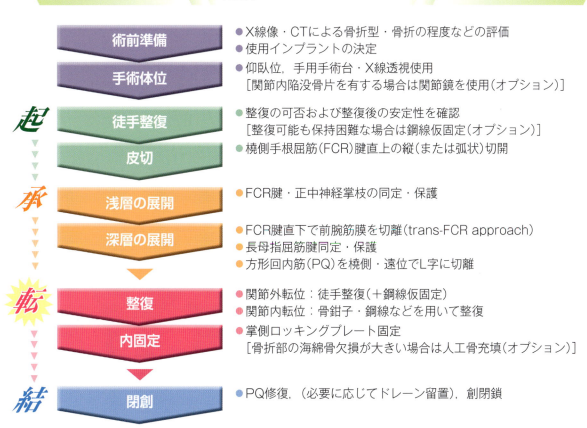

起
- 術前準備
  - X線像・CTによる骨折型・骨折の程度などの評価
  - 使用インプラントの決定
- 手術体位
  - 仰臥位，手用手術台・X線透視使用
    ［関節内陥没骨片を有する場合は関節鏡を使用（オプション）］
- 徒手整復
  - 整復の可否および整復後の安定性を確認
    ［整復可能も保持困難な場合は鋼線仮固定（オプション）］
- 皮切
  - 橈側手根屈筋（FCR）腱直上の縦（または弧状）切開

承
- 浅層の展開
  - FCR腱・正中神経掌枝の同定・保護
- 深層の展開
  - FCR腱直下で前腕筋膜を切離（trans-FCR approach）
  - 長母指屈筋腱同定・保護
  - 方形回内筋（PQ）を橈側・遠位でL字に切離

転
- 整復
  - 関節外転位：徒手整復（＋鋼線仮固定）
  - 関節内転位：骨鉗子・鋼線などを用いて整復
- 内固定
  - 掌側ロッキングプレート固定
    ［骨折部の海綿骨欠損が大きい場合は人工骨充填（オプション）］

結
- 閉創
  - PQ修復，（必要に応じてドレーン留置），創閉鎖

術前準備

- 手関節X線像(4方向,図1)に加えてCT[MPR(multiplaner reconstruction;二次元再構成像)・3D-CT,図2]を撮影し,骨折型(AO分類,図3)・転位や粉砕の程度を確認する。
- 関節外(骨幹端部)の粉砕が著しい例は,整復位維持が困難であることも少なくない。オプションとして皮切前のligamentotaxisを利用した整復・鋼線仮固定の可能性を想定しておく。
- 関節内骨折ではCT横断像にて関節内骨片の転位の程度を把握し,整復・仮固定の方法を前もってシミュレーションしておく。
- 関節面陥没骨折を伴う例には,手関節鏡視下整復を考慮してもよい(成書を参照してほしい)。
- 合併する尺骨茎状突起骨折・尺骨遠位端骨折の有無を確認しておく。合併例の場合は,術前に健側の遠位橈尺関節の不安定性をチェックしておく。

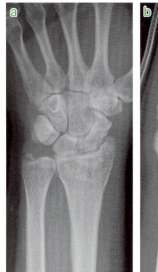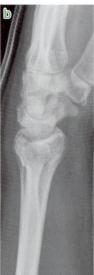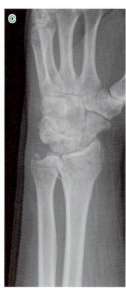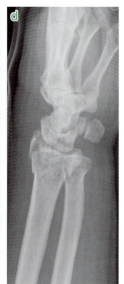

図1 単純X線
a:正面像
b:側面像
c, d:斜位像

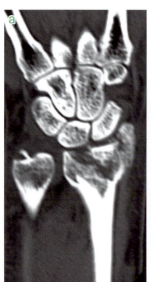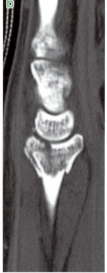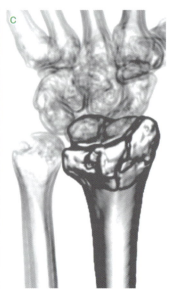

図2 CT
a:冠状断像
b:矢状断像
c:3D-CT像

図3 2018 AO/OTA分類

Type A：関節外骨折

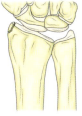
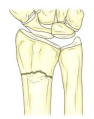
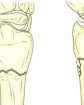
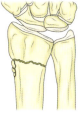
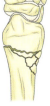

A1　　A2　　A3

A1：茎状突起剥離骨折
A2：単純関節外骨折
A3：粉砕関節外骨折

Type B：部分関節内骨折

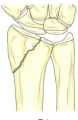
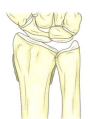
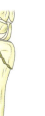
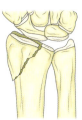

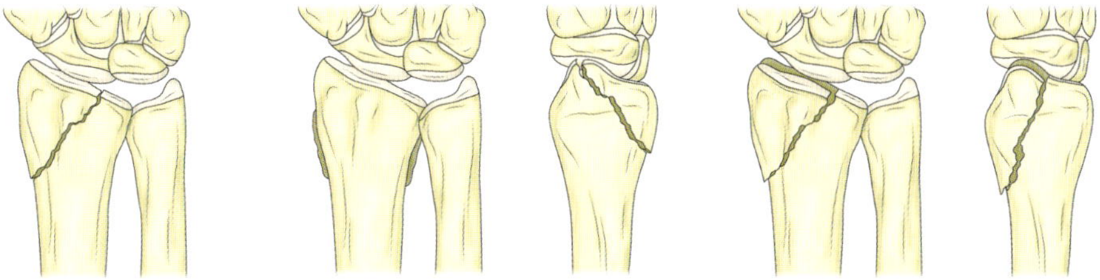

B1　　B2　　B3

B1：矢状面骨折
B2：背側rim骨折
B3：掌側rim骨折

Type C：完全関節内骨折
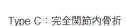

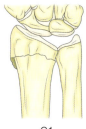
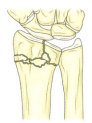
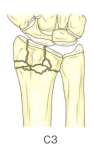

C1　　C2　　C3

C1：関節面・骨幹端部単純骨折
C2：関節面単純・骨幹端部粉砕骨折
C3：関節面粉砕骨折

> **Advice** 手術適応の目安（図4）
> - 背屈転位：dorsal tilt 10°以上
> - 短縮変形：ulnar variance 健側比2mm以上
> - 関節内転位：gap・step-off 2mm以上
> ※掌側転位型の場合は手術が望ましい。

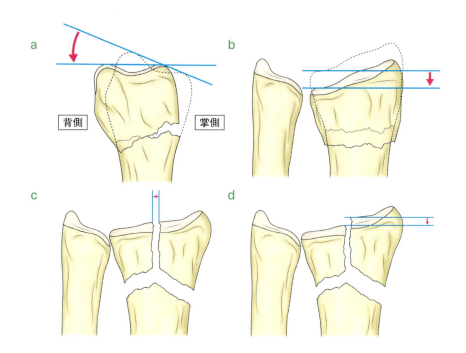

図4 骨折の転位
a：背屈転位（側面像）
b：短縮変形（正面像）
c：gap（正面像）
d：step-off（正面像）

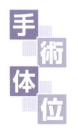

- 仰臥位，手用手術台を使用し，座って手術を行う。患肢は肩関節外転90°・肘関節最大伸展位とする。
- 術者は利き手が患肢の近位に来るように位置すると，スクリューの挿入がしやすい（術者が右利きの場合：右手の手術では患者の尾側，左手では患者の頭側，図5）。
- 第1助手は術者の対側，第2助手は患肢の遠位に位置し，X線透視装置は第1・第2助手の間に設置する（図5）。

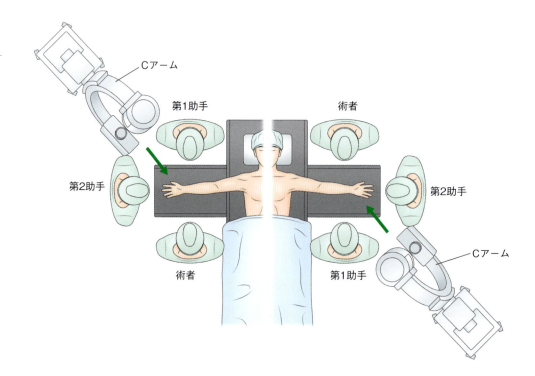

図5 体位

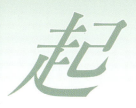

徒手整復〜
皮切

徒手整復

　背側転位型骨折で骨幹端部の粉砕が著しい例（AO分類A2およびC2）では，整復位の保持が困難であるばかりでなく，軟部組織の展開に伴って不安定性が増大することも少なくない。そのような例では皮切の前にX線透視下に徒手整復を行い，整復が可能か，整復位が安定するかを確認しておく。整復位が著しく不安定な場合は，整復後に皮切を行う前に鋼線を用いて骨折部を仮固定しておくと，後の手術が容易となる。

Advice
- 経皮鋼線仮固定（図6）は，1.6〜2.0mm径程度のK-wireを使用して，①橈側よりintrafocal pinning（図6b），②背側（Lister結節部）よりintrafocal pinning（図6c），③橈骨茎状突起より橈骨遠位骨幹端部尺側へpinning，を必要に応じて組み合わせるとよい。また，"die-punch"骨片（背尺側骨片）に対しても，④背尺側よりintrafocal pinningを加えると，後のスクリュー固定がしやすくなる（後述）。

図6 経皮鋼線仮固定

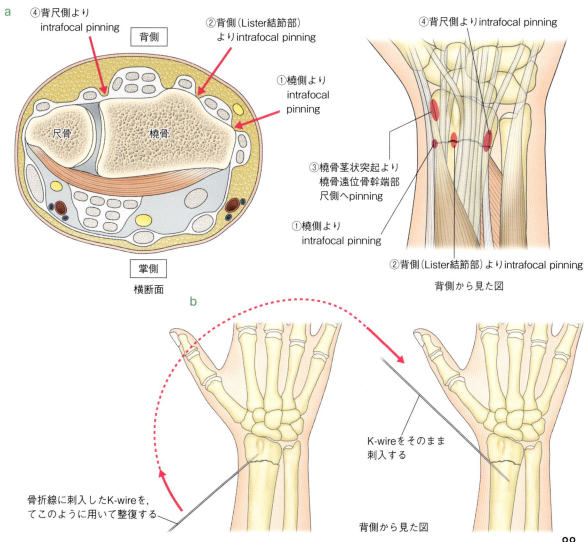

図6 経皮鋼線仮固定（つづき）

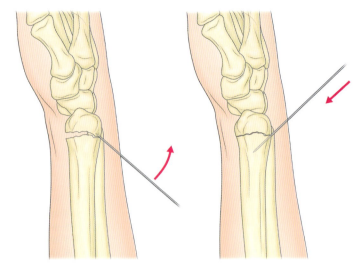

橈側から見た図

皮切

　手関節近位掌側で，橈側手根屈筋（flexor carpi radialis；FCR）腱に沿った使用を予定しているプレートの長さ程度の縦切開（あるいは緩やかな弧状切開）をおく（図7）。近位手首皮線を越える場合は，尺側に45°程度の角度をつけると後の展開がしやすい。

図7 皮切

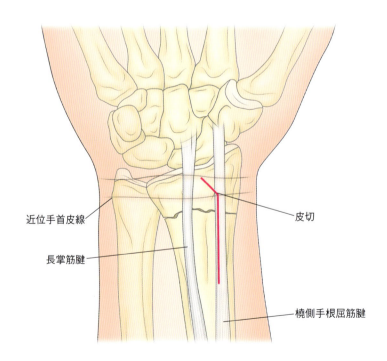

浅層の展開

浅層の展開〜
深層の展開

展開はtrans-FCR approachを用いる。皮切の直下でFCR腱を同定，露出する（図8）。FCR腱の尺側に前腕筋膜を深層から穿通した正中神経掌枝を視認できることがある。これを損傷すると手根部掌側のしびれを呈することがあるため，FCR腱は橈側ではなく尺側によけて下層の前腕筋膜を露出すべきである。

Advice
- 腫脹が強い例などでは，長掌筋腱をFCR腱と勘違いして展開を進めてしまい，前腕筋膜を切離すると正中神経が露出してしまうことがある。展開に不安があるときには，露出した腱のすぐ尺側にもう1本の屈筋腱（長掌筋腱）があることを確認するとよい。
- 展開はHenry approach（橈骨動脈とFCR腱の間から橈骨へ達する）でも可能だが，尺側を展開しにくいという欠点がある。Henry approachを選択する場合は，皮切を大きめにして尺側まで十分に展開する必要がある。

図8 浅層の展開
a：正面から見た図

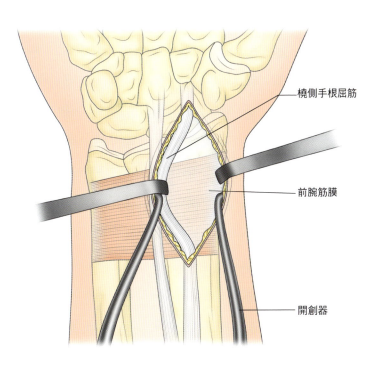

橈側手根屈筋
前腕筋膜
開創器

図8 浅層の展開（つづき）
b：trans-FCR approachとHenry approach

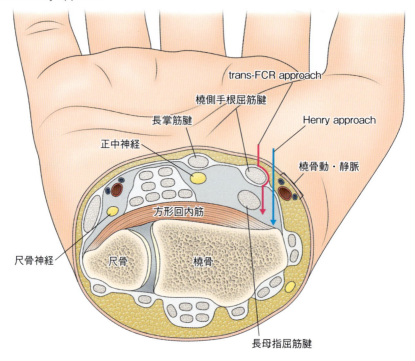

深層の展開

　前腕筋膜を近位より切離する。下層にある筋腹（長母指屈筋）の橈側を展開し，線維方向が縦ではなく横に走る方形回内筋（pronator quadratus；PQ）を同定する。その際，展開した筋腹の遠位に腱成分（長母指屈筋腱）があることも確認しておく。次に，PQ表層を橈側へ（腕橈骨筋終止部まで）十分に剥離しておく。その際，PQの直上を剥離しないと橈骨動脈を損傷する危険性があるため，注意を要する。さらに，PQの遠位に存在するintermediate fibrous zone（IFZ）が視認できるまで表層の剥離を進める（図9）。

　PQ表層の剥離が完了したら，PQを橈骨付着部付近で切離，次いでPQ遠位とIFZの境界を切離して，骨膜と一塊に挙上して尺側へ剥離を進めていく（図10）。骨折部周囲ではPQおよび骨膜が破綻していることもしばしばあるが，なるべく一塊に剥離したほうが術後に修復しやすい。橈骨の尺側が遠位橈尺関節付近まで十分に剥離できたら，遠位橈尺関節近位で橈骨と方形回内筋の間にホーマン鉤を挿入して視野を確保する。必要に応じて橈側も骨膜下にホーマン鉤を挿入する。

Advice
- 遠位の展開が不十分な場合は，IFZと骨膜を橈尺側の中間から観音開きのように剥離してwatershed lineを確認すると，固定後の修復がしやすい（図10a）。

図9 深層の展開

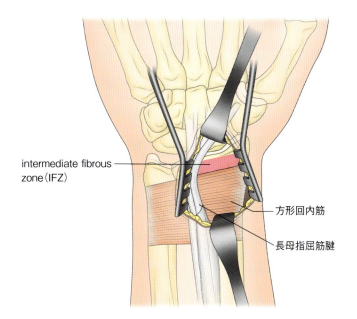

図10 方形回内筋の剥離による骨折部の展開
a：正面から見た図

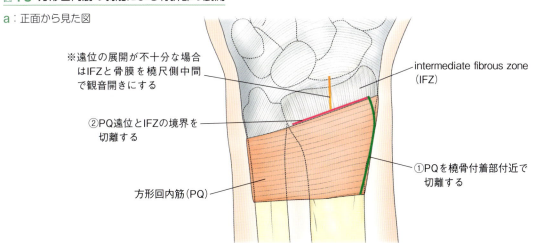

b：横断面

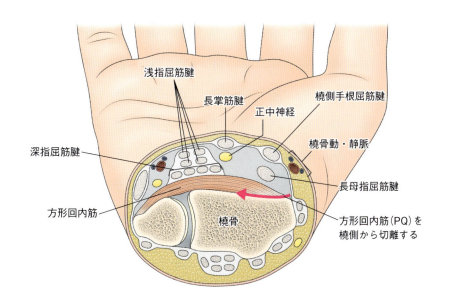

徒手整復：背側転位型の場合

骨折部が十分に展開されたら，徒手的に牽引・掌屈して骨折部を整復する（図11a）。その際，掌側の骨皮質がしっかり整復されていることを確認する。整復が不十分，あるいは困難な場合は，牽引を加えて生じた骨折部の"隙間"より神経剥離子を背側へ刺入し，てこの原理を用いて整復を行う（図11b）。

整復位が得られたら，手関節遠位を四角巾などで挙上かつ手関節を掌屈して整復位を保持する（図12）。整復位の保持が困難な場合は，ここで橈骨茎状突起より橈骨遠位骨幹端部尺側へpinningを追加してもよい。

図11 整復

a：背側転位型骨折の徒手整復

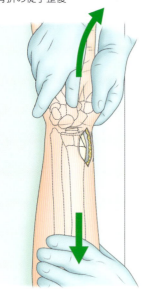

b：神経剥離子による，てこの原理を用いた整復

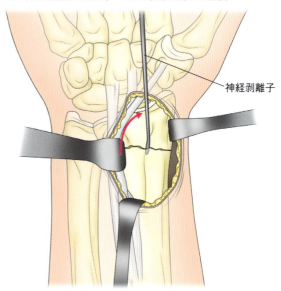

図12 整復位の保持

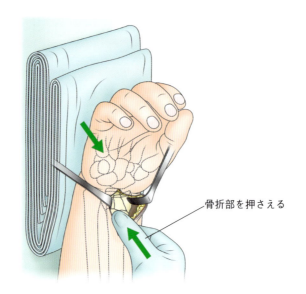

> **Advice** 関節内転位の整復
> ● 軽微な場合は皮切前に施行してもよい。
> ① 矢状面の骨折の場合
>   1) 骨鉗子による整復（図13a）
>   2) joystick法による整復（図13b）
> ② 前額面の骨折の場合
>   3) intrafocal pinningによる整復（図13c）
>   4) 圧着鉗子による整復（後述の図14c参照）
> ※掌側転位型骨折の場合は，プレートによるbuttress固定で整復も可能。

図13 関節内転位の整復

a：骨鉗子による矢状面の骨折の整復

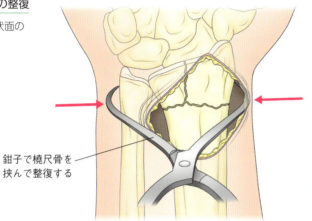
鉗子で橈尺骨を挟んで整復する

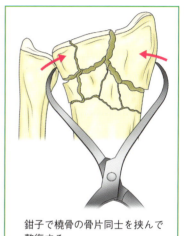
鉗子で橈骨の骨片同士を挟んで整復する

b：joystick法による矢状面の骨折の整復

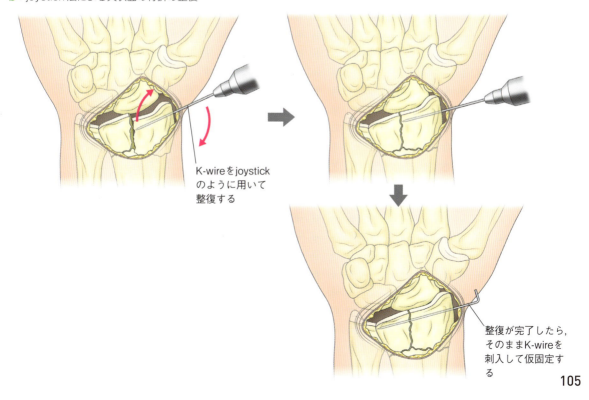

K-wireをjoystickのように用いて整復する

整復が完了したら，そのままK-wireを刺入して仮固定する

図13 関節内転位の整復（つづき）

c：intrafocal pinning による前額面の骨折の整復

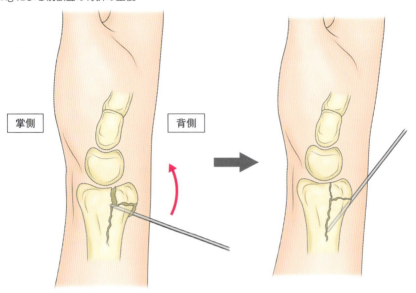

内固定

　適切なプレートを選択して設置，プレート遠位端を用手的に圧迫しながらプレートと橈骨遠位端をK-wireで仮止めし（図14a），X線透視にて適切な設置ができているか確認する（図14b）。必要に応じて圧着鉗子を使用してもよい（図14c）。プレートが適切な位置に設置できていたら，遠位骨片よりロッキングスクリューで固定を行う（図15）。遠位の固定が終了したら，近位をスクリューで固定し，X線透視にて適切な設置ができているかを確認する（図16）。

図14 内固定

a：プレート設置と仮固定

b：X線透視像

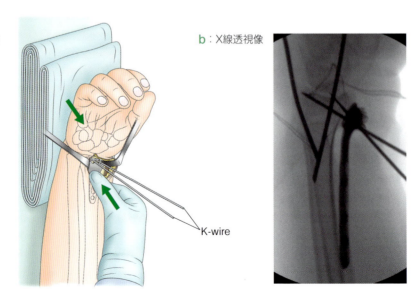

図14 内固定（つづき）

c：圧着鉗子によるプレートの固定

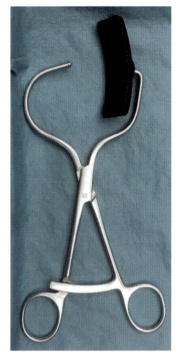

圧着鉗子

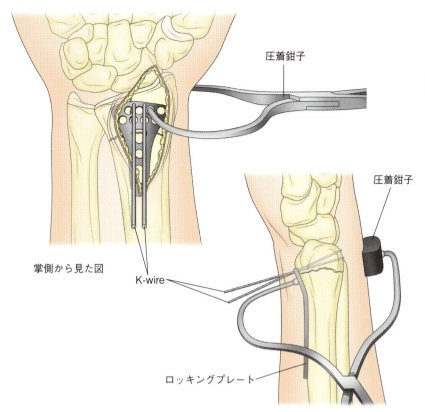

圧着鉗子

掌側から見た図

K-wire

圧着鉗子

ロッキングプレート

橈側から見た図

橈骨遠位端骨折に対する掌側ロッキングプレート固定術

図15 遠位骨片のロッキングスクリュー固定

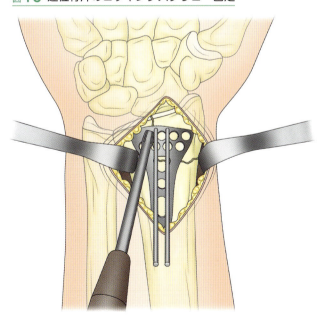

Advice

- 圧着鉗子はK-wire仮固定前に使用すると，プレートが近位へ滑っていってしまうことも少なくない．そのため，プレートをK-wireで仮固定した後に使用し，鉗子を尺側から2番目，あるいは3番目のスクリューホールに設置するとよい．
- プレートと橈骨遠位端の圧着は，屈筋腱との干渉の観点から特に尺側で重要となる．したがって，遠位のスクリューは尺側より挿入すべきである．
- 最遠位のスクリューは，固定性の観点から関節面より2mm以内，かつ背側骨皮質を貫かずにぎりぎりまで刺入することが推奨される．スクリューと関節面の関係の確認にはanatomical tilt view（図16a～c），背側骨皮質との関係の確認にはskyline view（図16d，e）が有用である．
- 骨粗鬆症が著明な場合や背側骨皮質の粉砕が著しい場合は，ドリルが背側骨皮質に当たる感覚がないことが多い．そのような場合は掌側骨皮質のみ開孔し，用手的にドリルを進めるか，デプスゲージで背側骨皮質を感じると安全である．
- 掌側転位型骨折の場合は，手関節を背屈位に保持し，皮質骨スクリューを使用してプレートを近位楕円ホールから固定することにより整復，遠位スクリューが関節面直下に来るようにK-wireで仮固定し，スクリュー固定へと進む（図17）．
- 骨折部の海綿骨が著しく欠損している場合や陥没骨片の下支えを要する場合は，β-TCPに代表される人工骨を充填してもよい．
- 尺骨茎状突起または遠位端骨折を合併している場合は，橈骨遠位端の内固定終了後に遠位橈尺関節の不安定性を確認し，健側と比較して著しく不安定な場合は尺骨骨折の内固定を考慮すべきである．

図16 X線透視によるプレート設置位置の確認

a：anatomical tilt view の実際の撮像方法

b：通常の側面像

c：anatomical tilt view

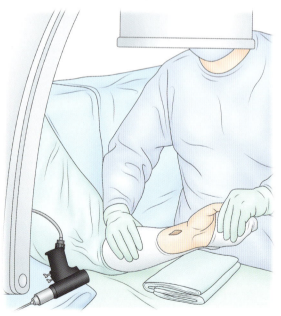
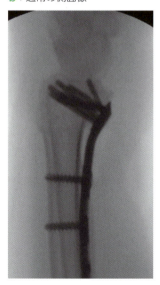
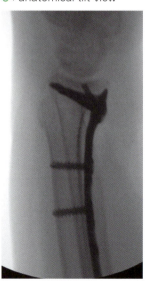

図16 X線透視によるプレート設置位置の確認（つづき）

d：skyline view の実際の撮像方法

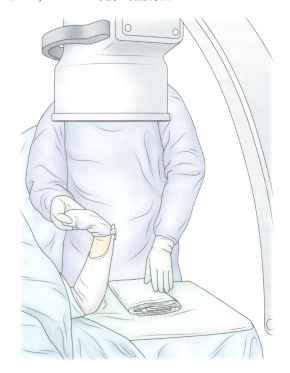

e：skyline view

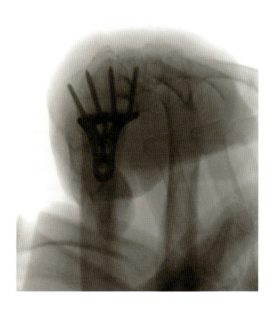

図17 掌側転位型骨折のプレート固定法

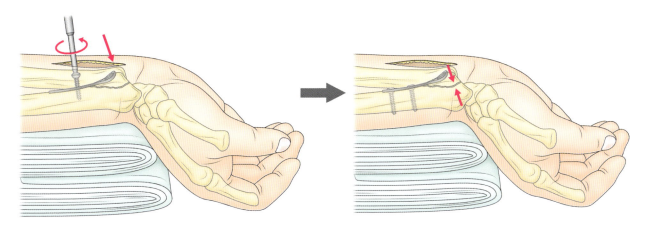

閉創

PQの修復は機能的な観点からは不要だが，屈筋腱保護には有用と考えられる。3-0程度の吸収糸を用いてPQを修復したのち，必要に応じてペンローズドレーンなどを留置し，皮下を5-0程度の吸収糸にて閉鎖，必要に応じて皮膚縫合を追加する。

> **Advice**
> - PQ閉鎖は，少なくとも遠位・尺側部でプレートを被覆することが目的となる。修復の際には，①橈側を腕橈骨筋終止部にかけ，②前腕を回内させる，と縫合しやすい。また，IFZを遠位へ剝離しておくと，PQと縫合しやすくなる。

後療法

型どおりに創を被覆した後，前腕から手指中手指節間関節（metacarpophalangeal joint；MP関節）近位までギプスシーネを用いた外固定を追加する。掌側ロッキングプレートは外固定なしでも十分な固定性を有しているが，損傷した軟部組織の保護に有用と考えられるためである。

術翌日より患部外の可動域訓練を開始する。手指の拘縮はADLに支障をきたすため注意を要する。外固定は術後数日〜1週間程度で除去し，手関節掌背屈および前腕回内外訓練を開始する。

💡 ワンポイントアドバイス

- 不十分な整復位，プレートと橈骨遠位端が密着していない，および設置位置不良は，術後屈筋腱・正中神経障害の原因となる。正確な整復，プレートと橈骨遠位端の圧着，正しいプレート設置が術後成績向上に重要である。
- プレートの固定性に不安のある場合は，外固定期間の延長を考慮する。

舟状骨骨折に対する観血的整復固定術（ORIF）

昭和大学横浜市北部病院整形外科　**川崎恵吉**
昭和大学病院整形外科　**稲垣克記**

適応病態

A. 掌側小皮切 headless compression screw（HCS）固定

【適応】
- 整復後に転位が1mm以内の中1/3の新鮮舟状骨骨折
  ※Herbert分類B1（近位1/3〜舟状骨突起：dorsal ridge of apexまで）は「B. 背側小切開HCS固定」でも可（図1）。

【相対的適応】
①遠位1/3の骨折でも，スクリュー近位側のスレッドの長さを考慮すれば可（スレッド長はDTJスクリューが3.0〜4.0mm，DTJ miniスクリューが2.5〜3.0mm）
②転位が1mm以内の中1/3の遷延治癒骨折（時に鏡視下併用）

B. 背側小切開HCS固定

【適応】
- 整復後に転位が1mm以内の近位1/3の新鮮舟状骨骨折（Herbert分類B3型）。ただし，骨片の大きさが極小の場合，スクリューのヘッド長を考慮する

【相対的適応】
①Herbert分類B1（近位1/3〜舟状骨dorsal ridgeまで）は，「A. 掌側小皮切HCS固定」でも「B. 背側小切開HCS固定」でも可
②転位が1mm以内の近位1/3の遷延治癒骨折（時に鏡視下併用）

C. 直視下観血的整復固定術（HCS）

【適応】
- 整復後も転位が大きい（1mmを超える転位）中1/3の新鮮舟状骨骨折
  ※転位が大きい近位1/3の新鮮骨折は背側進入を選択するが，本稿では触れない。成書を参照してほしい

【相対的適応】
- 不安定性が強い（第三骨片や骨欠損を有する）中1/3の新鮮舟状骨骨折は，直視下で観血的に整復し，一期的に骨移植を併用したHCS固定かlocking plate（APTUS® hand system, Medartis社）固定が選択されることもある[1]（表1）。

図1 舟状骨骨折の分類

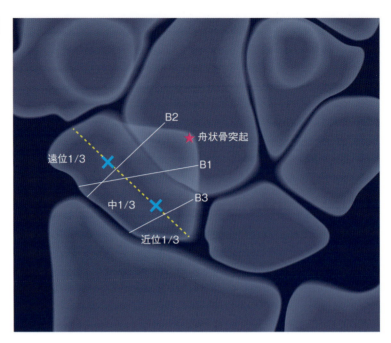

表1 舟状骨新鮮（遷延治癒）骨折の手術選択

	掌側小皮切HCS	背側小皮切HCS	観血的HCS	観血的LP
部位 （Herbert分類）	中1/3 （B1+B2）	舟状骨突起より近位 （B1+B3）	近位1/3＋中1/3 （B1＋B2＋B3）	中1/3 （B1+B2）
転位	なし or 軽度	なし or 軽度	大	大
不安定性 （骨欠損，第三骨片）	なし	なし	小	大

A. 掌側小皮切HCS固定

整復は，牽引などの徒手整復，Tomaino法によるdorsal intercalated segmental instability（DISI）変形矯正[2]，joystick操作，鏡視下整復などで行う。スクリューの挿入方向が骨折線に対して垂直になるように，掌側進入か背側進入かを選択する（Herbert分類B1型では背側進入が望ましいという意見もある[3]）が，B1型では掌側からでも良好な成績が得られている報告もあり[4]，どちらから刺入してもよい。酒井はscaphoid-TADを計測し，掌側からのスクリュー先端（近位部）が中央で，かつ可及的に長く挿入することの重要性を述べており[4]，これを心掛ける。

術前シミュレーション

術前準備
- X線およびCT像による骨折線の確認，スクリューの刺入位置と方向を確認

手術体位
- 正面から透視画面を見ることができるようにセッティング

起

透視下マーキング
- イメージ下に骨折部を確認，ガイドピンの刺入方向を正面像と側面像で確認

整復
- 徒手整復，Tomaino法によるDISI変形の矯正，joystick操作，鏡視下整復など

皮切
- 掌側の舟状骨結節より少し遠位に5mmの横皮切を置く

承

ガイドピンの刺入
- 刺入部はST関節の奥深く
- 方向は正面で45°，側面で45°
- 正面でガイドピンの先端が舟状骨近位先端に，側面で橈骨関節面内に向かうよう刺入する。2本目を入れて回旋を予防する

転

スクリュー長の計測
- デプスゲージもしくは3本目のガイドピンを使用して長さを計測
- スクリューは計測−3mmを選択

ドリリング
- 遠位骨片のみドリリングする

結

スクリューの挿入
- 回旋予防のガイドピンを骨折部手前まで抜いてから，スクリューを挿入。回旋予防ガイドピンをもう一度奥まで挿入して短くカットし，掌側の皮下に埋めておく

創閉鎖

外固定
- シーネで2週間固定。荷重は3カ月間禁止

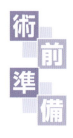
術前準備

X線で患側の尺屈位正面像,側面像,回内斜位像を確認し,CT像では必ず三次元に再構成する。

骨折部位が中央1/3で,背側の舟状骨突起より近位に存在するかを調べる。転位の程度も1mm以内かどうかを確認しておく。

X線側面像で刺入部の舟状大菱形骨間関節(scaphotrapezial joint;ST関節)を確認して,舟状骨遠位部での掌側への突出の程度をチェックしておく。

背側のCT矢状断像と単純X線側面像でRL angleを計測し,DISI変形の有無をチェックする。遷延治癒例では,MRIで近位骨片の壊死がないことを確認する。

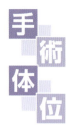
手術体位

術者が,正面から透視画面を見ることができるようにセッティングする(図2)。手術室の照明も暗くして,透視を見やすくする。

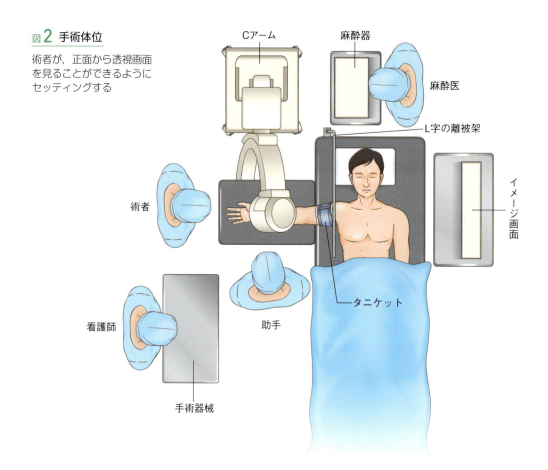

図2 手術体位
術者が,正面から透視画面を見ることができるようにセッティングする

透視下マーキング

前腕回外位とする。透視の正面像と側面像で、骨折線およびガイドピンの刺入部位と方向をマークする。

ガイドピンは、側面像でST関節のなるべく背側（掌側1/3～1/2程度）、正面像で舟状骨遠位部外側縁1/3程度から刺入することになる。正面像で、ガイドピンのねらう先が近位先端となるように約45°程度でマーキングする。また側面像では、途中でガイドピンが掌側・背側どちらにも飛び出さないようにしながら、ガイドピン先端が橈骨関節面の幅の間に入るように、約45°でマーキングする（図3, 5）。

整復

本術式は、転位がない、または少ない、かつ整復が可能な症例が適応であるため、転位のある症例では皮切を置く前に整復する。牽引、Tomaino法によるDISI変形の矯正、joystick操作、鏡視下手術などで転位を1mm以内とする。Tomaino法では、手関節を掌屈させてRL angleを0°にした状態で、橈骨背側から月状骨に向けて1.8mm径K-wireで仮固定する（図4）。

皮切

舟状骨結節に触れながら、透視下でST関節遠位に5mmの横皮切を置く（図5）。

図3 掌側小皮切HCSのマーキングと挿入方向

a：正面像（尺屈位）。舟状骨遠位部外側縁1/3ぐらいから刺入する。ガイドピンのねらう先が近位先端となるように約45°程度でマーキングする

b：側面像。ST関節の可及的に奥深く（掌側の1/3～1/2くらい）から刺入する、途中でガイドピンが掌側・背側どちらにも飛び出さないようにしながら、ガイドピン先端が橈骨関節面の幅の間に入るように、約45°でマーキングする

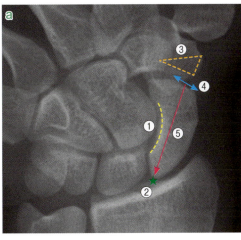

①内側（尺側）縁のカーブ
②近位先端
③大菱形骨の重なり
④刺入部は遠位部1/2～外側端
⑤挿入方向

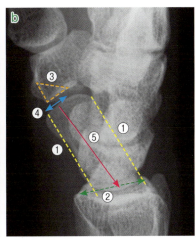

①掌側縁と背側縁
②橈骨関節幅
③大菱形骨の重なり
④刺入部は遠位部1/2～1/3
⑤挿入方向

図4 Tomaino法によるDISI変形の矯正

手関節を掌屈させてRL angleを0°にした状態で、橈骨背側から月状骨に向けて1.8mm径K-wireで仮固定する

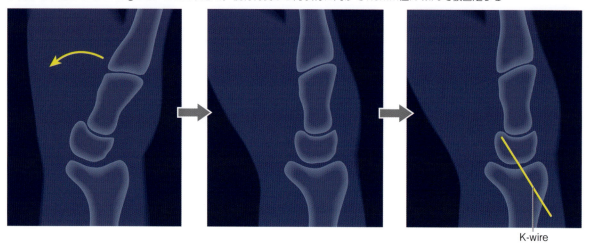

図5 皮切とガイドピン刺入方向の目安

舟状骨結節に触れながら、透視下でST関節遠位に5mmの横皮切を置く

a：正面像

b：側面像

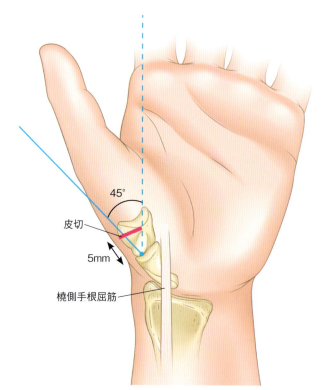
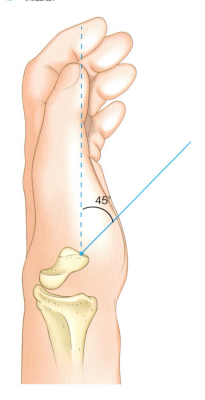

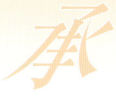

ガイドピンの刺入

ガイドピンの刺入

①モスキート鉗子でST関節方向へスペースを作成し，ガイドスリーブの刺入部が舟状骨遠位部正面像で外側縁〜1/3程度，側面像で掌側1/3〜1/2程度の位置に来るようにする。ST関節のガイドピン刺入部において，大菱形骨が邪魔でガイドピンが背側奥深くに入らない場合には，まず1本のガイドピンを刺入し，それを使って舟状骨を引き出すか，大菱形骨を貫通させてなるべく背側の奥から(ST関節の掌側1/3〜1/2を目指して)刺入する。

②透視で正面像と側面像を交互に見ながら，ガイドピンを正面像で舟状骨近位先端へ，側面像で橈骨関節面内へ入れる。刺入の途中で，舟状骨中央では掌側へ，近位部では背側へガイドピンが抜け出ないように注意する。ガイドピンの先端が関節内に突出していないこと，途中で骨外に抜けていないことを全方向で確認する(図6)。

③転位がわずかでも遺残している症例や最初に転位していた症例は不安定型として考え，回旋予防のために，最適な位置のガイドピンとは別にもう1本，できれば平行にガイドピンを入れて残しておく。

Advice　ガイドピンが骨外に抜け出ないようにするコツ

- とりあえず1本のガイドピンを刺入し，失敗であっても残しておく。それを目安にもう1本ガイドピンを入れて，よりよいピンを残す。これを，最もよい位置にガイドピンが入るまで繰り返す。本術式はガイドピンの設置位置がすべてであり，あきらめずに何度も最高の位置へ入るようにトライする。

図6　ガイドピンの刺入後の確認
ガイドピンの先端が関節内に突出していないこと，途中で骨外に抜けていないことを全方向で確認する

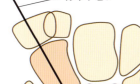

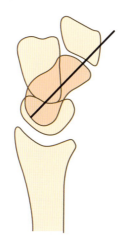

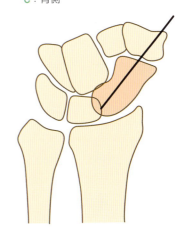

a：掌側　　b：橈側　　c：背側

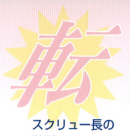

スクリュー長の
計測〜
ドリリング

スクリュー長の計測

デプスゲージを利用して長径を確認し，計測値から約3mm短いサイズのスクリューを選択する．その際，デプスゲージの外套先端が舟状骨に接していることを透視にて確認する．

ドリリング

骨折部の手前までドリリングを行う．この操作は必要ないとも思われるが，舟状骨骨折は骨が硬い成人男性に多いことから行うようにしている．大菱形骨を貫通している場合は，ドリリングした後に別のガイドピンを刺入部までもっていき，その差を計測して，スクリュー長を決定する．

Advice **ガイドピンの本数**
- 通常のメイラ社のセットではガイドピンは2本しか入っていないため，注文時に3本入れてもらうようにしておくとよい．

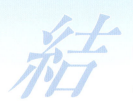

スクリューの
挿入〜
創閉鎖

スクリューの挿入

スクリューをドライバーで挿入していくが，骨折部を越えたところで回旋予防用のガイドピンを骨折部の手前まで引き抜いてから，最後までスクリューを挿入する．これは，ガイドピン同士が平行ならば抜かなくてもいいが，そうでない場合は圧迫がかかるようにいったん引き抜く．

全方向でスクリューが骨外に出ていないことを確認し，最後にガイドピンを抜く（いったんドライバーを抜いてしまうと，再度設置するのが困難であるため）．回旋予防用のガイドピンを再度奥まで挿入し，皮下で折り曲げてからカットして皮下に埋める．

創閉鎖

Tomaino法で仮固定していた1.8mm径K-wireを抜去し，創を閉鎖する．

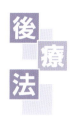後療法

術後2週間は，前腕から母指は中手指節関節(metacarpophalangeal joint；MP関節)まで，2～5指はMP関節近位までギプスシーネで固定する。その後，荷重を禁じた可動域訓練を開始し，術後3カ月で回旋予防のガイドピンを抜去してCTを撮像する。骨癒合していれば荷重を許可し，遅延していればSAFHS®などの超音波骨折治療を開始する。

例として，図7に症例画像を提示する。

図7 症例提示：20歳男性，左手関節痛
a：受傷時X線正面像
b：術直後X線像(左：前後像，中：斜位像，右：側面像)
c：術後6カ月時点のX線像(左：前後像，右：斜位像)

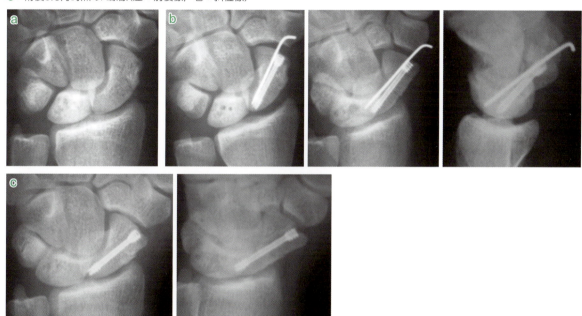

ワンポイントアドバイス

- ガイドピンの設置位置がこの手術の肝なので，最適な位置に入るまであきらめないこと。刺入部をST関節の奥深く(掌背側の中央を目指す)にするのがコツ。
- 1本目のガイドピンの刺入を失敗した際に，1本目の刺入方向を目安に2本目のガイドピンを入れる場合は，ガイドスリーブを使わずに，指にイソジン液を付けて滑りやすくした状態で，指で2本目のガイドピンをコントロールしながらドリルで刺入する。
- 正面像，側面像とも45°傾斜させる三次元的な方向でガイドピンを刺入するが，透視像の正面像と側面像を交互に見るたびに手関節を回転させるため，その位置関係を頭で整理しながら刺入する。

B. 背側小皮切HCS固定

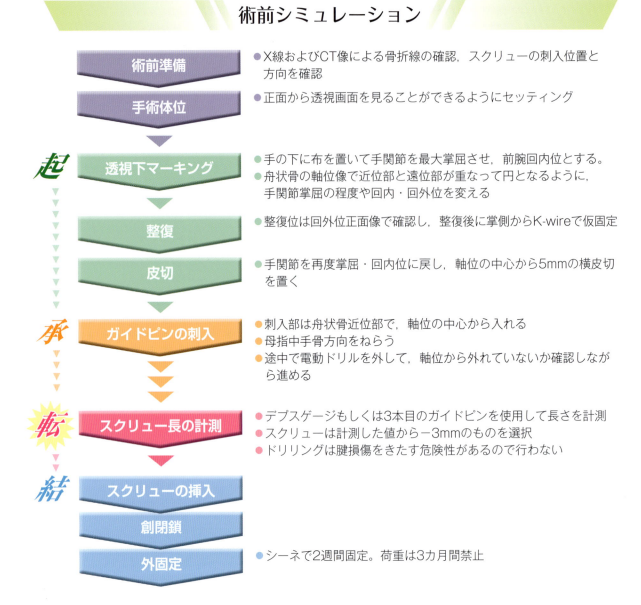

術前シミュレーション

術前準備
- X線およびCT像による骨折線の確認，スクリューの刺入位置と方向を確認

手術体位
- 正面から透視画面を見ることができるようにセッティング

起

透視下マーキング
- 手の下に布を置いて手関節を最大掌屈させ，前腕回内位とする．
- 舟状骨の軸位像で近位部と遠位部が重なって円となるように，手関節掌屈の程度や回内・回外位を変える

整復
- 整復位は回外位正面像で確認し，整復後に掌側からK-wireで仮固定

皮切
- 手関節を再度掌屈・回内位に戻し，軸位の中心から5mmの横皮切を置く

承

ガイドピンの刺入
- 刺入部は舟状骨近位部で，軸位の中心から入れる
- 母指中手骨方向をねらう
- 途中で電動ドリルを外して，軸位から外れていないか確認しながら進める

転

スクリュー長の計測
- デプスゲージもしくは3本目のガイドピンを使用して長さを計測
- スクリューは計測した値から−3mmのものを選択
- ドリリングは腱損傷をきたす危険性があるので行わない

結

スクリューの挿入

創閉鎖

外固定
- シーネで2週間固定．荷重は3カ月間禁止

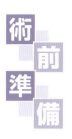

骨折部位が近位1/3に存在するか，背側の舟状骨突起より近位かを調べる．B3型では近位骨片が小さいためスクリューも小さいサイズを選択することになり，さらにガイドピンも細くなるので術前から計測をしておく．刺入部が橈骨背側縁と重なるため，どの程度の掌屈角度ならスクリューと橈骨背側縁が干渉しないかを確認しておく．近位部の骨折はDISI変形をきたしにくいため，通常は橈骨−月状骨間の仮固定は必要としない．

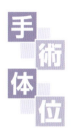

「A. 掌側小皮切HCS固定」に準じる（図2）．

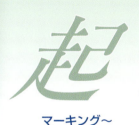

マーキング

前腕回内位とし，背側から刺入できるようにする．最大掌屈をさせ，透視下に舟状骨が軸位になり近位部と遠位部が重なって円をなすような肢位（手関節屈曲位）になるように，手の下に台座を作っておく（図8）．正面像で舟状骨に作った軸位の円の中心をマークし，ここを刺入部とする．

軸位像で真上から真下へねらう．ねらう先は，側面像で母指中手骨の方向とする．

整復

本固定法は手関節屈曲位としても転位しない安定型に対して適応するか，もしくは最初に正面像で整復し，掌側から仮固定用のK-wireを刺入してから開始する（図6）．

皮切

刺入部の目安は，Lister結節に触れながらその遠位部の橈骨辺縁付近とする．透視下で舟状骨の軸位の円を中心に，5mmの横皮切を加える（図9）．

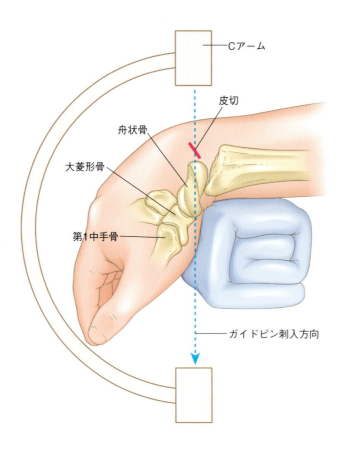

図8 手の肢位

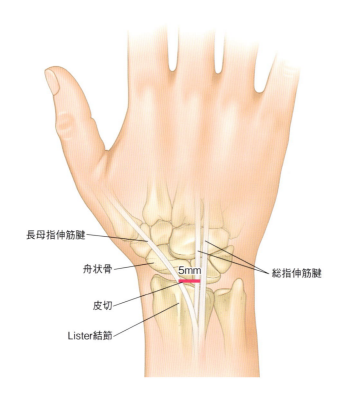

図9 皮切

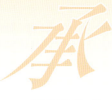

ガイドピンの刺入

ガイドピンの刺入

①モスキート鉗子で伸筋腱を避けながら，ガイドスリーブを舟状骨近位部に当てる．ドリルはX線非透過性のため，まずガイドスリーブに通したガイドピンだけを持って，透視下に舟状骨軸位の中心に移動させ，ガイドピンも点となるように方向を合わせる（図10）．

②ドリルにガイドピンを付け，数mm入れたところでいったんドリルを外し，ガイドピンが中央に入っていることを確認しながら遠位まで進めていく．手関節は伸展できないため，側面像と肘を曲げた正面像を確認し，骨外に突出していないことを確認する．

図10 X線軸位像での舟状骨中心のマーキング

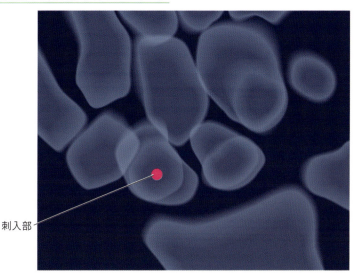

刺入部

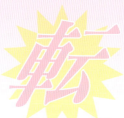

スクリュー長の計測

スクリュー長の計測

デプスゲージもしくは残りのガイドピンを使用してスクリュー長を計測し，その値の－3mmの長さのスクリューを選択する．

ドリリングは腱損傷をきたす危険性があるので行わない．

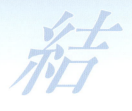

スクリューの挿入〜創閉鎖

スクリューの挿入

　ガイドピンを抜いて手関節を中間位に戻し，全角度でスクリューが骨外へ突出していないことを確認する．特に，舟状骨近位の刺入部からの逸脱にも注意する(図11)．仮固定が必要であった骨折では，スクリューの挿入が骨折部を越えたところで，いったん掌側の回旋予防用K-wireを骨折部の手前まで引き抜いてから，スクリューを最後まで挿入する．回旋予防用のK-wireを再度奥まで挿入し直し，皮下で折り曲げてからカットして掌側の皮下に埋める．

Advice
- 回旋予防用のK-wireを掌側の皮下に埋めておくと，抜釘が容易である．

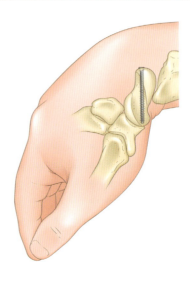

図11 スクリューの近位断端の逸脱の確認
ガイドピンを抜いて手関節を中間位に戻し，全角度でスクリューが骨外へ突出していないことを確認する．特に，舟状骨近位の刺入部からの逸脱に注意する

創閉鎖

　創を縫合する．

　前述の「A. 掌側小皮切HCS固定」の後療法と同様．

ワンポイントアドバイス
- 背側小皮切HCS固定は，手関節の屈曲ができない症例では不可．
- 術中に誤って手関節を伸展させて，刺入したガイドピンを折り曲げないこと．
- 伸筋腱損傷には特に注意を払う．

C. 直視下観血的整復固定術（HCS）

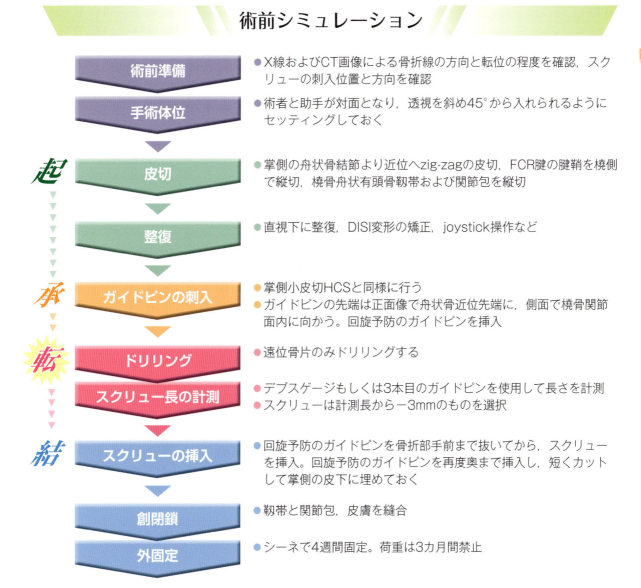

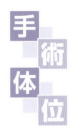

術者は患者橈側に位置し，助手は術者と対面となり，Cアームは斜め45°から入れられるようにセッティングしておく（図12）。

図12 手術体位

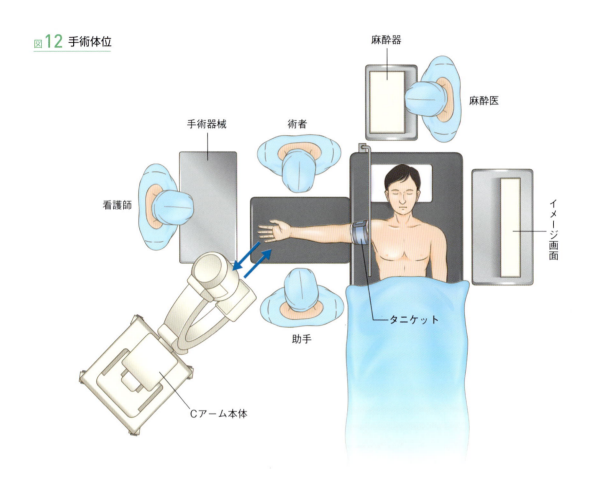

マーキング

舟状骨結節からスタートし，橈側手根屈筋(FCR)腱上を約2〜3cm程度近位方向へzig-zagの皮切をマーキングする(図13)。

図13 皮切

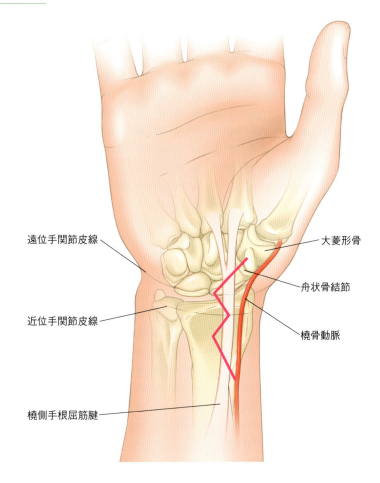

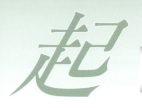

皮切〜整復

皮切

　前述のように皮切を加えて，FCR腱を舟状骨結節部まで露出し，FCR腱を尺側に避けて，その腱鞘を橈側で切離する．関節包と橈骨舟状有頭骨靱帯を結節部から橈骨辺縁まで舟状骨の形状に合わせて弧状に切離する（図14）．最後に切離断端同士を縫合できるように，両端に糸を掛けておく．

> **Advice**
> ● 関節包と橈骨舟状有頭骨靱帯の切離では，舟状骨までが予想以上に深いので，慣れるまでは針で舟状骨までの深さを確認しながら切離するとよい．

整復

　舟状骨の掌側および橈側を展開し，骨折部を直視下に整復する（図15）．

図14 関節包と靱帯の切離
関節包，靱帯を舟状骨の形状に合わせて弧状に切離する

図15 整復
骨折部を直視下に整復する

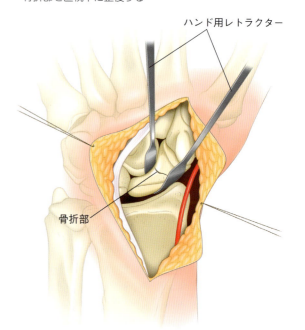

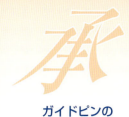

ガイドピンの刺入

舟状骨結節部より近位方向に向けてガイドピンを挿入する。最適な位置に入るまで，あきらめずに何度でも入れ替える。不安定性が強いため，ガイドピンは2本入れておく。

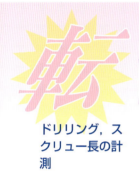

ドリリング，スクリュー長の計測

骨折部の手前までドリリングした後，デプスゲージで長さを確認する。

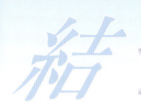

スクリューの挿入

前述の「A．掌側小皮切HCS固定」と同様に，計測値から－3mmの長さのスクリューを挿入する。回旋予防用のガイドピンを残して皮下に埋める。骨欠損がある場合には，橈骨遠位掌側や肘頭から骨移植を追加する。

創閉鎖

マークしておいた関節包を縫合し，皮膚を縫合する。

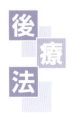

術直後のシーネ固定に続き，腫脹が軽減次第，術後4週間までthumb spicaギプスに変更する．その後，荷重を禁じたROM訓練を開始し，3カ月で回旋予防のガイドピンを抜去してCT撮影を行う．骨癒合していれば荷重を許可し，遅延していればSAFHS®などの超音波骨刺激器での治療を開始する．

ワンポイント アドバイス

- 舟状骨骨折部のgapおよびstep offは，1mm以下を目指して整復する．
- ガイドピンは至適部位に挿入されるまで何回でも繰り返す．
- 掌側からの刺入は，舟状骨近位部の先端中央に向けて，可及的に長いスクリューを挿入する．

文献

1) Tomaino MM, King J, Pizillo M. Correction of lunate malalignment when bone grafting scaphoid nonunion with humpback deformity: rationale and results of a technique revisited. J Hand Surg Am 2000；25：322-9.
2) 森友寿夫. 舟状骨骨折偽関節のバイオメカニクス. 関節外科 2012；31：856-64.
3) 酒井　健, 川崎恵吉, 西中直也ほか. 舟状骨中央1/3B1，B2型骨折に対する掌側からの経皮的スクリュー固定56例の検討. 日手会誌 2013；30：308-11.
4) 川崎恵吉, 稲垣克記, 根本哲也ほか. 舟状骨骨折・偽関節に対するロッキングプレート固定術. 骨折 2018；40：17-20.

手指骨折に対する経皮的鋼線固定術・プレート固定術

聖隷浜松病院手外科・マイクロサージャリーセンター　大井宏之

適応病態

①手術治療は，整復不能・整復位維持困難な骨折，転位のある関節内骨折・脱臼骨折，開放骨折，多数指骨折などが適応となる。
②骨幹部骨折，頚部骨頭骨折では，徒手整復の整復位が保てないものや，転位・粉砕が強いものなどでは，髄内固定法もしくはプレート固定法が推奨される。
③基節骨骨折の治療は，Burkhalterや石黒によるknuckle cast固定などの保存療法が基本となる。
④末節骨骨折において，伸筋腱終止腱を含んで槌指変形を生じている場合は手術適応である。

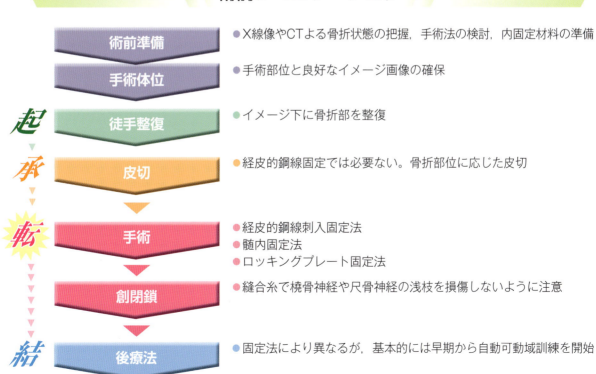

術前シミュレーション

術前準備 ●X線像やCTよる骨折状態の把握，手術法の検討，内固定材料の準備

手術体位 ●手術部位と良好なイメージ画像の確保

起　**徒手整復** ●イメージ下に骨折部を整復

承　**皮切** ●経皮的鋼線固定では必要ない。骨折部位に応じた皮切

転　**手術** ●経皮的鋼線刺入固定法
●髄内固定法
●ロッキングプレート固定法

創閉鎖 ●縫合糸で橈骨神経や尺骨神経の浅枝を損傷しないように注意

結　**後療法** ●固定法により異なるが，基本的には早期から自動可動域訓練を開始

手指骨折は他の部位の骨折と同様に，保存治療が基本となる。ただし，不用意な長期の外固定は容易に関節拘縮をきたす。一度発生した関節拘縮は長期の治療期間を要し，改善しにくいことも多い。整復位保持ができないものや粉砕例などは，手術の適応になる。しかし，不適切な手術や，術直後から関節運動が可能な方法でないと，保存例以上に関節拘縮などをきたすこととなる。また，手指骨折は伸筋腱の癒着を生じやすく，伸筋腱の滑走障害による伸展不全や拘縮をきたしやすい特徴がある。

　手術治療には，Kirschner鋼線（K-wire）などによる経皮的鋼線固定術，髄内固定術，K-wireと軟鋼線による内固定法，スクリュー単独もしくはプレート固定術などがある。経皮的鋼線固定術は骨性槌指では適応があるが，他の手指骨折では固定力が不十分でかつ腱や靱帯に鋼線が干渉し，術後の運動が不十分となりかねない。手指骨は小さいため，少ない数のスクリューでも長さ・角度安定性に優れたロッキングプレートシステムは有用である。現在わが国では，VariAx Hand（Stryker社），APTUS® Hand（Medartis社），VA-Hand（DePuy Synthes社）の3つのシステムが使用可能であり，それぞれに特徴がある。

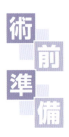

術前準備

　X線検査では，必ず骨折部の正面像および側面像が必要である。斜位像では骨折や転位の程度を判断しにくい場合が多く，特に側面像が大切である。粉砕が強い場合や転位の程度がわかりにくい場合，また関節内骨折では，CTが有用である。関節内骨折の3D-CT像では，隣接する骨を消去して3D-CTを作成すると，関節内骨折の程度が評価しやすい。

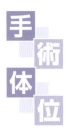

手術体位

　手の手術では，手台に患者の手を置いて手術をする。骨折に応じて術者の位置を決める。中手骨骨折では背側から展開することが多いので，患者の頭側に座る。
　Cアームを用いながら手術することが多いので，術者とCアームの位置関係が大切である。術者の反対側からCアームを入れるようにすると手術をしやすい（図1a）。頻回にCアームを使用する場合は，Cアームの出し入れに手間がかかるので，Cアーム上に直接患肢を置きながら手術をする。骨性槌指などでの経皮的鋼線固定術では，手指の遠位から近位に向かって鋼線を刺入するため，患肢の延長線上に座りCアーム上に手を置いて手術する（図1b）。

図1 手術体位

a：手背側からアプローチする場合は，患者の頭側に座って手術を行う。Cアームは見やすい位置に設置する。頻回にCアームを使用する場合は，Cアーム上に患者の手を置いて手術をしてもよい

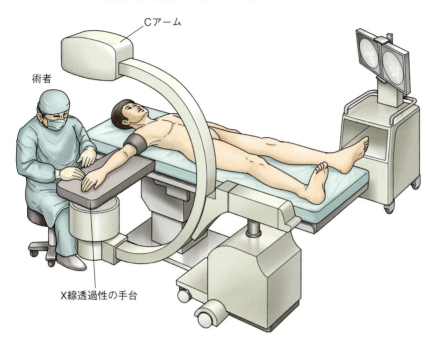

b：骨性槌指など遠位から近位に向かって鋼線を刺入する際は，患者の手をCアーム上に置いて，手の延長線上に座って手術をする

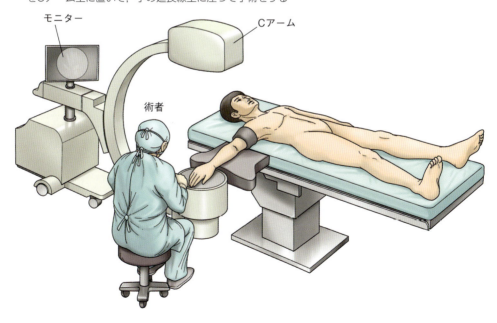

徒手整復

まず徒手整復を試みて，骨折が整復できるか確認する。中手骨の骨幹部骨折や頚部骨折のうち，徒手整復の整復位が保てないものや，転位・粉砕が強いものなどは，髄内釘やプレートによる骨接合術を行う。骨性槌指では，徒手整復は意味がないため，経皮的鋼線固定術やその他の内固定術を行う。

皮切

手指骨折では基本的に背側から展開する。第2，5中手骨骨折では，側方展開で側方からの固定も可能である。基節骨頚部や骨頭骨折などでは側方から展開することも多い。基節骨骨折や中節骨基部骨折では，場合によっては掌側から展開する。

手背部では橈側神経と尺側神経の浅枝の損傷に注意する。

整復・固定

◀中手骨骨幹部骨折や頚部骨折に対する髄内固定法（いわゆるFoucher法[1]）

徒手整復が可能であっても不安定性がある骨折は，髄内固定法も適応である。中手骨基部に少し大きめの骨孔を作り，そこから先端を曲げた1.0〜1.2mm径K-wireを2本程度挿入し，固定する（図2）。

第2および第5中手骨では基部挿入部で伸筋腱と干渉することはないが，第3および第4中手骨では伸筋腱を避けながら挿入する必要があり，また固定後は伸筋腱と干渉しないようにK-wireを短く切るか，皮膚上にK-wireを出しておく必要がある。

図2 第5中手骨頚部骨折に対する髄内固定法（いわゆるFoucher法）

粉砕が少なく徒手整復はできるが，安定性のない骨折が適応となる

a：皮切

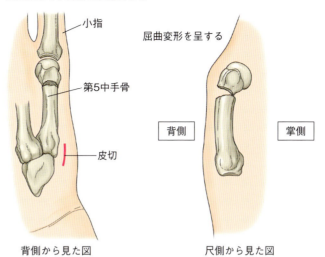

b：骨孔の開窓とK-wireの挿入。中手骨基部に少し大きめの骨孔を開け，そこから先端を曲げた1.0〜1.2mm径のK-wireを2本程度挿入する

c：2〜3本のK-wireを挿入し，短く切断する

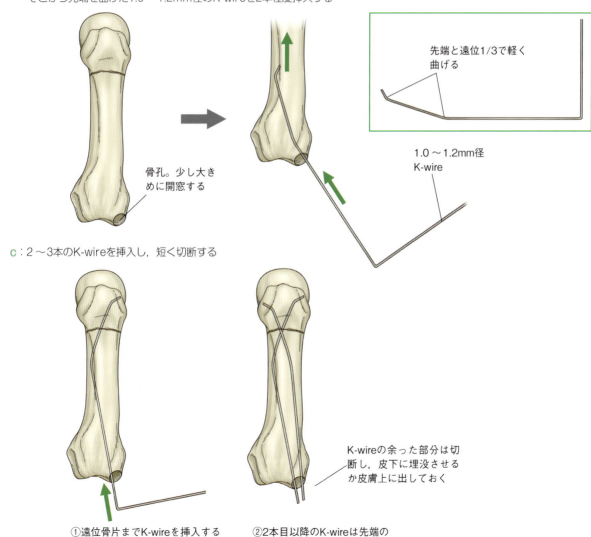

◆骨性槌指に対する経皮的鋼線固定法（いわゆる石黒法[2]）

透視下側面像で，骨折している指の遠位指節間関節（distal interphalangeal joint；DIP関節）を屈曲させ，背側骨片が掌側骨片とともに屈曲していくかどうか確認する（図3a）。DIP関節を屈曲させても背側骨片が動かないものは，経皮的鋼線固定の適応とはならない。

最初に伸展ブロック用のK-wireを刺入する。刺入前に，X線イメージ正面像もしくは直視下で，DIP関節中央部にマーキングする。それからX線イメージ側面像を見ながら，図3bに示すようにマーキング位置から中手骨近位へ向けてK-wireを刺入する。DIP関節の屈曲位を強くしすぎるとp.138のAdviceに示すような問題が生じるため，完全屈曲位ではなく60〜70%程度の屈曲位で刺入する。

K-wire刺入後，DIP関節を伸展位にして整復する。特に掌側骨片が脱臼傾向にある場合は，確実に脱臼を整復してDIP関節を固定する（図3c）。1.0mm径程度のK-wireを使用する。刺入したK-wireは皮下に埋没させず，術後4〜5週で抜釘する。術後はK-wire刺入部からの感染が問題となるため，不潔にならないように患者指導を徹底する。

図3 骨性槌指に対する経皮的鋼線固定法（いわゆる石黒法）
a：透視下側面像で，骨折している指のDIP関節を屈曲させ，背側骨片が掌側骨片とともに屈曲していくかどうか確認する

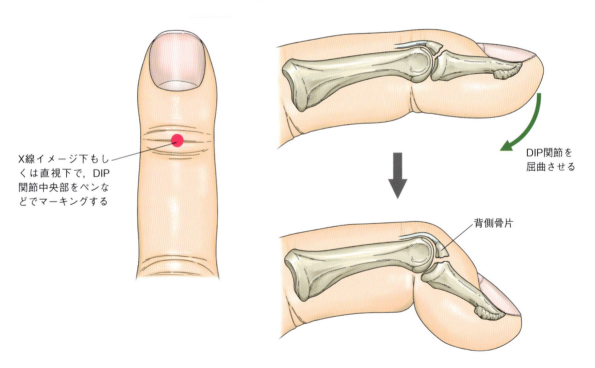

図3 骨性槌指に対する経皮的鋼線固定法(いわゆる石黒法)(つづき)

b：伸展ブロック用K-wireの刺入。DIP関節屈曲位で、マーキング位置から中手骨近位へ向けてK-wireを刺入する

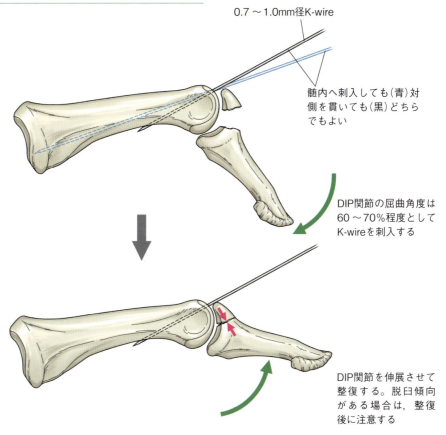

0.7〜1.0mm径K-wire

髄内へ刺入しても(青)対側を貫いても(黒)どちらでもよい

DIP関節の屈曲角度は60〜70%程度としてK-wireを刺入する

DIP関節を伸展させて整復する。脱臼傾向がある場合は、整復後に注意する

c：DIP関節の固定

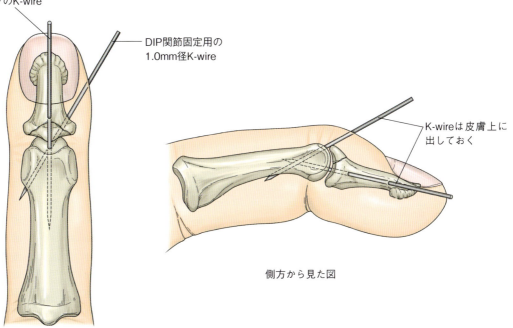

伸展ブロックのK-wire

DIP関節固定用の1.0mm径K-wire

K-wireは皮膚上に出しておく

背側から見た図

側方から見た図

手指骨折に対する経皮的鋼線固定術・プレート固定術

> **Advice**
> - 経皮的鋼線固定でDIP関節の屈曲位を強くすると，術後に屈曲拘縮が残存したり，伸筋腱側索の緊張が高まりスワンネック様の変形を呈したりする．なお，側索の緊張が高いと，指屈伸時に近位指節間関節(proximal interpharangeal joint；PIP関節)部で側索が背側から掌側へ移動する際にばね現象を生じるため，注意が必要である．
> - 経皮的鋼線固定法だけでは整復位が保たれない場合もあるため，追加整復や固定を加える場合がある．この方法のみにこだわる必要はない．

ロッキングプレート固定[3]（図4，5）

背側からの展開は，皮膚・伸筋腱直下に骨が存在するので容易である．整復阻害因子があれば，それを取り除いて整復する．整復位を維持するために，数本のK-wireや整復鉗子を用いる(図4b)．整復する際には，軟部組織を必要以上に骨から剥離しないように注意する．

使用するロッキングプレートは，骨折型に合わせて術前に計画しておく．中手骨骨折では，プレート強度が問題となる場合があるので，できるだけ強度が高いと思われるプレートを選択する．特に第1(母指)中手骨骨折では強度に注意が必要である．なお，中手骨骨折では最低2本のロッキングスクリューが挿入できれば，固定力としては問題ないと考える．

図4 第1中手骨底部骨折(Rolando型)に対するロッキングプレート固定
a：皮切　　　　　　　　　　　　　　　b：骨鉗子やK-wireを用いて整復位を保持する

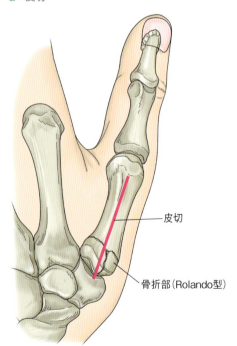
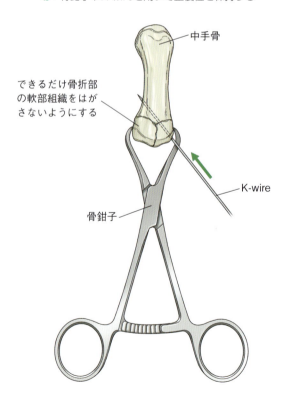

図4 第1中手骨底部骨折（Rolando型）に対するロッキングプレート固定（つづき）

c：ロッキングプレートの選択と設置位置の決定
この図は手根中手関節（carpometacarpal joint；CM関節）内骨折のため，CM関節直下にスクリューが入るようにプレートの位置を設定する．位置を決めたら，まずはノンロッキングスクリューでプレートを骨に圧着させる

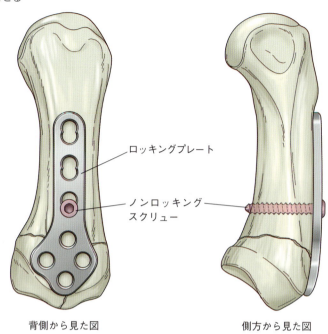

背側から見た図　　側方から見た図

d：ロッキングプレートの固定

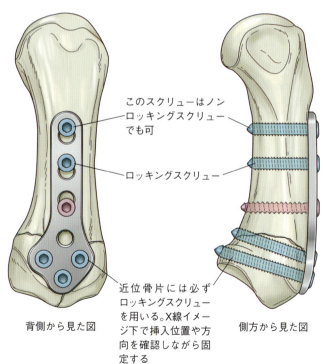

背側から見た図　　側方から見た図

図5 第4中手骨骨幹部・第5中手骨頸部骨折：17歳，男性

a：初診時単純X線像。左：正面像，右：側面像
b：初診時CT像。左：第4中手骨，右：第5中手骨
c：術直後単純X線像。第5中手骨の骨折部には小指伸筋腱が介在していた。左：正面像，右：側面像
d：術後6カ月単純X線像。左：正面像，右：側面像
e：術後6カ月外観。抜釘前の可動域。左：手背，中：手指伸展，右：手指屈曲

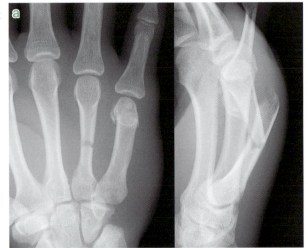
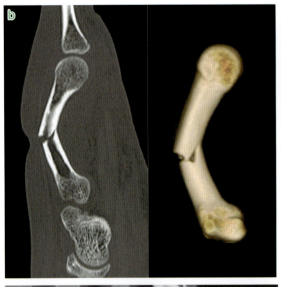
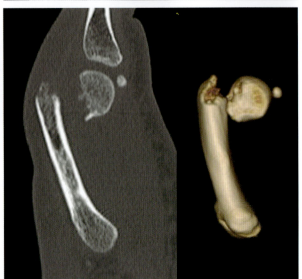
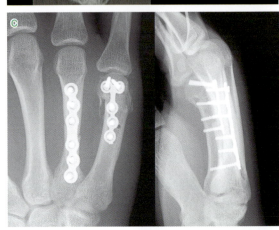
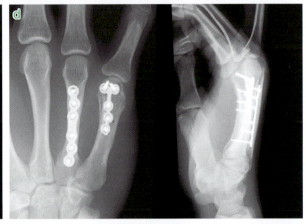
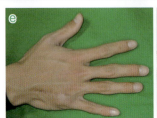
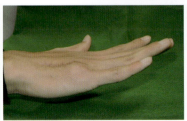
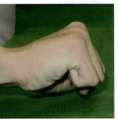

> **Advice** **手指ロッキングプレートの問題点**
> - low profileをコンセプトにしているため，プレートが薄く，強度に問題がある．中手骨骨折（特に第1中手骨骨折）では強度を過信してはならない．患者に，骨癒合するまでは仕事やスポーツなどで手の使用を制限することを必ず説明する．過度に使用すると，プレートが弯曲するか折損する．
> - ロッキングプレートの種類によってはロッキングしたかどうかがわかりにくいものがあるので，術前に使用するプレートのロッキング機構をよく確認する．
> - 骨が硬い患者の場合，無理にスクリューを入れると通常はスクリュー頭部の溝が破綻するが，製品によってはスクリューの首で折れる場合がある．骨が硬い場合は無理に挿入せず，挿入部手前側を少し大きめのドリルで拡大するか，手前側のみの短いロッキングスクリューを選択する．

創閉鎖

固有指部や手掌部では，皮膚のみ縫合する．手背部では必要に応じて皮下縫合を行うが，橈骨神経や尺骨神経の浅枝を巻き込まないように注意する．

外固定

固定が十分と思われる場合，外固定は不要である．

後療法

十分な内固定が得られた場合は，基本的に早期から指の運動を開始する．運動は自動可動域訓練を主体とする．手指骨折の場合は，伸筋腱の滑走を十分に確保することが肝要である．伸筋腱の遠位方向への移動は，指の自動および他動屈曲訓練の両方で得られるが，近位方向への滑走は自動伸展のみでしか得られないので，初期から積極的に自動伸展訓練を行わせる．近位方向への滑走が得られずに癒着した場合は，伸展不全を生じ成績が悪化するため，伸展不全を生じないように訓練を行わせる必要がある．

骨癒合が得られたころに関節拘縮（特に屈曲拘縮）が残存する場合は，各種の副子（splint）を用いて関節拘縮を除去する．手指全体としてはflexion strap（図6），中手指節関節（metacarpophalangeal joint；MP関節）ではknuckle bender（図7），PIP関節やDIP関節では関節ごとにflexion strapを用いて拘縮を除去していく（図8～10）．屈曲拘縮に対しては，safety pin splint（図11）やjoint jack（図12）を用いる．拘縮は短時間で一気に治すのではなく，数週～数カ月かけて徐々に矯正していく．splintの装着時間や装着の強さは，30分の装着に耐えられる強さとして，決して強すぎてはいけない．

図6 MP・IP関節伸展拘縮用flexion strap（Capener strap）

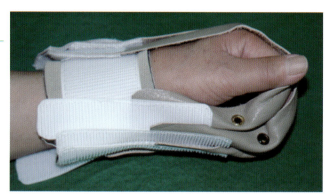

IP関節：interphalangeal joint（指節間関節）

図7 MP関節伸展拘縮用knuckle bender

a：MP関節伸展拘縮例．左…自動屈曲，右…自動伸展
b：Knuckle bender．輪ゴムで屈曲力を調節する．左…橈側から見た図，右…尺側から見た図

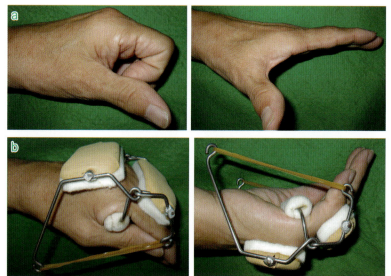

図8 ソフトストラップとベルクロ®テープ

手指のスプリントは，ソフトストラップとベルクロ®を用いて簡単に作製できる

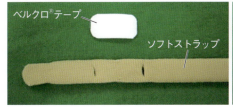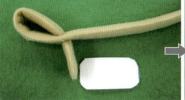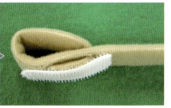

図9 PIP関節伸展拘縮用flexion strap

中節骨部にストラップをかけてPIP関節伸展拘縮を治療する
a：掌側から見た図
b：背側から見た図

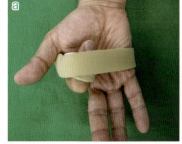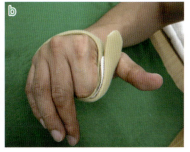

図10 DIP関節伸展拘縮用flexion strap

末節骨部にストラップをかけてDIP関節伸展拘縮を治療する
a：橈側から見た図
b：掌側から見た図

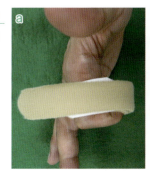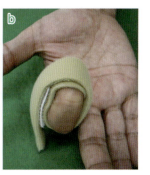

図11 PIP関節屈曲拘縮用safety pin splint

PIP関節の背側に回したテープを締める強さで，矯正力を調節する

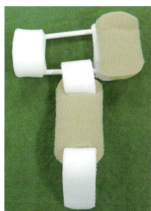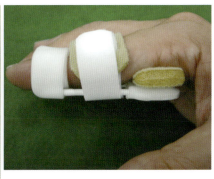

図12 PIP関節屈曲拘縮用joint jack
PIP関節掌側のネジで矯正力を調節する。
safety pin splintより矯正力は強い

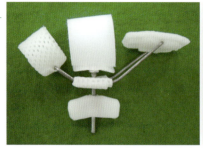
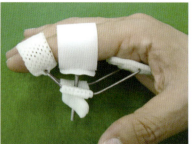

抜釘

　鋼線での内固定は抜釘を要する場合が多い。プレート固定では必ずしも抜釘を必要としないが，伸筋腱の癒着や関節拘縮が残存する場合は，抜釘と同時に伸筋腱の剥離や観血的な関節授動術を行う。

ワンポイントアドバイス

- 母指以外で，徒手整復可能で安定性のある骨折は保存治療がよい。
- 手術をするなら，固定力が強く早期から運動可能な方法を考慮する。
- ロッキングプレートはかなり有用であるが，強度を過信しない。
- 術後後療法では，伸筋腱の癒着に注意が必要である。特に自動運動(伸展方向)を積極的に行わせ，伸展不全発生に注意する。拘縮については，骨癒合後は各種splintを用いて改善を図る。

文献

1) Foucher G. "Bouquet" osteosynthesis in metacarpal neck fractures: a series of 66 patients. J Hand Surg 1995 ; 20 : 86-90.
2) 石黒 隆. 骨片を伴ったmallet fingerに対するclosed reductionの新法. 日手会誌 1988 ; 5 : 444-7.
3) 大井宏之. 手指の骨折. 骨折プレート治療マイスター. 第1版. 澤口 毅編. 東京 : メジカルビュー社 ; 2012. p116-33

小児肘関節周辺骨折の手術：上腕骨顆上骨折の治療
－徒手整復と経皮的鋼線固定について－

埼玉県立小児医療センター整形外科　平良勝章

適応病態

① 正面像で健側と比較して5°以上の転位がある。
② 側面像で15°以上の転位がある。
③ 回旋変形がある。
④ Baumann角の健患差が5°以上である。
⑤ 骨折型ではHolmberg分類Ⅲ・Ⅳ，Wilkins分類Ⅱ・Ⅲ，Smith-阿部分類Ⅱ・Ⅲ・Ⅳ（Ⅱは一部）に相当する（表1）[1),2)]。
⑥ 開放骨折や神経血管損傷合併例は観血的治療を行う。

術前シミュレーション

術前準備
- 神経麻痺，血管損傷の有無の把握（超音波像での神経血管の同定）
- X線像による骨折状態の把握

手術体位
- 良好なX線透視画面の確保
- 原則として腹臥位（神経，血管損傷が疑われる場合は仰臥位）

起　徒手整復
- 透視下に骨折を整復

皮切（後方）
- 後方徒手整復不十分なときに観血的に整復する

骨折部の整復

承　外側K-wire挿入
- 経皮的に行う（通常1～2本）

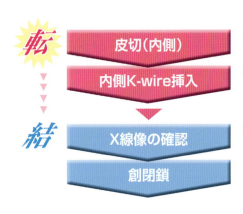

表1 上腕骨顆上骨折の分類

Holmberg分類	I	転位なし，ごく軽度の転位
	II	回旋転位がない軽い側方転位
	III	回旋転位を含む若干の転位
	IV	骨片間に接触のない完全転位
Wilkins分類	I	転位なし
	II	転位あり（後方に骨皮質は損傷なし）
	III	転位あり（骨皮質の接触なし）
		A　後内側への転位
		B　後外側への転位
Smith-阿部分類	I	転位のみられないもの
	II	矢状面における屈曲転位が主体のもの
	III	中等度の転位で骨片間に接触があるもの
	IV	転位が著明で骨片間に接触がみられないもの

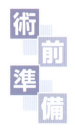

①血行障害のチェック

　橈骨動脈を触知し，拍動を確認する。左右差や肢位による拍動の変化があれば，骨片により上腕動脈が圧迫されている可能性が高い。

②神経麻痺の有無

　神経麻痺の合併は約15％と決して少なくない[3), 4)]。正中神経と橈骨神経の麻痺の頻度が高く，尺骨神経麻痺はピンニングの際に起こる医原性のものがほとんどである。正中神経障害を疑った際は，前骨間神経麻痺（図1）との鑑別が必要となる。母指と小指の対立運動とperfect O signを確認し，いずれの動作も不可能な場合は高位正中神経麻痺である。また，骨片が外側に転位した場合は橈骨神経麻痺を生じることがあるため，手関節背屈運動や手指伸展運動について観察することも重要である。

　年少児の場合，感覚障害の有無を確認することが困難なため，神経損傷を疑った際は手指の運動を注意深く確認することが重要である。疼痛や恐怖心から手指を動かさないことも多く，時間をかけ，複数回確認するようにする。年齢によっては，口頭指示のみでは手指を上手に動かすことができないので，検者が模範を示し，模倣させることで確認する。

図1 tear drop sign

患者に母指と示指の指先を付けてアルファベットの「O」をつくるよう指示する(a)。前骨間神経麻痺では母指指節間関節(interphalangeal joint；IP関節)と示指遠位指節間関節(distal interphalangeal joint；DIP関節)の屈曲が不能で，tear drop signを示す(b)。感覚障害はない

a：perfect O sign　　　　b：tear drop sign

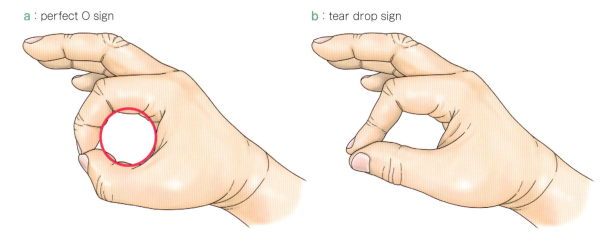

③解剖学的，X線学的ポイント

いかに内反肘を発生させないかが治療の鍵となる。内反肘は末梢骨片の内反転位により起こり，整復が不十分であったか，外固定や内固定後の再転位が原因である[5), 6)]。そのため，整復の指標を定めて確実な整復をすること，どのような骨折型が内反肘を生じやすいかを知っておくことが重要である。

解剖学的に後内側の骨皮質は強靭で，橈側骨膜のみが破綻して尺側転位することが多い[7)]。また，末梢骨片は上腕三頭筋により後内側へ，上腕二頭筋により前外側へ引っ張られるため，内反・内旋変形を生じやすい。なお，尺側骨皮質の粉砕例や第3骨片の存在，内側陥入型は，転位が軽度であっても内反変形が進行するので注意を要する(図2a, b)[7)]。

④手術待機期間の管理

受傷から時間が経過して腫脹が高度な場合は，徒手整復の操作がしにくい。受傷後すぐに徒手整復(＋経皮的鋼線固定)を施行することが望ましいが，手術まで待機を要する場合は介達牽引を考慮する。

図2 内反変形が進行しやすい骨折型

a：X線正面像。矢印は第3骨片を示す
b：X線正面像。内側陥入型

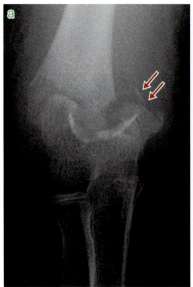
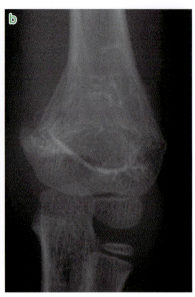

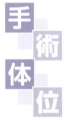

手術体位

　当センターでは原則，腹臥位で手術を行っている。円柱状の専用の整復台があればよいが，ない場合はタオルや手術敷布を丸めて整復台を作製する。できる限り硬く巻いたほうが整復操作をしやすい。術中にイメージが見やすいように，手術台から患肢を浮かせる必要がある。当センターでは健側から手台を挿入し，患側に20cm程度突出させて，その上に円筒形の枕を整復台として設置している（図3）。この状態で上腕を手台に乗せ，前腕を下垂させる。牽引の際に体が患側へ動きやすいので，側板で固定するとよい。体位が整ったらCアームを操作して，正面像と側面像をしっかり投影できるようにセッティングする（図4）。

　例外的に神経・血管損傷を疑う症例やPucker signを認める症例は仰臥位で手術を行う。前方アプローチで神経・血管を同定する。損傷については外来や病棟で超音波診断装置を用いて確認できると望ましいが，小児の場合は診察困難なケースが多く，全身麻酔下に超音波で確認するほうが無難である。理学所見，超音波像でも判断困難な場合は，仰臥位で観血的に手術を行うほうが安全である。

　なお，本稿では腹臥位で行う手技を示す。

Advice　Pucker sign

- 転位の大きい症例は，Pucker sign（dimple sign）の有無に注意する。このsignは，近位骨片が皮下組織を貫通して内方から皮膚を引っ張った場合，局所に皮膚のしわが発生して凹んだ状態になる。これをしっかりと観察する。

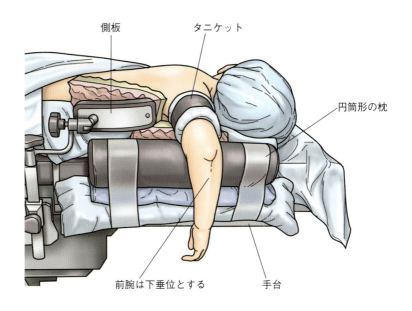

図3 手術体位
円筒形の枕を整復台として設置する。腹臥位で上腕を手台に乗せ，前腕を下垂させる。体幹を側板で固定する

ラベル: 側板／タニケット／円筒形の枕／前腕は下垂位とする／手台

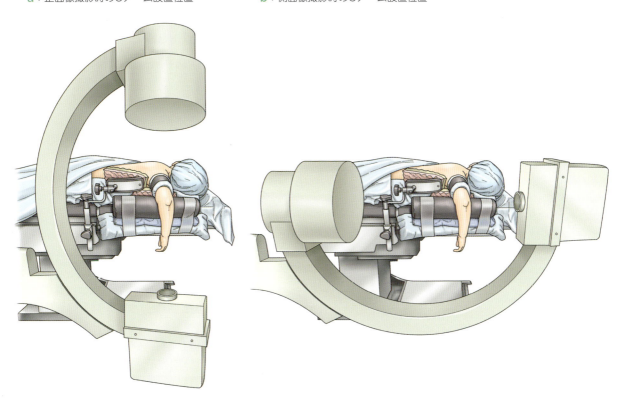

図4 イメージの設置
a：正面像撮影時のCアーム設置位置　　b：側面像撮影時のCアーム設置位置

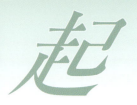

徒手整復

①短縮転位，②側方転位，③内外反転位，④屈曲転位，⑤回旋転位の順番で行う。

①短縮転位の整復

　助手は患側上腕をしっかり保持し，整復時に対向牽引を行う。術者は遠位骨片を把持し，長軸方向に時間をかけてゆっくりと牽引し，短縮を戻す。短縮がとれた後，術者は遠位骨片の内外側を両手で包み込むようにして保持する。長軸方向に牽引をすると同時に，整復台と保持した示指を梃子にして肘を屈曲させて整復する（図5）。

　短縮転位が改善しない場合はK-wireをintrafocal pinとして骨折部の後方から刺入し，整復する。intrafocal pinに使用するK-wireは，たわまないように2.0mm径以上の太いものを選択する。整復する際に，遠位骨片を後方から前方へ押し込むようにサポートする。容易に再転位するようなら，内固定が終了するまでK-wireを残しておく。

②側方転位の整復

　尺側転位の場合，術者の母指を内顆に添え，その他の指で骨折部近位外側を包み込むように把持する。近位骨片に尺側方向のカウンターをかけながら，遠位骨片を母指で橈側へ押し込むように整復する。橈側転位の場合は，外顆部に母指を添えて逆の操作を行う。

　片手での操作が困難な場合は，一方の手で骨折部の近位側を把持し，もう一方の手の母指と示指で両顆部を把持する。尺側転位の場合は内顆部に母指を添え，前述と同様の操作を行う。

図5 短縮転位の整復

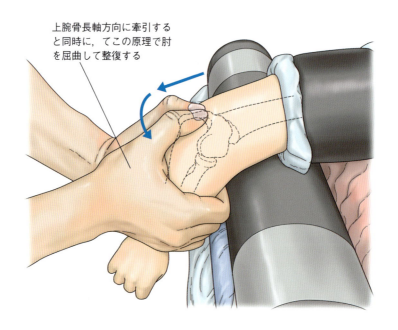

上腕骨長軸方向に牽引すると同時に，てこの原理で肘を屈曲して整復する

③内外反転位の整復

内外反転位の整復，特に内反転位の残存は，その後の内反肘の発生に大きく関与していることから，整復は十分に行う必要がある。

骨折部の近位側を一方の手で，両顆部をもう一方の手で把持して内外反させる（図6）。整復目標はBaumann角70°～75°，または健側と比較して5°～10°以内とする。

上腕骨軸に対して外反させることを意識して，整復を行う。

④屈曲転位の整復

遠位骨片を母指で前方へ押し込んで整復する。屈曲転位はtilting angleで評価されるが，この転位はリモデリングが良好であるため，健側と比較して10％程度の転位は許容される[8]。

⑤回旋変形の整復

遠位骨片は通常内旋し，近位骨片は外旋することで近位骨片の尺側が前方へ突出する。これをanterior spikeという。かつては内旋転位の遺残は内反肘の原因となるといわれていたが，内旋の程度と内反の程度は相関しないことが明らかとなっている[9]。しかし，回旋変形したままでは決してリモデリングが起こらないため，可能な限り整復を行う必要がある。上腕を保持しながら遠位部を外旋させることで整復される。側面像でanterior spikeがあれば整復不十分と判断し，再度整復を施行する。

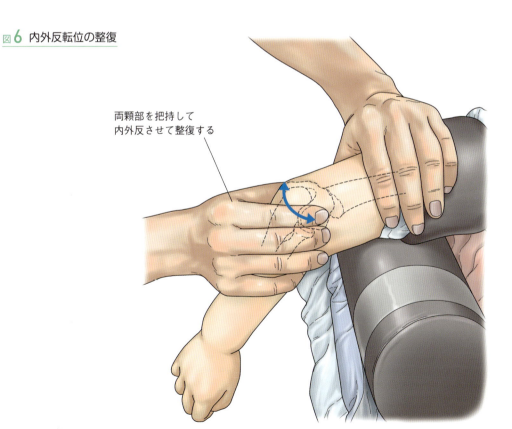

図6 内外反転位の整復

両顆部を把持して内外反させて整復する

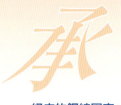

経皮的鋼線固定：外側

経皮的鋼線固定：
外側

　腫脹が高度の場合，内外顆に触れにくいことがあるため，その際はイメージで確認し，マーキングを行う．1本目のK-wire刺入は外側から行う．助手に整復位を保持してもらい，術者は外顆部に1.6〜1.8mm径K-wireを経皮的に刺入する．K-wire先端が外顆部に当たったら，K-wireが外側柱を通るようにイメージ正面像で刺入角度を確認し，側面像で前後方向の刺入位置と角度の確認を行う．最終的な刺入方向が決定したらK-wireを進め，固定を行う．

　K-wireの刺入後，イメージで整復位と，確実に遠位と近位の骨片に刺入できているかを確認する．正面・側面像の確認は，患児の腕を動かすのではなく，イメージを回転させて行う．1.6mm径未満の細いK-wireでは容易にたわみが生じ，正確な刺入が困難なだけでなく，髄内釘となりやすい．髄内釘は固定性が低下するため，bicorticalに固定することが望ましい．

経皮的鋼線固定：内側

2本目のK-wireの刺入については，交差法と外側のみの一側法とで議論が分かれるところである．内外側からのcross pinningは固定性が高く，最も推奨されるが，尺骨神経損傷のリスクがある．腫脹が高度な場合は内顆や尺骨神経溝を触知することが困難なため，無理をせず小切開を用いて直視下に刺入部を確認するほうが安全である．

年少児の場合，内側上顆が確認しにくいため，当院では外側刺入のみの2～3本固定を選択することがある．その場合，2本目は肘頭窩を通るように刺入する．外側刺入のみで固定性が不安視される場合は，肘頭または肘頭後方から1.8～2.0mm径のK-wireを刺入し，追加固定を行っている．

K-wireの刺入点と角度を図7に示す．
①1本目は外顆から刺入し，外側柱をとらえる．
②2本目は条件に応じて交差法か一側法かを選択する．
　a：一側法…外顆から刺入し，肘頭窩を通過する角度で刺入する．
　b：交差法…内顆より刺入する．刺入点は内顆のやや前方からとし，刺入部でK-wireを把持しながら，内顆上を滑らすように少しずつ後方にずらしていく．
③3本目は固定性に応じて適宜追加する．肘頭から経関節的に，もしくは肘頭後方から刺入する（約2週間で抜去）．

図7 K-wireの刺入点と角度

①1本目は外顆から刺入し，外側柱をとらえる
②2本目は条件に応じて交差法か一側法かを選択する
　a：一側法…外顆から刺入し，肘頭窩を通過する角度で刺入する
　b：交差法…内顆より刺入する．刺入点は内顆のやや前方からとし，内顆上を滑らすように少しずつ後方にずらして刺入する
③3本目は固定性に応じて肘頭から経関節的に，もしくは肘頭後方から刺入する（約2週間で抜去）

a：正面から見た図

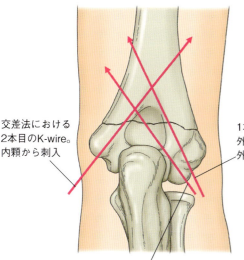

交差法における2本目のK-wire．内顆から刺入

1本目のK-wire．外顆から刺入．外側柱をとらえる

一側法における2本目のK-wire．外顆から肘頭窩を通過する角度で刺入

b：側面から見た図

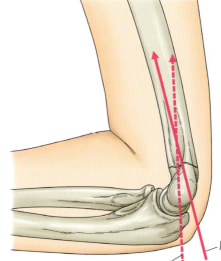

肘頭から経関節的に刺入する3本目のK-wire

肘頭後方から刺入する3本目のK-wire．固定性に応じて適宜追加

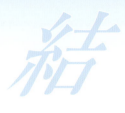

術中X線撮影

透視下のみでの整復位評価は不正確であるため，必ずX線撮影を行う。回旋変形の残存の有無（anterior spikeの有無）を確認する。

── ワンポイント アドバイス ──

- 術前の神経血管損傷の評価を十分に行い，手術体位を選択する。
- 神経血管損傷が疑われる症例は前方より観血的に展開し，確認，整復することも選択肢とする。
- 腫脹が強い場合は経皮ピンニングにこだわらず，躊躇なく小切開を加えること。
- 術後にK-wireが皮膚に埋没して潰瘍を生じることもあるため，K-wireは長めに残してベンディングする。

術後はギプスシーネ固定とする。肘屈曲90°で，上腕から中手指節関節（metacarpophalangeal joint；MP関節）近位までを中間位で固定し，回内外を防止する。

仮骨形成をみて約4〜5週でK-wireを抜去し，自宅で入浴時の自動運動を開始する。シーネは6週で完全に除去し，特別な理学療法は必要としない。しかし，拒否や不安が強く，可動域の改善がみられない場合は，リハビリテーションの介入を考慮する。

Advice　症例提示

- 症例は6歳男児。自転車で転倒して受傷。骨折型はHolmberg分類Ⅲ，Wilkins分類Ⅱ，Smith-阿部分類Ⅲ。図8に，術前，術直後，術後1年半のX線像を示す。

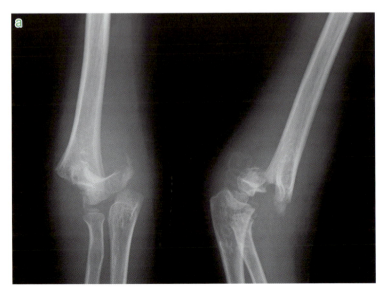

図8　6歳男児：伸展型骨折，尺側転位型
骨折型：Holmberg分類Ⅲ，Wilkins分類Ⅱ，Smith-阿部分類Ⅲ
a：術前単純X線。左：正面像，右：側面像

図8 6歳男児：伸展型骨折，尺側転位型（つづき）

b：術後単純X線。外側から3本のK-wireで固定。
　Baumann角：72°，tilting angle：38°，
　carrying angle：174°
　左：正面像，右：側面像
c：術後1年半の単純X線。
　Baumann角：74°，tilting angle：40°，
　carrying angle：174°。
　左：正面像，右：側面像

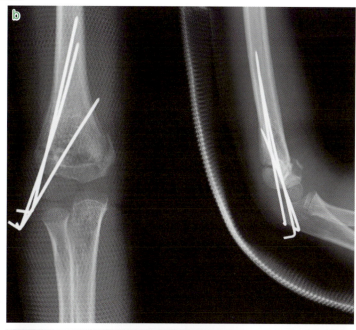
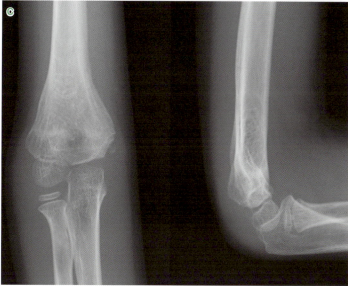

文献

1) 信田進吾ほか. 小児上腕骨顆上骨折の経皮的ピンニング. 整・災外 2001；44：395-401.
2) 日下部虎夫, 樽谷知大. 小児上腕骨顆上骨折に対する徒手整復経皮ピンニング法. 骨・関節・靱帯 2003；16：1155-62.
3) 井上 博. 肘関節周辺骨折・脱臼 上腕骨顆上骨折. 小児四肢骨折治療の実際. 第2版. 井上 博 編. 東京：金原出版；2001. p57-84.
4) 長谷川利雄, 阿部宗昭, 土居宗算ほか. 小児上腕骨顆上骨折に合併した神経損傷. 日手会誌 1993；9：865-7.
5) Smith L. Deformity following supracondylar fractures of the humerus. J Bone Joint Surg Am 1960；42：235-52.
6) 阿部宗昭. 小児上腕骨顆上骨折治療上の問題点. 整・災外 1981；24：5-14.
7) 阿部宗昭. 肘周辺骨折. 小児整形外科テキスト. 第1版. 佐藤雅人, 坂巻豊教編. 東京：メジカルビュー社；2004. p230-40.
8) 剣持雅彦, 斎藤英彦. 小児上腕骨顆上骨折の骨折型と治療方針. 骨・節・靱帯 2003；16：1129-39.
9) Mahaisavariya B, Laupattarakasem W. Supracondylar fracture of the humerus: malrotation versus cubitus varus deformity. Injury 1993；24：416-8.

ビーチチェアポジションで行う肩関節鏡視下手術
（基本操作・作滑膜切除・関節包切離術・その他）

日本大学医学部整形外科学系整形外科学分野／日本大学病院整形外科センター　洞口　敬

適応病態

① 難治性凍結障害肩
② 肩関節滑膜炎（関節リウマチ，化膿性肩関節炎，疼痛コントロール不可かつ挙上動作可能な広範囲腱板断裂など）
③ インピンジメント症候群，滑液包炎，石灰沈着性腱板炎
④ SLAP病変（上方肩関節唇損傷）

術前シミュレーション

| 術前準備 | ● X線像，3D-CT，MRIなどの画像で，病巣部位の確認と行うべき処置をイメージする |
| | ● ポータル作製部位は，症例ごとに処置する部位，関節可動域，体格などを考慮して，ある程度変えてもよい（頭を柔軟に！） |

| 手術体位 | ● T-MAXビーチチェアとSPIDER Limb Positioner™（ともにSmith&Nephew社）などの上肢支持器を使用できると簡便である |
| | ● 患側の肩の後方と上方スペースの十分なクリアランスを確保する |

起

| 後方ポータルの決め方と関節鏡挿入 | ● 肩峰の外側縁後角の骨レリーフを目安に，一横指下方・一横指内側が基本的な後方ポータルとなる |

| 肩甲上腕関節内の観察 | ● カメラ本体の方向だけではなく，光源の方向，上腕骨のポジション，牽引などを自在に変えながら観察する |

| 前方ポータルの決め方と関節鏡の挿入 | ● 烏口突起を触知し，わずかに外側部のソフトスポット（腱板疎部）に前方ポータルを作製する。共同筋腱を傷つけないように注意する。関節鏡挿入までは，上腕骨は屈曲・外転各20°ぐらいにしておく |

| 肩甲上腕関節内の
デブリドマン・関節包切離 | ● 正常組織まで切除しすぎないように，シェーバーの使い方に注意する
● 腋窩神経を損傷しないように注意する |

| 肩峰下滑液包への関節鏡挿入と
ワーキングポータルの決め方 | ● 鈍棒を挿入した状態で，肩峰下滑液包の内部を鈍的に剥離し，ある程度スペースを確保しておいてから，カメラに差し替える
● ワーキングポータルの位置は，シェーバーなどの器具が肩峰外側縁と干渉しないように，やや末梢に作製する |

| 肩峰下滑液包内の
デブリドマン | ● 烏口上腕靱帯は，烏口肩峰靱帯や膝前十字靱帯のような明確な靱帯のイメージと異なって見えることに注意する。単なる結合組織や瘢痕組織のようにも見える。解剖学的視点からも判断し組織を取り除く
● 肩甲上神経・腋窩神経の損傷に注意する |

　肩関節鏡視下手術としては，鏡視下デブリドマン単独よりも，腱板断裂に対する鏡視下腱板修復術や反復性肩関節脱臼に対する肩関節唇形成術のほうが，適応患者数が多いと思われる。しかし，経験の浅い術者が肩関節鏡の操作に慣れるための手術としては，デブリドマンを不自由なくかつ適切に行えることは大切であり，器具の挿入や操作部分は腱板修復術・関節唇形成術などと共通である。

　また，ビーチチェアポジションという体位は，整形外科医のなかでも肩関節の手術を行う医師で，しかも側臥位ポジションを用いない者しか経験しない体位である。そのため，施設によっては麻酔科医や看護師などへの指導が必要になるため，術前準備に関してもさまざまな注意点を知っておく必要がある。

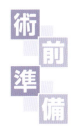

①単純X線像，MRI，3D-CT像などで，病巣部位の確認と行うべき処置をイメージしておく。
②肩関節鏡視下手術では，後方ポータル，前方ポータル，外側ポータルの3つのポータルが基本になる。
③出血を抑え視野を確保しやすくするために，灌流装置を使用することを強くお勧めする。肩の灌流圧は好みもあるが，50〜80mmHg程度がよい。患者の収縮期血圧を100mmHg前後に調節すると，より出血が抑えられる。
④ポータル作製位置に関しては，症例ごとに処置する部位，ROM，体格などを考慮し，柔軟に変更・追加することが手術をスムーズに行うポイントになる。
⑤カメラ本体・光源の方向に加え，上腕骨のポジションを適時動かして，観察したい部位をしっかり観察することがポイントである。
⑥手術の補助的な器具としては，スイッチングスティックと，膝関節半月板縫合器を挿入する際に使用する細いレトラクターを用意しておくと便利である。特に，カニューラレスで操作を行う際に，カメラの位置の差し替えが容易になる。

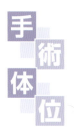

全身麻酔下肩関節評価・診察

①手術中に上体が足方向に滑って下がらないよう工夫する。脚の下に置くスポンジ台を手術台に固定したり，上体を起こした後，手術台のベースを頭側に傾ける（図1）。上体が滑り落ちるとマスクで固定した顔面に過剰なストレスがかかり，口唇が挿管チューブとマスクに挟まれ術後に腫れたり，あごに褥瘡が生じることがある。

②患者の体格が小さい場合，術中に手術台や顔面部分に器具の手元が干渉して，操作が制限されることがある。肩の後方と上方部分のクリアランスを十分確保しておくために，上体を患側に若干寄せたり，頭部を健側に傾けるとよい。

Advice
- 上体や頚部を傾ける角度は麻酔科医にも確認してもらい，頚動脈の圧迫やバイタルサインを確認しながら調整する。

③適切な体位がとれた段階で，肩関節のevaluation of under anesthesia（EUA）を行う。ROM，不安定性，求心位，クリック，抵抗部位などの評価を行う。

図1 手術体位

a：体が滑り落ちないようにする。顔面マスク周辺，陰部，健側上肢の過剰な圧迫がないか確認する

b：肩の後方・上方のクリアランスを十分に確保する

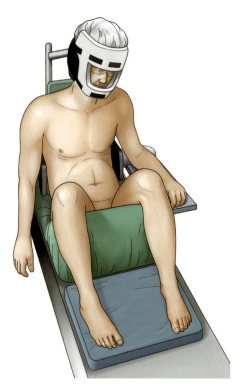

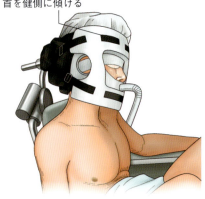

首を健側に傾ける

c：手術用カバーをかけて肩だけ出す

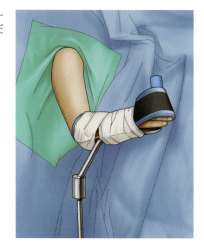

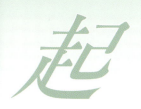

後方ポータルの決め方と関節鏡の挿入～後方ポータルからのシェーバーの挿入

後方ポータルの決め方と関節鏡の挿入

◆皮切

肩峰の外側縁後角の骨レリーフを目安に，一横指下方・一横指内側が基本的な後方ポータルの位置となる（図2a）。

肩関節唇形成術の際は，ポータルを関節裂隙より約5mm外側に作製すると，関節鏡の外套管がテコの原理で自然に骨頭を外側に押し出すため，関節窩前方を鏡視しやすくなる。腱板修復や肩峰下滑液包（subacromial bursa；SAB）内部の処置が中心の際には，後方ポータルの基本位置から5mm程度上方に作製すると，後方からでもSABの前方領域の鏡視が容易になる。凍結肩の際は，関節包が硬く骨頭が全く動かない場合もあるので，関節裂隙に合わせてポータルを作製する。

外套管挿入の際は，鈍棒を一度わざと骨頭に当てて，骨頭を前方に押すようにする。骨頭の感触を確認しながら鈍棒を徐々に内側に向けていくと，関節裂隙を感知しやすい。そこで鈍棒を烏口突起に向けて強く押し込む（図2b）。この際，助手に上腕を上方外側に持ち上げてもらうと，関節のスペースが生まれやすい。

図2 後方ポータル

a：後方ポータル作製位置

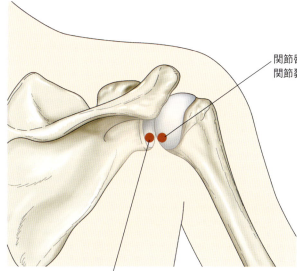

関節唇修復術の際のポータル位置。関節裂隙より5mm外側

肩峰外側縁後角より，一横指下方・一横指内側

b：鈍棒を骨頭に当て，ずらしながら関節裂隙を感じて鈍的に挿入する

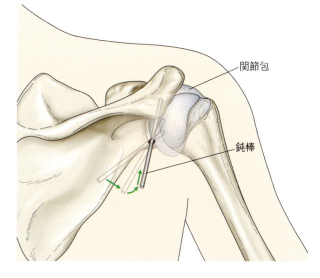

関節包

鈍棒

肩甲上腕関節内の観察

　肩甲上腕関節（glenohumeral joint；GH）内を鏡視する際には，助手に上腕骨を上方・外側に牽引してもらうと，関節裂隙が広がり前下方部分も鏡視しやすくなる．また，関節鏡を引きすぎてカメラが抜けてしまわないように，右肩が患側の場合は左手でカメラを保持し，右手の母指と示指で外套管をポータル挿入部分で把持しておくと，カメラを引きすぎて意図しない関節鏡の引き抜けを防止できる．

　GH内の観察は，カメラを関節内で3周させることで所見の見落としを防止できる（図3a）．1周目は関節唇をメインに鏡視する．上腕二頭筋長頭腱（long head of biceps tendon；LHB）の付着部から前方の関節唇に沿って，前下方，下方，後方の順に観察し，LHBの付着部に戻る（図3b左）．後方関節唇を観察する際は，関節鏡を引きすぎないようにして骨頭を前方に押すと，骨頭の後方にスペースが生まれ観察しやすい．2周目はLHBと腱板付着部（図3b中）をメインに観察する．カメラは，LHBの上面・末梢などの状態を確認しながら結節間溝へ進める．結節間溝部分では，上腕骨を内旋させて肩甲下筋（subscapularis；SSC）腱の付着部，上関節上腕靱帯（superior glenohumeral ligament；SGHL）の状態，プーリーなどを観察する．次に，上腕骨を外転させて棘上筋付着部を観察した後，徐々に降ろしながら外旋を加えると，棘下筋，小円筋の各付着部，Hill-Sachs lesionなどの骨頭後方部分を観察できる．3周目はカメラ先端を関節窩面の前縁よりも前に押し込んで，Weitbrecht孔，中関節上腕靱帯（middle glenohumeral ligament；MGHL）を，カメラを下方に動かしながら前下関節上腕靱帯（anterior inferior glenohumeral ligament；AIGHL）を，カメラを後方に引きながら後下関節上腕靱帯（posteior inferior glenohumeral ligament；PIGHL），上腕骨頭側の関節包損傷（humeral avulsion of the glenohumeral ligament；HAGL lesion）などを観察する（図3b右）．

図3 肩甲上腕関節内の観察
a：後方ポータルから関節鏡を入れ（左図），1周目に関節唇，2周目に上腕骨頭，3周目に靱帯などを観察する（右図）

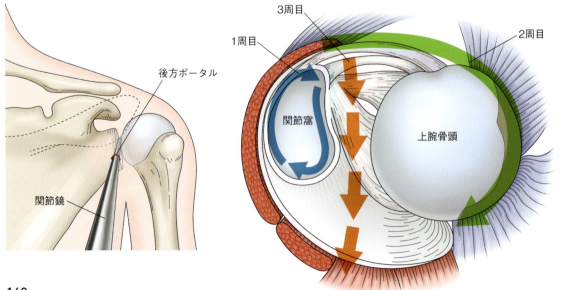

図3 肩甲上腕関節内の観察(つづき)

b：観察順

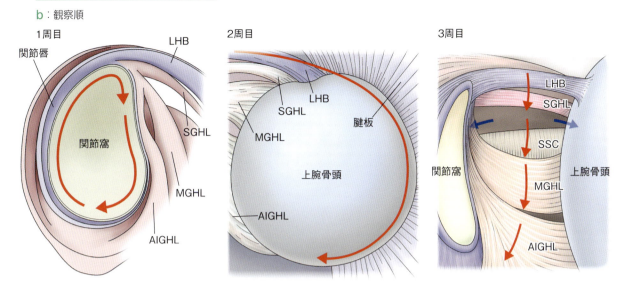

c：腱板断裂例(棘上筋-棘下筋移行部)

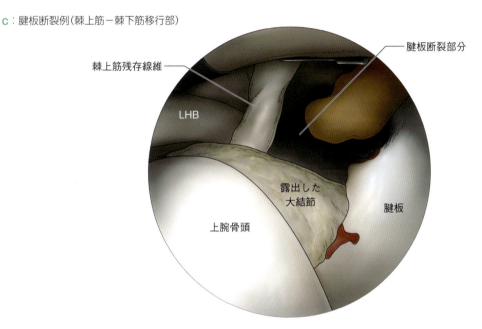

前方ポータルの作製

　烏口突起の外側上方のソフトスポットを指で押しながら，後方ポータルに挿入した関節鏡で関節内から腱板疎部(rotator interval；RI)が押し込まれるのを確認する(図4a)。23Gカテラン針で，関節内から確認しているRIのSSC上方に針を入れる。皮膚のカテラン針の刺入部と針の方向から目線を切らないようにして助手に針を抜いてもらい，その方向に迷わず尖刃を進める(図4b)。針を関節内に出しにくいときには，関節鏡をRIに押し当てて，手術室を暗くして皮下に光が浮かび上がる部分をねらうようにする。

図4 前方ポータル

a：前方ポータルの作製位置

b：尖刃の挿入（後方ポータルからの鏡視像）

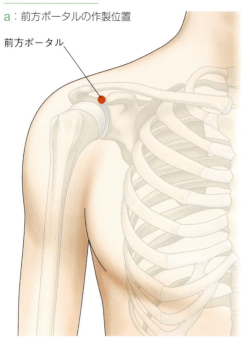
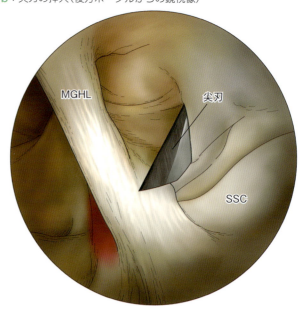

　関節包の手前まで尖刃が来ると，薄皮一枚でどこに尖刃の先端があるか認識できるので，関節包を貫く前に方向を微調整して最適な場所を貫く．尖刃の方向を十分認識しながら，直型モスキート鉗子，ペアン鉗子の順に器具を同じ方向で差し替えてポータルを適正な大きさまで開大させる．デブリドマンや腱板修復を行う場合は，RIの中央にポータルを作製してよい．

　関節唇修復術の際にはSSCの直上にファーストポータルを作製しておくと，糸を逃がすためのセカンドポータルをRIの上方に余裕をもって作製できる．カニューラを使用する場合は，この時点でカニューラを設置する．

後方ポータルからのシェーバーの挿入

　前方ポータルから半月板縫合時に使用するレトラクターを挿入しておく．後方ポータルの外套管を残してスイッチングスティックを挿入したまま外套管を抜く．カメラを前方ポータルに挿入し，前方関節唇，後方関節唇と後方関節包を観察する．カメラ本体，光源の向き，上腕骨頭のポジショニングの3つを適切に動かし，よい視野で操作することがポイントである．

　後方ポータルからシェーバーや高周波電気メスなどの器具を挿入する際は，挿入したスイッチングスティックに沿わせてレトラクターを挿入し，スイッチングスティックと器具を入れ替えるとスムーズである．カニューラを使わずに作業をすると，器具を広範な領域へアプローチしやすい．

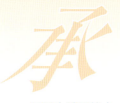

肩甲上腕関節内部のデブリドマン

肩甲上腕関節内部のデブリドマン～肩甲上腕関節の関節包の切離

後方鏡視で前方ポータルからシェーバーや高周波電気メスなどを挿入し，デブリドマンや止血を行う。肩関節の関節包は非常に薄く伸張性の大きい部分もあるので，シェーバーの使い方には工夫が必要である。滑膜にシェーバーの歯を直接向けて使用すると，残したい正常な組織まで一気に切除してしまう可能性がある。

シェーバーの歯はカメラから見える手前側に向け(図5)，切除したい組織から少し距離を離しておく。まず，吸引はかけない状態で歯のみを回転させる。次に吸引を少しずつ強めていく。シェーバーのカバー側を切除したい組織に接近させていくと，増殖滑膜や不良肉芽などの先端が吸い込まれて歯の中に入ってくる。この状態でシェーバーの本体を少しづつ組織側に回していきながら切除量を調整する。この操作により，切除したい組織だけを確実に郭清することが可能となる。デブリドマンは，RI，関節包前方部分，腋窩部分，腱板付着部，LHBの付着部と順に行う。

図5 シェーバーの歯の向け方
シェーバーの歯はカメラから見える手前側に向ける

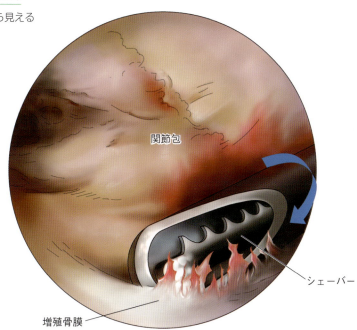

ビーチチェアポジションで行う肩関節鏡視下手術

肩甲上腕関節の関節包の切離

　関節包リリースでは，高周波電気メスのフックタイプもしくはダックビル鉗子などを使用する。鉗子を使用し幅をもって関節包を切離していくほうが，再癒着しづらい。前方ポータルから関節包を下方に向かって切離していく。上方から後方へも可能な範囲で切離を進める(図6)。カメラと鉗子を前後入れ替えて，後方の上下方向に関節包の切離を行う。腋窩神経などを巻き込まずに関節包のみを安全に切離するためには，関節包と筋肉の間に鉗子を挿入して組織間を鈍的に剥離した後に，その部分の切離を行う。短い距離を数回繰り返すように慎重に行う。

　症例によっては，先に肩峰下滑液包のデブリドマンを行った後，最後に関節包の切離を行うという順番になることもある。

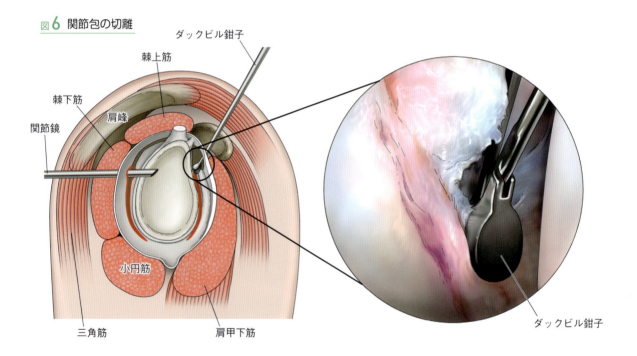

図6 関節包の切離

肩峰下滑液包への関節鏡挿入

肩峰下滑液包（subacromial bursa；SAB）中の操作に移行する前に，上腕をやや下方に牽引するようにポジショニングをとり，SABのスペースを広げる。

後方ポータルの外套管を残したまま関節鏡を鈍棒に入れ替える（図7a）。外套管の先端を一度，関節外に引き出すが，皮膚の外までは抜かずに筋層内で方向を変えて，肩峰の後方部分の骨に押し当てる。骨性要素を先端で感じながら，肩峰下に滑り込ませるように外套管の先端をSAB内へ進める（図7b）。

図7 肩峰下滑液包のポータル作製

a：後方ポータルの外套管を残したまま，関節鏡を鈍棒にを入れ替える

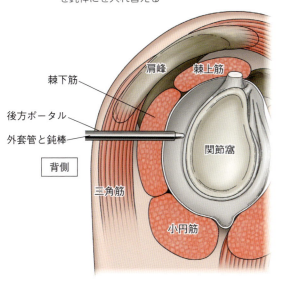

b：外套管の先端を関節外に引き出すが，全部は抜かずに一度肩峰後縁に当ててから，肩峰下滑液包内に滑り込ませる

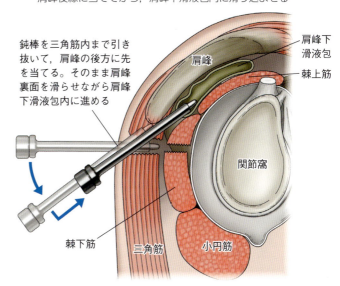

c：ブラインド下に鈍棒でSABの中の癒着をはがす（イメージ図）

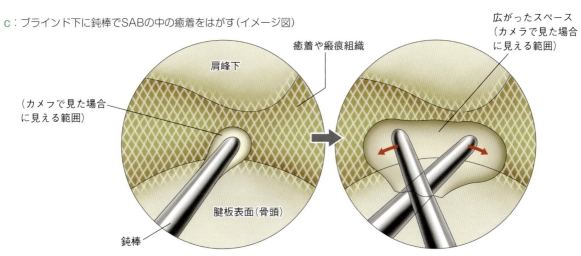

SAB内の癒着や瘢痕化の強い症例では，鈍棒の先端で肩峰の裏側の"ゴリゴリ"という骨性の感触を確認し，そのまま上腕骨頭の表面で鈍棒の先端を愛護的に左右へ動かし，鈍的にSAB内部を剥離してスペースを作る（図7c）。あらかじめ剥離した後にカメラを挿入すると，視野が確保されているので次の作業に移行しやすくなる。

肩峰下滑液包内組織の正確な位置関係の把握

鈍棒とカメラを差し替えてSABの内部を確認する。まず，肩峰下前外側部を正確に把握する。カテラン針を皮膚の上から刺し，肩峰前外側の骨の表面に一度当てる。針の先端をずらしながらless of resistanceを利用してSAB内に突き出す。肩峰下前外側部を起点に，SAB内部の組織の位置関係を正確に把握する（図8）。確認が不確実なままデブリドマンを行うと，誤った組織を切除する危険が生じる。多くの場合，手術対象となる患者のSAB内は，癒着や増殖滑膜，瘢痕などで視野が不良である。

肩峰下滑液包のワーキングポータルの作製

前方ポータルと後方ポータルの中間，もしくはやや前方寄りの部分で，肩峰外縁から5〜6cm遠位の位置にSABのワーキングポータルを作製する（図9a）。肩峰下面や骨棘を切除する操作があるが，シェーバーおよびボーンアブレーダーなどの器具が肩峰の外側縁と干渉すると切除できない部分が生じるため，触知してここと思ったイメージよりもさらに数mm程度遠位にポータルを作製するのがコツである（図9b）。

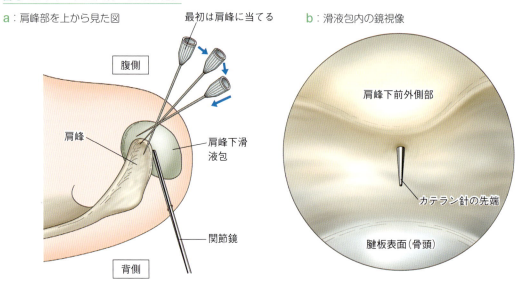

図8 肩峰下の位置関係の正確な把握
a：肩峰部を上から見た図
b：滑液包内の鏡視像

図9 SABのワーキングポータルの位置

a：SABのワーキングポータルの決め方

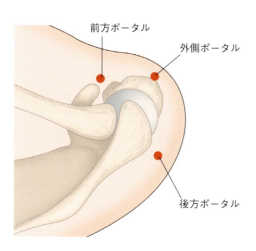

b：肩峰辺縁よりも数mm遠位にワーキングポータルを作製する

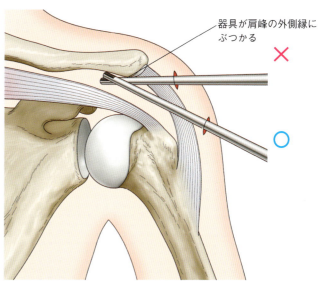

器具が肩峰の外側縁と干渉すると切除できない部分があるため，触知してイメージした位置よりさらに数mm程度遠位にポータルを作製する

> **Advice**
> - 初心者は，挿入した器具の先端がなかなか見つからないという状況になりやすいため，基本的に，挿入する器具は肩峰下前外側の領域でカメラの視野に入れるように心がける。
> - 瘢痕組織などで視野が確保できず，挿入した器具の先端が見つからない場合のテクニックとして，関節鏡の外套管とシェーバーの先端をブラインド（感触だけ）で接触させて，関節鏡の上もしくは下にシェーバーを当てる。それからシェーバーを外套管の先端へと滑らせる。そうすると，関節鏡のカメラの前に器具が現れる（図10）。

図10 外套管の先端へとシェーバーを滑らせて，視野の中にシェーバーを出現させる

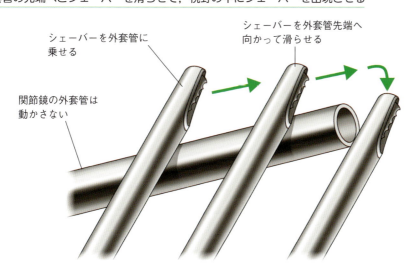

肩峰下滑液包のデブリドマン

◆SAB内の操作：肩峰下除圧術

肩峰下前外側部分，烏口肩峰靱帯（coracoacromial ligament；CAL），カメラを挿入している後方ポータル周辺，肩甲棘周囲，肩鎖関節の順で郭清を行う。

肩峰下骨表面の軟部組織を高周波電気メスで除去し，骨表面を露出する。外側縁の三角筋付着部を，高周波電気メスの凝固モードでシュリンクさせながら，肩峰の外側縁の輪郭を明確にする。また，前外側部分に付着しているCALをしっかり同定する。CAL周囲の軟部組織を丁寧に除去しつつ，CALに沿って烏口突起先端下面まで郭清していく。肩峰下除圧術は，ボーンアブレーダーなどを用いて，カメラ手前から前方へ，外側から内側方向へ削る。目についたところをあちらこちらと削らずに，端から一定方向へ削っていく。カメラ手前から離れる方向に削っていく理由は，誤ってカメラを傷つける危険が少なく，それを恐れて削る作業にむらが出ないようにするためである。削る厚さは，ボーンアブレーダーの歯の厚さを目安に考えるとよい（図11）。肩峰辺縁が鋭利な形に残らないように注意することが重要である。

◆SAB内の操作：烏口上腕靱帯の郭清

凍結障害肩の病態にはいまだに議論があるが，烏口上腕靱帯（coracohumeral ligament；CHL）は瘢痕硬化しているのでしっかり除去する必要がある。CHLはCALと異なり，単なる結合組織のように見えるためCHLそのものの同定が難しい（図12a）。あくまでも周辺の解剖学的な位置関係から判断し，CHLを取り除く必要がある。

CHLは烏口突起の外側に起始し，RIの前面を覆いつつ，腱板表面に広範囲に広がって付着している。烏口突起の基部は周辺組織を除去しないと直接は見えない。肩峰下からCALに沿ってカメラを進めていくと，烏口突起と共同腱の裏側に到達できる。烏口突起

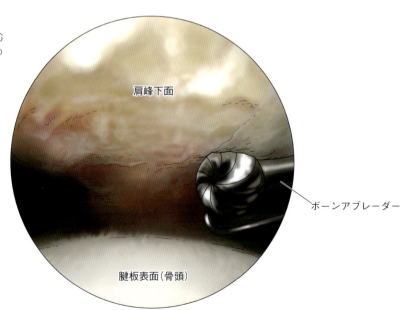

図11 肩峰下除圧術
ボーンアブレーダーの歯の食い込む高さを目安にして，順に連続して削っていく

の基部をスイッチングスティックなどで触知確認し，烏口突起外側部分，アーチド面部分の軟部組織を除去して骨を露出させる。RIおよび腱板表面の結合組織をある程度取り除く（図12）。この際に，RIの滑膜組織もしっかり除去する必要があるので，CHLごと薄い関節包が除去されてRIに穴が開くことがあるが，それでよい。烏口突起とSSCに連続している組織は切除して，SSCを完全に遊離させる。小胸筋の停止部が細い索状の腱として，烏口突起を内側から外側に超えてくる場合がある。烏口突起の内側部には腕神経叢や動脈が走行しているので，器具が意図せず奥に入らないように，シェーバーや高周波電気メスの先端を利用して，何度も烏口突起を触知しながら慎重に操作を行う。

図12 CHLのデブリドマン

a：誤ったイメージをもっているとCHLを探す際に困惑する。CHLは左のシェーマのようには見えない

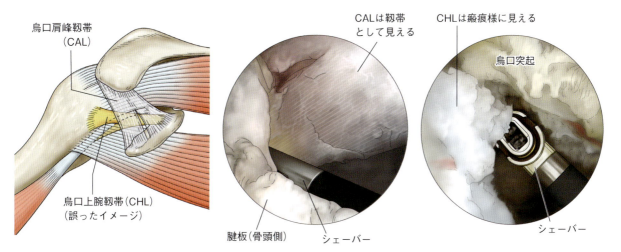

b：SABとCHLのデブリドマン。烏口突起の外側縁露出

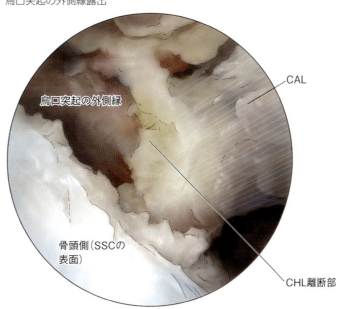

閉創

手術操作が終了したら，器具をすべて抜いて，徒手的に肩の可動域を確認する。可動域が不十分な場合には，再鏡視して原因部分の組織をデブリドメントする。

SABに閉鎖式持続吸引ドレーンを挿入しておく。不要な血腫は術後疼痛，感染，再癒着の原因になる。

- 筆者は，外転装具は使用したほうがよいと考えている。術後の他動的可動域訓練を開始する際に，固定している外転角度から下方向に行う分が，アドバンテージとなるからである。リハビリテーション中の疼痛の程度をみながら，それほど必要がなければ数日で除去すればよい。
- 術後，ベッド上に戻った際の体位に注意する。肘下にクッションを入れて，肩関節が伸展位にならないようにする。30°程度ヘッドアップさせ，肩を含めた上肢を適当に下垂させる。適切な体位がとれているだけで，術後の痛みがかなり異なる。
- 術翌日から，立位で装具を適切に付け直し，頸部・肩甲帯周囲，手指，肘関節のモビライゼーションを開始する。出血や疼痛が著しくなければ，肩関節も可動域訓練を開始する。
- デブリドマン手術の後は，癒着する前に可動域を確保していくことが求められるため，可及的早期にROMを改善させる。また，セッティングを利用して腱板の筋力維持も行う。
- 可動域訓練は，他動的，自動的にかかわらず，角度ばかりに目を奪われず，骨頭求心位が正しく保たれているのか，肩峰下への骨頭の滑り込みが良好なのか，代償動作が出ていないかに注意を払うことが大切である。

ワンポイントアドバイス

- 拘縮の強い症例の場合は，関節鏡が挿入しづらい。その際は先に，徒手的にマニピュレーションをある程度行うと関節鏡が入りやすくなる。
- 関節鏡の初心者は，器具の先端がどこに向かっているかわからなくなることがある。そのようなときは自分の頭の中の意識を，カメラの画面の中の意識と，肩を外から眺めて皮膚を透かし関節鏡や器具の先端を見る意識の2つに分ける。この2つの意識を切り替えながら手術を行うとよい。
- 癒着や滑膜炎の影響などでSABの空間がない場合，ある程度軟部組織を取り除かないと，解剖学的な位置関係が把握しにくい。そのようなときは，カメラ直前の組織から少しずつ除去しながら視野を広げていく。
- 操作を急がずに，視野をきれいに保ちながら，目的の処置を行っていくことが肝要である。
- SAB内のデブリドマンでは，慣れるまではルーティンにある程度広範囲に軟部組織を除去することをお勧めする。初心者は組織の同定を誤りやすく，切除してはならない組織を切除したり，切除すべき組織を取り残すことがある。確信のもてる解剖学的目標物を確保すべきである（肩峰前外側下面，肩甲棘，烏口肩峰靱帯，肩鎖関節など）。
- カニューラを使わずに作業をすると器具の自由度が上がるので，広範囲な領域にアプローチしやすい。器具を挿入する際は，スイッチングスティックを挿入しマリアブルレトラクターと入れ替え，器具を挿入すると容易である。

肘関節鏡視下手術の実際

昭和大学江東豊洲病院整形外科　富田一誠

適応病態

【関節腔内組織】
- 肘関節ロッキング：遊離体（関節ねずみ）の摘出
- 肘関節内軟部腫瘍：滑膜性骨軟骨腫症など軟部腫瘍の摘出

【関節内骨性部分】
- 橈骨頭骨折など：頚部の転位が少なく，粉砕でない関節面骨折の整復固定
- 関節リウマチ：橈骨頭切除
- 変形性肘関節症・インピンジメント症候群：骨棘の摘出切除

【関節軟骨】
- 離断性骨軟骨炎：病巣が小さく回復しない進行期・終末期の郭清，骨軟骨移植

【滑膜】
- 肘関節炎：関節リウマチや診断未確定の滑膜の採取・切除，肥厚した滑膜ひだの切除

【関節包】
- 軟部組織性肘関節拘縮：保存療法の効果がない場合，関節包切除

【筋膜】
- 上腕骨外側上顆炎：保存療法の効果がない場合，短橈側手根伸筋筋膜切除

　肘関節は，関節内の骨形態，関節周囲の筋肉や神経・血管の走行が非常に複雑である。そのため，関節内病変を安全かつ確実に治療するためには，津下法に代表されるような大きな展開を必要とした。しかし，解剖学的に安全なアプローチの確立により，低侵襲な関節鏡手技が肘関節へ応用されるようになった。低侵襲のため，関節内という限られた視野とワーキングスペースでの処置には，綿密な術前計画と習熟した技術が重要である。
　一般的な手術体位は，肘関節内全体を安全に観察できる腹臥位（側臥位）が基本である。術者の手の動きにやや制限はあるが，仰臥位でも十分可能である。例えば，変形性肘関節症で前方も後方も処置が必要で，尺骨神経麻痺がある場合，神経剥離だけであれば十分注意しながら腹臥位（側臥位）でも可能だが，神経前方移動術が必要な場合には，側臥位から

仰臥位への体位変換が必要である．離断性骨軟骨炎の郭清術などで，外側だけの処置だけならば仰臥位で可能である．処置をする部位，追加処置などを考慮し，最適な手術体位を決定する．

　肘関節前方鏡視は最も難しい関節鏡手技の一つといえる．凹凸のある上腕骨遠位，肘関節前方と内側すぐ近くにある重要な神経と血管の存在が，さらに難易度を上げている．本稿では，変形性肘関節症に対する関節鏡視下関節形成術の手術手技を通して，実際に必要な肘関節鏡手技について述べる．

　図1に，肘関節の関節包および靭帯構造と，関節内に起こる骨棘形成，軟骨変性の好発部位を示す．これからの解説の各ステップにおいて，空間をイメージしながら読んでほしい．また，合併症で最も多い神経麻痺を予防するために，前方鏡視における外側処置中の橈骨神経，後方鏡視における内側処置中の尺骨神経の位置関係を認識する必要がある（図2）．

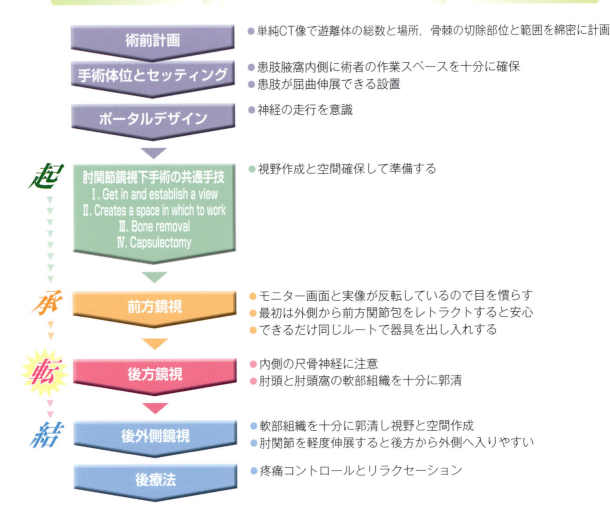

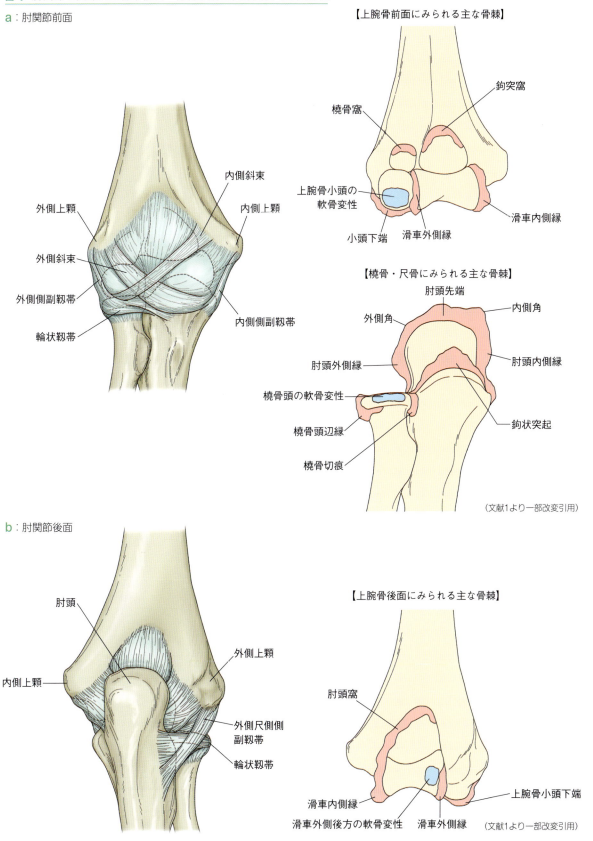

図1 肘関節の関節包と靱帯構造：骨棘形成と軟骨変性の好発部位

図1 肘関節の関節包と靭帯構造：骨棘形成と軟骨変性の好発部位（つづき）

c：肘関節外側面　　　　　　　　　　　　　　　　【上腕骨外側面にみられる主な骨棘】

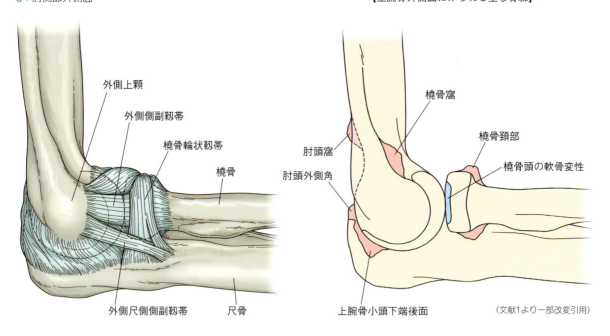

（文献1より一部改変引用）

図2 肘関節における神経・血管の走行

上腕骨内・外側上顆高位での横断面

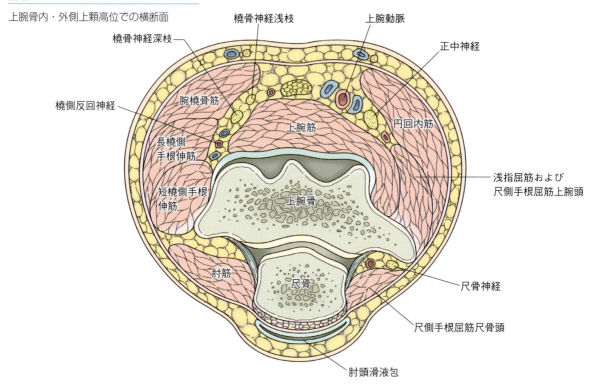

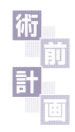

診察

痛みの部位と性質，関節可動域，尺骨神経症状の有無などを丁寧に確認する。

画像検査

単純X線(最大屈曲側面，最大伸展側面含む)，単純CT像などを駆使して病態を理解し，処置を必要とする部位を綿密に計画する。特にできるだけ直近の単純CTの3方向像と3D-CT像により，遊離体は合計数と場所，骨棘は切除部位とその量の目安および処置範囲を図示決定しておく(図3)。

前方内側→前方外側→後方内側→後方中央から外側→外側→後外側の順に処置計画を行い，処置の部位と作業量により時間配分をする。2時間1タニケット以内が望ましいが，2時間以上必要なときはタニケット時間を2回に分ける。

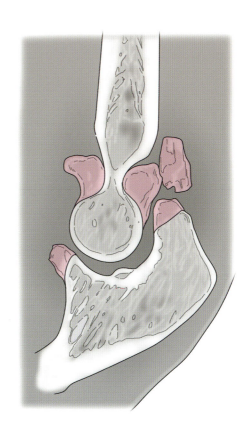

図3 CT像を元にした骨棘切除の綿密な計画
色の付いた箇所は切除する骨棘を示す

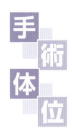

体位

　上半身が手術台の患側の端ぎりぎりにくるような腹臥位とし，なるべく近位にタニケットか滅菌タニケットを巻く。なるべく手術台の近くに手台を設置し，手台の支脚が操作の邪魔にならないようにする。

セッティング

　肩関節は90°外転，肘関節は90°屈曲位で前腕を下垂させ，肘関節を自由に屈曲・伸展できるようにセッティングする（図4）。患肢の腋窩内側と外側に，操作ができる十分なスペースを作ることがポイントである。側臥位の場合は，健側肢を肩関節挙上，肘関節屈曲して，患肢の頭側のスペースをなるべく確保する。

　4.0mm径の30°および70°斜視鏡，2.7mm径の30°斜視鏡，シェーバー［先端が尖った形状のTorpedo™（Arthrex社）は特に有用］，アブレーダーバー，radio-frequency（RF）装置，平ノミ，関節鏡用鉗子（グラスパー，パンチ，バックバイターなど），潅流装置を準備する。潅流液は30mmHg前後で加圧して持続潅流し，視野によって圧を変える。

図4 体位とセッティング

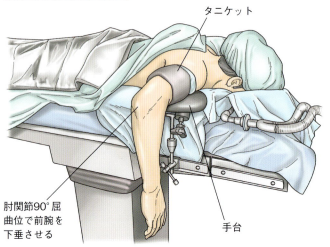

肘関節90°屈曲位で前腕を下垂させる

タニケット

手台

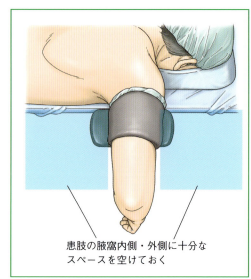

患肢の腋窩内側・外側に十分なスペースを空けておく

ポータルデザイン（図5）[2〜7]

①近位前内側ポータル：内側上顆より近位2cm，前方1cm
（内側前上腕皮神経から約2.3mm，正中神経から約12mmの位置）
②前外側ポータル：外側上顆より近位1cm，前方2cm
（外側前上腕皮神経から約7.6mm，橈骨神経から約5.0mmの位置），outside-in法で。
③近位前外側ポータル：外側上顆より近位2cm，前方1cm
（外側前上腕皮神経から約6.1mm，橈骨神経から約9mmの位置），outside-in法で。
④後方ポータル：肘頭の中央で，肘頭より3cm近位。尺骨神経の位置を必ず確認する。
⑤後外側ポータル：上腕三頭筋の外側縁，肘頭外側角約1cm近位
（後前上腕皮神経から約2.0cmの位置），outside-in法で。
⑥ソフトスポットポータル：橈骨頭，上腕骨外側上顆，肘頭を結ぶ三角形内中央の1番軟らかい部位。
⑦ソフトスポット前方ポータル：ソフトスポットから前方腕橈関節やや後方の位置。

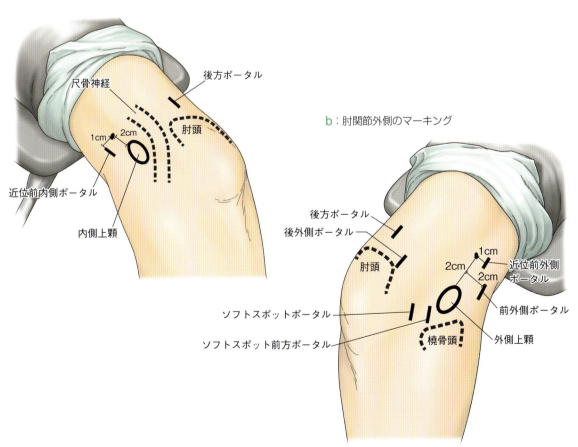

図5 ポータルデザイン
a：肘関節内側のマーキング
b：肘関節外側のマーキング

図5 ポータルデザイン（つづき）

c：肘関節内側のポータルデザイン

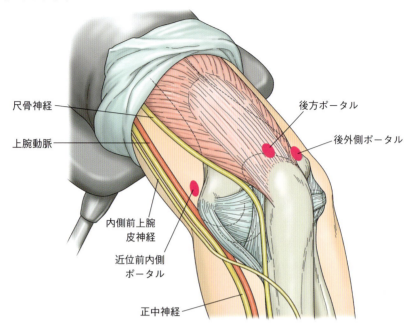

d：肘関節外側のポータルデザイン

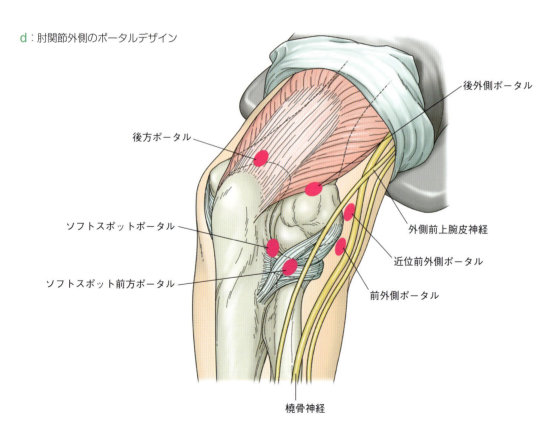

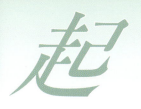

肘関節鏡視下手術の共通手技～関節鏡手術の4 steps

肘関節鏡視下手術の共通手技

肘外側のソフトスポットから，23G注射針で生理食塩水（normal saline；NS）20mLを肘関節内に注入する。ポータルは各鏡視ごとに説明するが，皮膚のみ円刃で切開し，直型モスキート鉗子で皮下を剥離し，鈍的に筋層内を進めて関節包を穿破する。皮下から関節包間で鋭利な操作はしない。しかし，前述の④のポータルは，一気に尖刃で穿破して直線的に作製する。神経損傷，皮下浮腫を防止するためには，皮下組織を愛護的に扱い，できるだけ同じルートで器具の出し入れをする。ポータルが大きすぎたり，ルートが複数になると，潅流液が皮下組織に漏れ出し，余計な合併症を引き起こす。

関節鏡手術の4 steps

関節鏡手術の4 stepsとは，各鏡視手技中の起承転結である。この4 stepsを繰り返すことで関節鏡手術を進める[8]。関節鏡手術の4 stepsは以下のとおりである。

Ⅰ. Get in and establish a view
Ⅱ. Creates a space in which to work
Ⅲ. Bone removal
Ⅳ. Capsulectomy

処置のために，ポータル周辺軟部組織，増生した滑膜，骨棘を覆う軟部組織をしっかり郭清し，十分な視野作成と空間確保を行い，準備することが重要である。ルッキングポータル（以下LP）とワーキングポータル（以下WP）の入口部周囲はそれぞれを入れ替えたり，70°斜視鏡を使用して確認する。

関節遊離体は，視野に出現したら直ちに処理する。潅流を止め，関節鏡と骨で遊離体の動きを封じ，操作しやすい場所で摘出する。遊離体を把持したら，関節包から皮下の間に落とさないように，皮膚外に出るまで絶対に離さない。

骨棘切除後は肘関節を最大屈曲・伸展させ，関節鏡で骨性衝突の有無を最終確認する。

前方鏡視

◀ LP：近位前内側ポータル，WP：前外側ポータル

- Ⅰ. Get in and establish a view

・近位前内側ポータル：ポータルデザインの位置（図6a）に皮切を置く。直型モスキート鉗子で上腕骨内側縁に触れた後（図6b），鉗子を上腕骨前面へ滑らせる（図6c）。上腕骨内側の傾斜に添わせたまま鉗子を進めると上腕の筋肉内に入ってしまうため，鈍棒を挿入した外套管を橈骨頭を目標に挿入して関節包を穿破する（図6d, e）。外套管が関節内に入ると先端の自由度が増し，外套管先端が関節軟骨に触れている感触があるため，NSのバックフローを確認し（図6f），4.0mm径30°斜視鏡を挿入する。70°斜視鏡へ入れ替えると，上腕骨小頭や橈骨頭の外側壁がより深く見える。

図6 近位前内側ポータル作製

a：近位前内側ポータルの位置

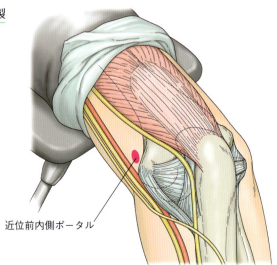

b：上腕骨内側上顆から2cm近位，1cm前方に5mmの縦切開を加える

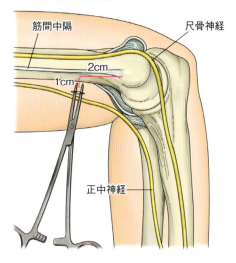

c：直型モスキート鉗子で上腕骨内側縁に触れた後，鉗子を上腕骨前面へ滑らせる

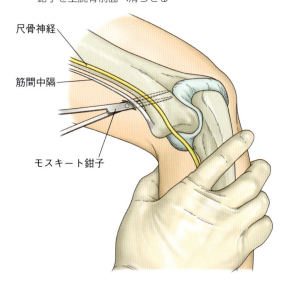

図6 近位前内側ポータル作製（つづき）

d：直型モスキート鉗子と鈍棒を挿入した外套管を入れ替える

e：鈍棒を挿入した外套管で，橈骨頭を目標にして関節包を穿破する

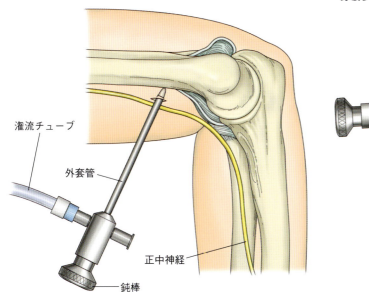
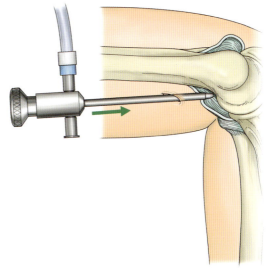

f：NSのバックフローを確認する

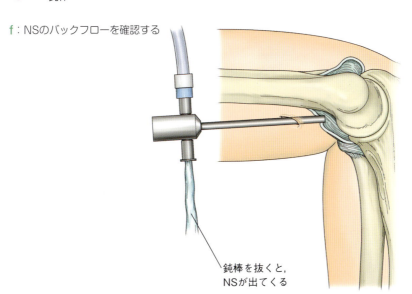

鈍棒を抜くと，NSが出てくる

- 前外側ポータル：内側鏡視で上腕骨小頭上外側を見る。関節鏡の光源が関節内部から皮膚を照らすためその明るいところ，前外側ポータルを作製するポイントを指で押して，さらに20Gカテラン針を用いて操作性を考慮し，刺入点を確認する。内側鏡視しながら，直型モスキート鉗子で関節包を穿破する。関節包を拡大してシェーバーを挿入する。シェーバーやRFで前方，内側，近位前内側ポータル，前外側ポータルの入口部の滑膜を含む軟部組織を郭清し，視野を作成し，空間を確保する（図7b）。
- 近位前外側ポータル：最初は，外側ポータルからエレバトリウムを挿入して助手に前方関節包をレトラクトしてもらうと，より安全に安心して処置できる（図8）。

図7 前外側ポータル作製

a：前外側ポータルの位置

b：シェーバーやRFで前方，内側，近位前内側ポータル，前外側ポータルの入口部の滑膜を含む軟部組織を郭清し，視野を作成し，空間を確保する

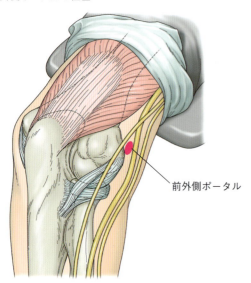

前外側ポータル

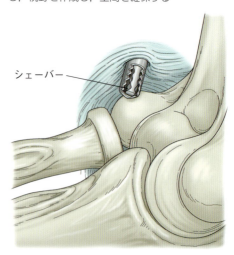

シェーバー

図8 エレバトリウムでレトラクトする

a：助手に前方関節包をレトラクトしてもらう

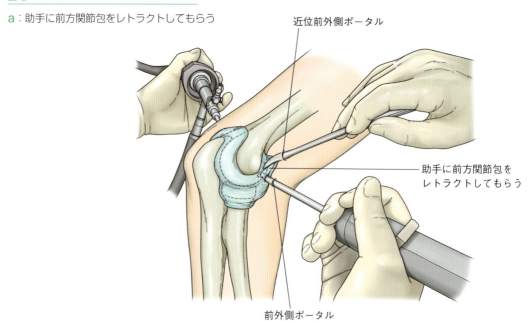

近位前外側ポータル

助手に前方関節包をレトラクトしてもらう

前外側ポータル

182

図8 エレバトリウムでレトラクトする（つづき）
b

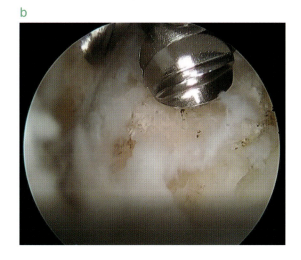
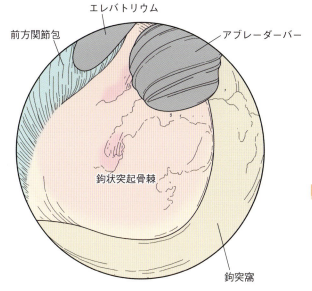

エレバトリウム
前方関節包
アブレーダーバー
鉤状突起骨棘
鉤突窩

- Ⅱ. Creates a space in which to work

 RFとシェーバーで鉤状突起，鉤状結節，続いて鉤突窩，橈骨頭，橈骨窩の滑膜を切除し，骨棘全貌を露出する．RFで線維性に結合している遊離体に可動性をもたせる．

- Ⅲ. Bone removal

 遊離体は先にグラスパーで摘出する．橈骨頭周囲の滑膜，滑膜ひだを，回旋運動でも乗り上げない程度に前方から外側までシェーバーで切除する．アブレーダーバーやシェーバーで増殖した骨棘を切除する（図9）．

- Ⅳ. Capsulectomy

 関節包切除が必要な場合，パンチを関節包と上腕筋の間に挿入剥離し，外側から内側へ白色の関節包のみを切除していく（図10）．

◀ ポータル入れ替え：LP…前外側ポータル，WP…近位前内側ポータル

- Ⅰ. Get in and establish a view

 スイッチングロッドがあれば前外側ポータルからロッドを挿入し，内側の外套管へ関節内から挿入して外側から内側へ貫通させれば，それをガイドに容易にスイッチが可能である．

 まずは再度視野を作成する．術前計画のように骨棘を切除できているかを確認する．70°斜視鏡では，鉤状突起内側の鉤状結節や鉤突窩内側を深く観察できる．

- Ⅱ. Creates a space in which to work

 RFとシェーバーで切除が不足した部分の骨棘の全貌を露出する．

- Ⅲ. Bone removal

 アブレーダーバーやシェーバーで，追加処置・不足だった処置を加える．

- Ⅳ. Capsulectomy

 バックバイターで前方関節包を内側から外側へ切除する．

図9 アブレーダーバーによる骨棘切除

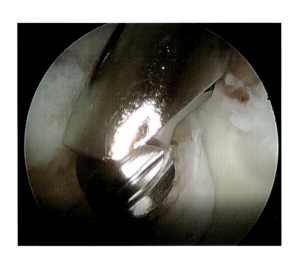
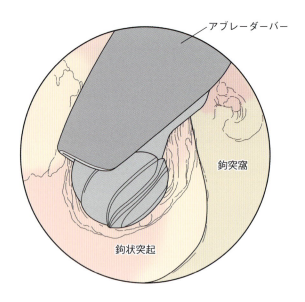

図10 パンチによる前方関節包切除

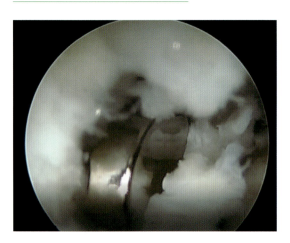
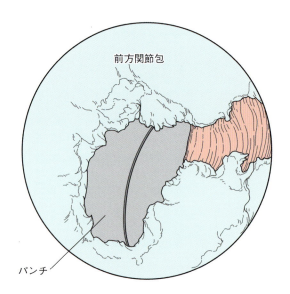

後方鏡視

◀ LP：後方ポータル，WP：後外側ポータル

- **I. Get in and establish a view**

　後方ポータルは尺骨神経の位置をしっかり確認して，尖刃で一気に上腕骨肘頭窩まで刺入する（図11）。後外側ポータルは，円刃にて皮膚切開し，上腕三頭筋を痛めないように筋層下をモスキート鉗子で鈍的かつ直線的に作製する。後方ポータルから鈍棒を挿入した外套管で肘頭窩を目指し，後外側ポータルからシェーバーを挿入する。シェーバーは作動させずに，関節鏡先端とシェーバー先端が振れることを確認する。関節鏡側へシェーバーの刃先を向けて関節内軟部組織を郭清し，後方の視野を作成する。絶対に関節鏡よりも内側にシェーバーを進めないようにする。

- **II. Creates a space in which to work**

　RFとシェーバーで，肘頭窩中央，肘頭中央，肘頭内側角，肘頭窩内側，肘頭外側角，肘頭窩外側の全貌を露出する。線維性に結合している遊離体に可動性をもたせる。完全に遊離させずに一部の軟部組織を残せば，摘出する際に見失うことを防止できる。カメラ自体で内側の関節包をレトラクトしながら，肘頭の内側角からmedial gutterが見えるまでRFとシェーバーで郭清し，次にやや肘関節を伸展して，外側角から橈骨頭が見えるまで郭清し，遊離体・骨棘の有無を確認する。

- **III. Bone removal**

　遊離体は直ちに摘出する。アブレーダーバー，シェーバーで，増殖した骨棘を術前計画の範囲で切除する。肘頭の大きな骨棘は，7mm程度の平ノミを手上がり刃先を遠位方向に向けて落とす（図12）。肘頭の内外側の角と肘頭窩内外側が，肘関節を伸展しても衝突しないことを確認する。さらに内側の処置が必要な場合は，関節鏡で内側をレトラクトしながら，外側ポータルから可能な範囲で決して刃先を内側へ向けずに，吸引を止めて注意深く切除する。

図11 後方および後外側ポータル

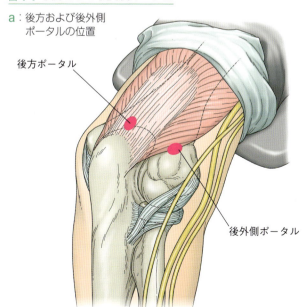

a：後方および後外側ポータルの位置
　後方ポータル
　後外側ポータル

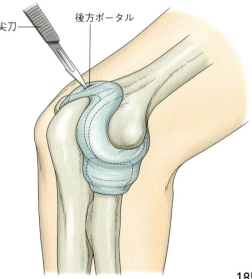

b：尖刃で一気に上腕骨肘頭窩まで刺入する
　尖刃
　後方ポータル

図12 肘頭骨棘を平ノミで切除

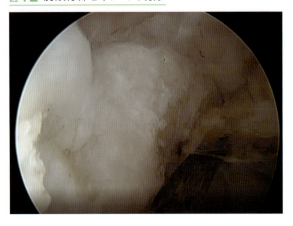
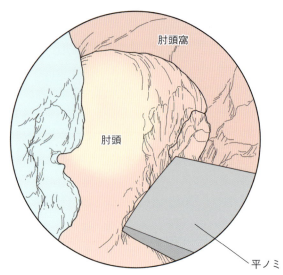

> **Advice**
> **Outerbridge-柏木法**
> ●術前に開窓部を計画する。術中は後方ポータルで鏡視しながら予定位置にK-wireを挿入し、透視で確認して（前方鏡視ができれば鏡視で）平ノミで開窓する（図13）。肘関節を屈曲させながらアブレーダーバー、スタンツェン、鋭匙などで適宜拡大する。70°斜視鏡で、開窓部から肘関節前方を観察する。衝突部分を確認し、鉤状突起の骨棘を切除すると屈曲位が獲得できる。

図13 Outerbridge-柏木法

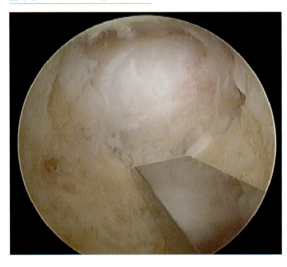
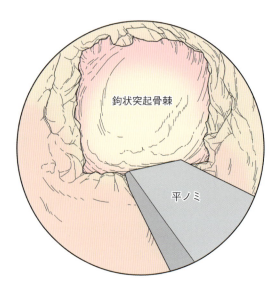

◀ポータル入れ替え：LP…後外側ポータル，WP…後方ポータル

尺骨神経が非常に危険である。

- Ⅰ. Get in and establish a view

  再度，RFとシェーバーで視野を作成する。

- Ⅱ. Creates a space in which to work

  RFとシェーバーで骨棘の全貌を露出し，特に肘頭内外側角と肘頭窩内外側で衝突がないかを確認する。

- Ⅲ. Bone removal

  medial gutterの遊離体を直ちに摘出する。アブレーダーバーやシェーバーで切除不足だった骨棘を追加切除する。medial gutterの処置は最大限慎重になる必要がある。必要な場合は，前外側ポータルと同様に後方ポータルからエレバトリウムで内側関節包をレトラクトし，吸引を止めてシェーバーの刃先を関節包へ向けずに，細心の注意を払って骨棘を切除する。決して無理はしない。

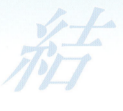
後外側鏡視〜
創閉鎖

後外側鏡視

◀LP：ソフトスポットポータル，WP：ソフトスポット前方ポータル(図14)

- Ⅰ. Get in and establish a view

・ソフトスポットポータル：鈍棒を挿入した2.7mm用外套管を関節内へ挿入し，30°斜視鏡を挿入する。2.7mm関節鏡は入れやすいが視野が狭く，4.0mm関節鏡は入れにくいが視野は広い。

・ソフトスポット前方ポータル：ソフトスポットポータルから鏡視しながら23G針を挿入し，操作性を考慮して位置を確認する。橈骨頭，上腕骨小頭を傷つけないよう注意して，シェーバーを挿入する。滑膜が多く視野を確保しづらいので，シェーバーとRFで橈骨頭外側後方の滑膜を郭清し，視野を作成する。先端がとがった形状のシェーバーは，狭いところでも操作しやすい。腕尺・腕橈関節を同定する。

- Ⅱ. Creates a space in which to work

  橈骨頭周囲の滑膜・滑膜ひだを後方から外側まで切除し，橈骨頭を露出する。滑膜ひだが回旋運動しても橈骨頭へ乗り上げないことを確認する。

図14 ソフトスポットポータルとソフトスポット前方ポータル

a：ソフトスポットポータルとソフトスポット前方ポータルの位置

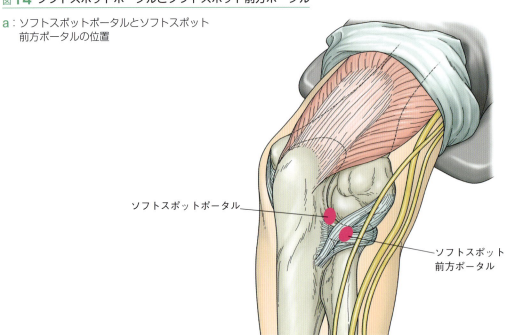

b：ソフトスポットポータルからの鏡視

c：ソフトスポットポータルから鏡視しながら，ソフトスポット前方ポータルにシェーバーを挿入する

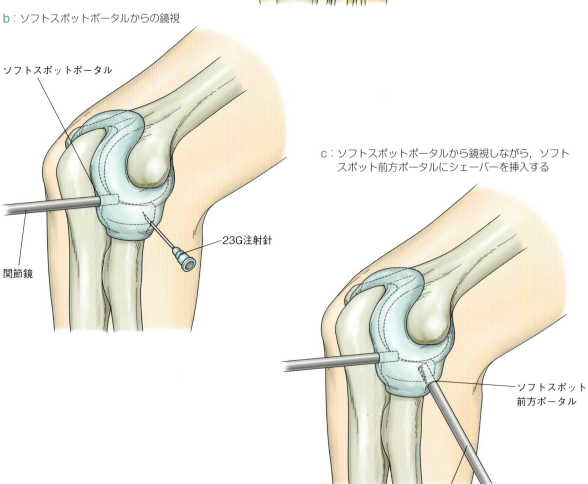

◆ポータル入れ替え：LP…ソフトスポット前方ポータル，WP…ソフトスポットポータル

- Ⅰ. Get in and establish a view
  シェーバーとRFで橈骨頭外側後方の滑膜を郭清し，視野を作成する。
- Ⅱ. Creates a space in which to work
  同様にシェーバーとRFで，近位橈尺関節後方，腕尺関節外側後方の空間を確保する。
- Ⅲ. Bone removal
  前腕を牽引して関節裂隙を広げる。腕尺関節内の尺骨軟骨内に埋没する小さな遊離体をプローベで浮かし（図15a），グラスパーで摘出する。または，シェーバーで吸引切除する（図15b）。

図15 腕尺関節内遊離体切除

a：遊離体をプローベで浮かす

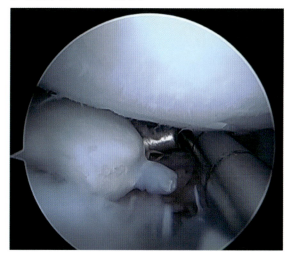
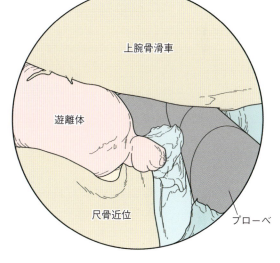

b：シェーバーで吸引切除する

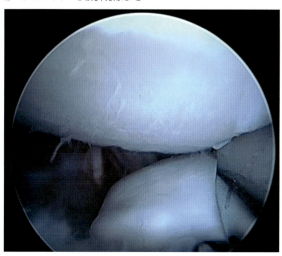
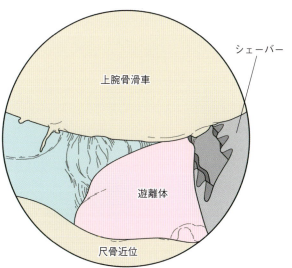

◣ LP：後外側ポータル(図16)，WP：ソフトスポットポータル

- Ⅰ. Get in and establish a view

　後外側ポータルへ4.0mm径30°斜視鏡を挿入し，ソフトスポットポータルからのシェーバー先を探して橈骨頭を同定し，周囲を郭清する。肘関節を軽度伸展すると通りやすい。

- Ⅱ. Creates a space in which to work

　肘関節を軽度伸展させてシェーバーとRFで周囲の滑膜を郭清し，lateral gutterから腕橈関節後方を確認する。肘関節を最大伸展し，上腕骨小頭下端やや後方の骨棘部分を同定する。操作しづらければ，ソフトスポットポータルと後外側ポータルを入れ替えてみる。

- Ⅲ. Bone removal

　アブレーダーバーやシェーバーでlateral gutterの骨棘，橈骨頭により形成された上腕骨小頭下端やや後方の骨棘を切除する(図17)。

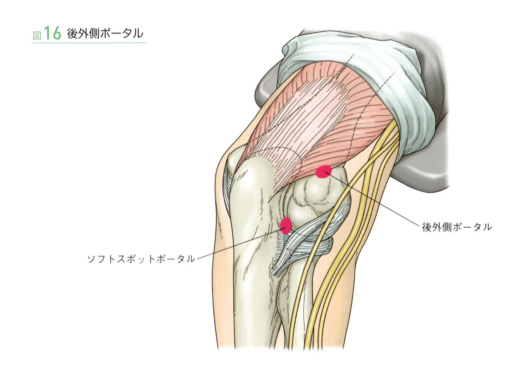

図16 後外側ポータル

図17 上腕骨小頭下端やや後方の骨棘

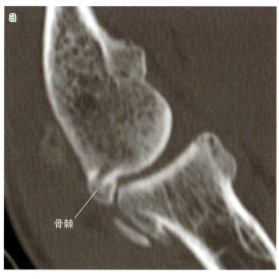

骨棘

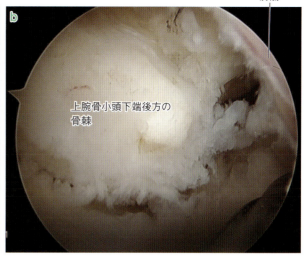

肘筋
上腕骨小頭下端後方の骨棘

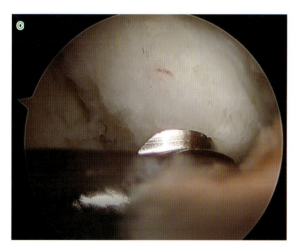

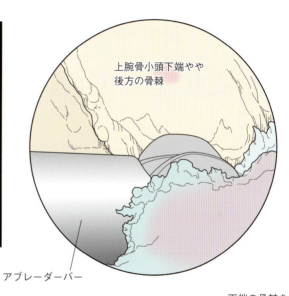

上腕骨小頭下端やや後方の骨棘

アブレーダーバー

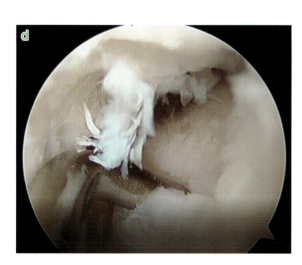

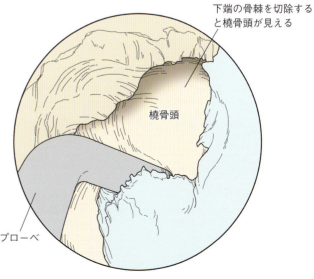

下端の骨棘を切除すると橈骨頭が見える

橈骨頭

プローベ

肘関節鏡視下手術の実際

創閉鎖

十分に関節内を洗浄し，デブリスや切除片を流し出す．関節内に閉鎖式持続吸引ドレーンを留置し，軟部組織が腫脹しているため，皮膚はナイロン糸で水平マットレス縫合とする．通常，外固定は行わない．

術直後は，徹底した挙上と冷却で腫脹を改善させる．翌日より理学療法士や作業療法士が介入する．疼痛管理をしっかり行い，まずは上腕筋・上腕二頭筋・上腕三頭筋のリラクセーションを促し，痛みのない範囲で自動運動を行う．持続的他動運動(continuous passive motion；CPM)も導入する．外来で腫脹と疼痛が改善してから徐々に負荷を加え，可動域を改善させる．

文献

1) 伊藤恵康. 肘関節外科の実際 私のアプローチ. 東京: 南江堂; 2011. p281.
2) Wrist and Elbow Reconstruction & Arthroscopy A Master Skills Publication. Trumble T, Budoff J. Chicago: ASSH; 2006. p367-75.
3) Stothers K, Day B, Regan WR. Arthroscopy of the elbow: anatomy, portal sites, and a description of the proximal lateral portal. Arthroscopy 1995; 11: 449-57.
4) Field LD, Altchek DW, Warren RF, et al. Arthroscopic anatomy of the lateral elbow: a comparison of three portals. Arthroscopy 1994; 10: 602-7.
5) Adolfsson L, Arthroscopy of the elbow joint: a cadaveric study of portal placement. J Shoulder Elbow Surg 1994; 3: 53-61.
6) Lynch GJ, Meyers JF, Whipple TL, et al. Neurovascular anatomy and elbow arthroscopy: inherent risks. Arthroscopy 1986; 2: 190-7.
7) Lindenfeld TN. Medial approach in elbow arthroscopy. Am J Sports Med 1990; 18: 413-7.
8) O'Driscoll SW, Arthroscopic osteocapsular arthroplasty. Advanced Reconstruction Elbow. 1st ed. Yamaguchi K, King G, McKee M, et al. Rosemont, IL: American Academy of Orthopedic Surgeons; 2007. p59-68.

肘部管症候群の手術：
尺骨神経単純除圧術と皮下前方移動術

板橋区医師会病院整形外科／日本大学医学部整形外科学系整形外科学分野　**長尾聡哉**

適応病態

A. 尺骨神経単純除圧術

肘部管症候群のうち，
①肘部管内に占拠性病変がない
②肘部管外に障害がない
③外反肘変形がない，あるいは軽度
④肘屈曲にて尺骨神経が前方へ脱臼しない
を満たす例

B. 尺骨神経皮下前方移動術

- すべての肘部管症候群（初回手術），および単純除圧術後再発例

A. 尺骨神経単純除圧術

術前シミュレーション

起
- 皮切 ● 肘部管入口部から遠位へ約3cmの皮切

承
- 尺骨神経の同定 ● 肘部管近位で尺骨神経を同定
  ● 尺骨神経の剥離は最小限に
- Osborne靱帯の切離 ● Osborne靱帯は遠位まで十分に切離
  ● 尺側手根屈筋枝を確認

転
- 尺骨神経脱臼の有無の確認 ● 肘関節屈曲にて尺骨神経前方脱臼がないことを確認

結
- 洗浄・閉創

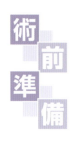

- 理学所見にて肘部管付近でのTinel徴候の有無，肘関節屈曲テスト，尺骨神経脱臼の有無，内在筋麻痺の所見（第1背側骨間筋や小指球筋の萎縮，Froment徴候など）をチェックしておく．
- 肘関節単純X線像（2〜4方向＋尺骨神経溝撮影）にて変形性変化の程度を確認する．
- 肘関節内側超音波検査で，①肘部管近位での偽神経腫形成，②ガングリオンなどの肘部管内占拠性病変がないこと，③尺骨神経前方脱臼がないこと，などを確認する．なお，①，②の確認にはMRIを施行してもよい．
- 尺骨神経伝導速度検査での伝導速度遅延，inching法における肘部管部での障害を確認しておくことが望ましい．

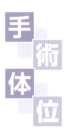

　局所麻酔，あるいは伝達麻酔（超音波ガイド下斜角筋間ブロックが望ましい）にて仰臥位，手用手術台を用いて肩関節外転90°・最大外旋位，前腕最大回外位とする．手術は椅子に座って行い，術者は患者の尾側，第1助手は患者の頭側，第2助手は患肢の遠位に位置する（図1）．高齢者の手術では肩関節拘縮により肩関節の外旋が制限される例も少なくない．その場合は助手に患肢を保持してもらうと手術がしやすい．

　局所麻酔を選択した場合はタニケットの準備のみを行い，1％キシロカインE®を使用して出血を予防する．伝達麻酔の場合はタニケットを使用することが望ましい．また，神経の手術であるため，拡大鏡（ルーペ）を使用する．

図1 体位と術者

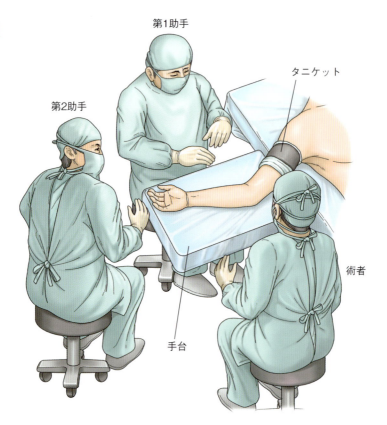

皮切

　上腕骨内側上顆および肘頭を結んだ線の中点から尺骨頭へ向かう約3cmの皮切をデザインする（図2）。

　円刃にて皮膚を切開し，皮下を展開する。その際，内側上顆遠位で近位掌側から遠位背側へ前腕内側皮神経が出現することも少なくない。誤って同神経を切離すると創部周囲のしびれや知覚鈍麻を訴える例があるので，温存すべきである。

図2 単純除圧術の皮切

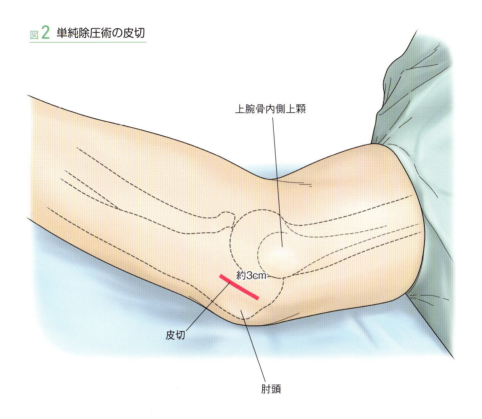

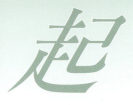

尺骨神経の同定

尺骨神経の同定

用手的に尺骨神経の位置を確認しながら，皮切部近位にて尺骨神経を同定する（図3）。

尺骨神経の表層を遠位へ展開し，肘部管入口部へ達する．尺骨神経の表層で皮切に直行する線維組織（Osborne靱帯）を同定し，まずはOsborne靱帯の表層を遠位へ展開していく．筋鉤を用いて皮膚を挙上して遠位へ剥離を進めると，皮切遠位端から3～4cm遠位まで視認できるようになる．

次に近位表層を展開することになるが，近位の剥離を進めてしまうと術後に尺骨神経が前方へ脱臼してしまうことがあるので，滑車上肘靱帯や滑車上肘筋が同定できる場合のみ切離を行い，それ以外での例は確認のみに留めることが望ましい．

Advice
- 尺骨神経の剥離は"表面のみ"に留め，全周剥離をしないことで神経血流を温存するとともに尺骨神経脱臼を起こさないようにする

図3 肘部管近位での尺骨神経の同定

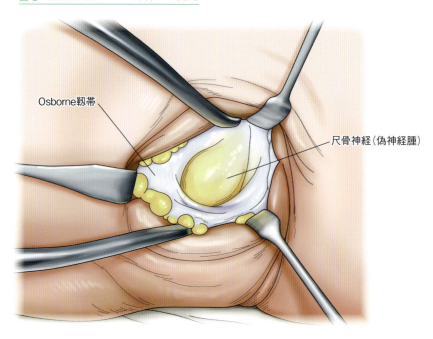

Osborne靱帯の切離

Osborne靱帯の切離

十分に表層の展開を行ったら，Osborne靱帯と尺骨神経の間に神経剥離子やモスキート鉗子を挿入することで尺骨神経を保護しながら，尖刃を用いてOsborne靱帯を遠位へ切離していく（図4）。

通常，尺骨神経の絞扼は肘部管入口部で強く，遠位での絞扼は軽いことがほとんどである。したがって，遠位の切離にはメッツェンバウムなどの剪刀を使用してもよい。

図4 Osborne靱帯の切離
a：切離前

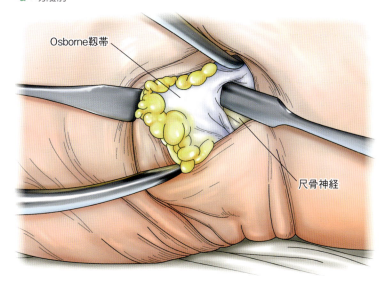

b：切離後

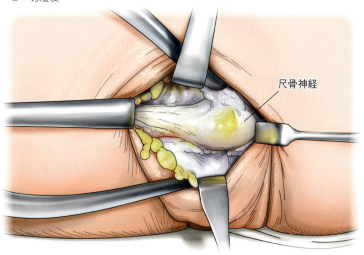

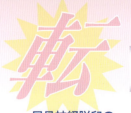

尺骨神経脱臼の有無の確認

尺骨神経脱臼の有無の確認

Osborne靱帯を切離した後に，尺骨神経表層の"無名膜"を切離し，遠位で尺側手根屈筋枝の損傷がないことを確認する。

除圧が終了したら，肘関節屈曲にて尺骨神経が前方へ脱臼しないことを確認する。

Advice
- 肘部管内・遠位でも尺骨神経の剥離は"表面のみ"に留め，尺側手根屈筋枝付近のみ神経を最低限剥離して筋枝を確認する。
- 除圧後に尺骨神経の前方脱臼が確認された場合は，皮下前方移動術に術式を変更すべきである。

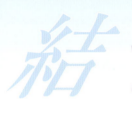

洗浄・閉創

洗浄・閉創

タニケットを使用している場合は閉創前に停止し，十分に止血を行った後に皮下（・皮膚）を縫合する。

外固定は行わず，肘関節の深屈曲を避ける生活指導のみを行う。

術翌日より患肢の使用を許可する。特別なリハビリテーションを要しないことがほとんどである。

B. 尺骨神経皮下前方移動術

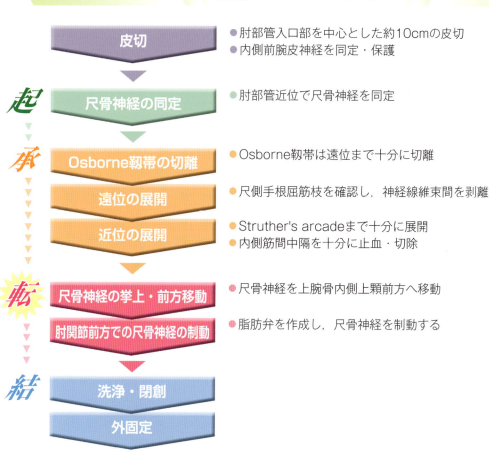

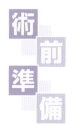

「A.尺骨神経単純除圧術」に準じて行う。

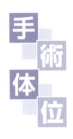

通常は伝達麻酔（超音波ガイド下斜角筋間ブロックが望ましい），あるいは全身麻酔を選択する．1％キシロカインE®を用いた局所麻酔の報告もあり施行可能と思われるが，筆者は経験がない．

単純除圧術と同様に仰臥位，手用手術台を用いて肩関節外転90°・最大外旋位，前腕最大回外位とする．手術は椅子に座って行い，術者は患者の尾側，第1助手は患者の頭側，第2助手は患肢の遠位に位置する（図1）．

タニケットおよび術者は拡大鏡（ルーペ）を使用する．タニケットは前腕のできるだけ近位に装着しておく．

皮切

上腕骨内側上顆および肘頭を結んだ線の中点を中心として，尺骨神経走行に一致した約10cmの皮切をデザインする（図5）．

円刃にて皮膚を切開し，皮下を展開する．その際，皮切に直行するように走行する前腕内側皮神経を同定し，血管テープなどをかけて保護しておく．

Advice
- 前腕内側皮神経は後の尺骨神経前方移動に備えて近位へ十分に剥離しておく．

図5 尺骨神経皮下前方移動術の皮切

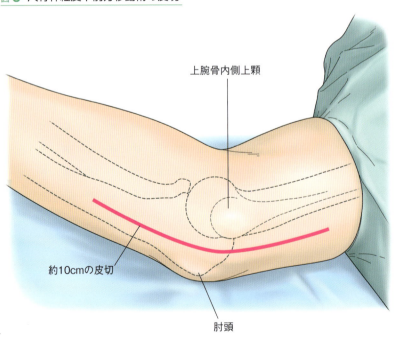

尺骨神経の同定

用手的に尺骨神経の位置を確認しながら，肘部管の近位で尺骨神経を同定する。肘部管近位で尺骨神経を全周的に剥離し，血管テープなどで確保しておく（図6）。

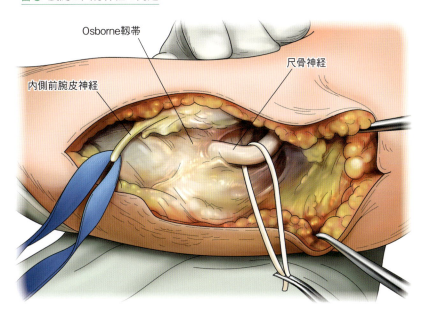

図6 展開と尺骨神経の同定

Advice
- 尺骨神経を同定したら，周囲の結合組織のみを操作しながら神経を剥離し，血管テープなどで確保し，テープを挙上するようにして剥離を進める。決して神経をつまんではならない。また，テープを過度に引っ張るべきではない。
- 伴走血管を尺骨神経とともに前方移動すべきかは議論の分かれるところである。神経血行の観点からは移動することが望ましいと考えられるが，術後成績に差はないともいわれている。

Osborne靱帯の切離

Osborne靱帯の切離〜近位の展開

単純除圧術と同様に，Osborne靱帯，"無名膜"および遠位の前腕筋膜を十分に切離する（図7）。

遠位の展開

次いで，慎重にかつ遠位まで十分に神経の剥離を行う。その際，肘部管内にガングリオンなどの占拠性病変を認めた場合は切除する。

遠位での剥離の際に尺側手根屈筋枝を同定したら，近位へ神経線維束間剥離を行っておく。

> **Advice**
> ● 神経線維束間剥離は，マイクロ用攝子およびマイクロ用に準じたハサミなどを使用し，攝子を用いる際には外膜のみをつまむようにして行うべきである（図8）。

図7 Osborne靱帯切離後

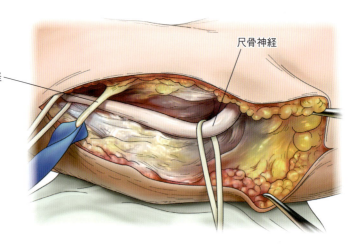

図8 神経線維束間剥離

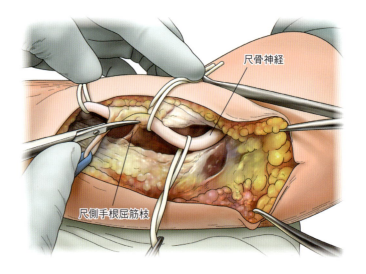

近位の展開

次いで，尺骨神経を近位へ剥離していく。内側上顆近位で内側筋間中隔を同定したら，周囲（特に背側）の血管叢を十分に止血して内側筋間中隔を切除する（図9）。近位はStruther's arcade（肘部管の近位約8cm）まで切離し，遠位同様十分に神経を剥離しておく。

> **Advice**
> - 不十分な止血により，タニケットを停止した途端に内側筋間中隔からじわじわと出血し，コントロールに苦労することがある。切除前に『これでもか』というぐらいしっかりと止血しておいたほうがよい。

図9 内側筋間中隔の切除

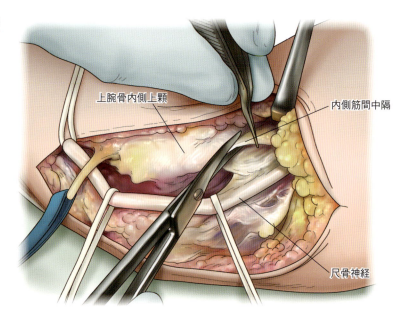

尺骨神経の挙上・前方移動

尺骨神経の剥離が終了したら，内側上顆前方へ尺骨神経を移動してみる（図10）。その際，緊張の強い部位（近位，遠位および尺骨手根屈筋枝）が残存している場合は剥離を追加する。

尺骨神経の制動

内側上顆前方の皮下脂肪を舌状に剥離，有茎皮下脂肪弁を作成し，前方移動した尺骨神経を覆うようにして内側上顆へ縫着する（図11）。その際，脂肪弁の前後長が短いと尺骨神経がkinkするので，十分な長さの脂肪弁を作成することが望ましい。また，制動後は肘関節屈曲・伸展にて絞扼部位がないかも確認しておく。

> **Advice**
> ● 脂肪弁にて尺骨神経を制動せずに肘部管の閉鎖だけを行う報告もあるが，術後のfriction neuropathy発症のリスクは否定できず，推奨はできない。

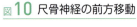
図10 尺骨神経の前方移動

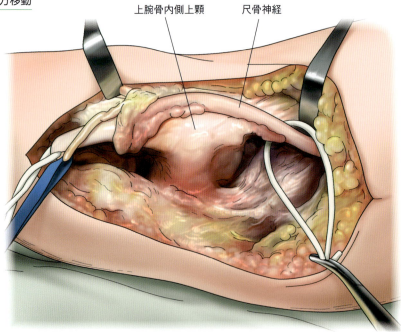

図11 尺骨神経の制動

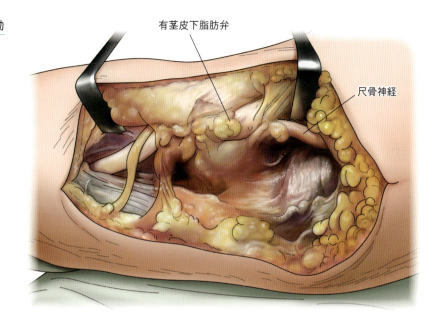

有茎皮下脂肪弁
尺骨神経

洗浄・閉創

駆血を解除し，十分に止血を行った後に皮下（・皮膚）を縫合し，創を被覆する。

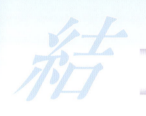

肘関節屈曲90°屈曲位で約2週間ギプスシーネ固定とし，その後自動可動域訓練を指導する。特別なリハビリテーションは必要としないことが多い。

―― ワンポイント アドバイス ――

- 単純除圧術は神経表面のみの剥離，皮下前方移動術は（伴走血管を含めた）神経の全周性剥離と対照的な手術手技である。しかし，いずれの手術も極力神経に触れないように十分注意して行うべきである。

手根管症候群に対する手根管開放術および Camitz法による母指対立再建

岡谷市民病院整形外科　内山茂晴，鴨居史樹

適応病態

A. open carpal tunnel release(OCTR)
①特発性およびすべての二次性手根管症候群（骨折後，手根管内占拠性病変，感染など）

B. endoscopic carpal tunnel release(ECTR)
①特発性手根管症候群。高齢女性が比較的手術しやすい

C. Camitz法による母指対立再建
①最重症手根管症候群で母指対立不可
②長掌筋(palmaris longus；PL)がある（数％の患者は欠損しているため，他の方法をとる）
③母指手根中手関節(carpometacarpal joint；CM関節)の可動性が良好

A. open carpal tunnel release(OCTR)

術前シミュレーション

術前準備	●身体所見，手関節単純X線像，患者立脚型質問表，神経伝導速度検査
手術体位	●仰臥位
起　皮切の決定と局所麻酔	●手掌から前腕遠位にかけて皮切を置く ●皮下と手根管内に局所麻酔剤を10〜15mL注入する

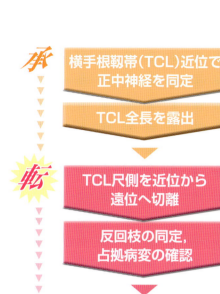

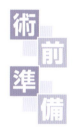

① 身体所見[感覚障害の範囲, Semmes-Weinstein monofilamentテスト, two-point discrimination(2-PD)テスト, 母指球萎縮の有無, 母指対立筋力, Tinel徴候, Phalenテスト, 握力, ピンチ力など]をとり, 手関節単純X線像(正面, 側面, 手根管撮影)を撮像する。
② 患者立脚型質問表[手根管症候群質問表(carpal tunnel syndrome instrument；CTSI), 上肢障害評価表(disabilities of arm, shoulder, and hand questionnaire；DASH), Hand 20など]を用いて評価する。
③ 神経伝導速度検査(正中神経運動神経終末潜時, 感覚神経伝導速度)を行う。

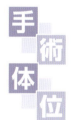

仰臥位で手台を用いる。上腕にタニケットを装着後, 消毒を行い, ドレープする(図1)。

図1 体位

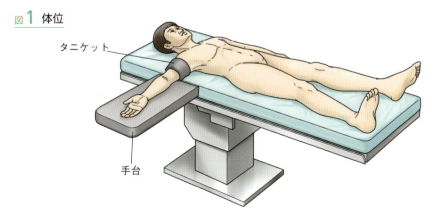

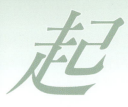

皮切の決定と局所麻酔

皮切は手掌から前腕遠位にかけて置くが，遠位手首皮線を横断する際には斜めにする。遠位手首線中央部から第3指間に向けて，点線を書く（図2）。麻酔は，皮下と手根管内に局所麻酔薬（1%キシロカイン®）を10〜15mL注入する。

図2 OCTRの皮切

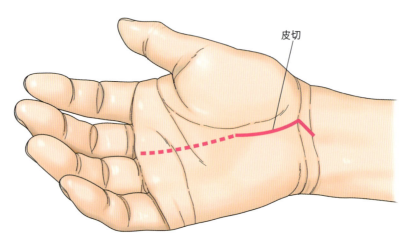

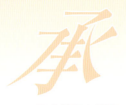

TCL近位で正中神経を同定

長掌筋腱を筋鉤で橈側によけて，前腕深筋膜と横手根靱帯（transverse carpal ligament；TCL）近位を露出する。TCL近位で前腕深筋膜を鈍的に横切し，正中神経を同定する。

TCL全長を露出

手掌部でTCL掌側をその全長にわたって露出する。

TCL尺側を切離〜
反回枝同定，
占拠病変確認

TCL尺側を近位から遠位へ切離

　TCLを遠位に向かって，その尺側で縦切していく．TCL切離は第3指間に向けて切っていく（図3）．

反回枝の同定，占拠病変の確認

　TCL切離後に正中神経剥離を行う必要はないが，TCLの橈側断端を掌側へ持ち上げて，運動神経反回枝を探す．次に，手根管内の占拠病変の有無を観察する．頻度が高いのはガングリオンで，通常，手根管背側に存在する．それが正中神経麻痺の原因であれば摘出する．

図3 横手根靱帯の切離

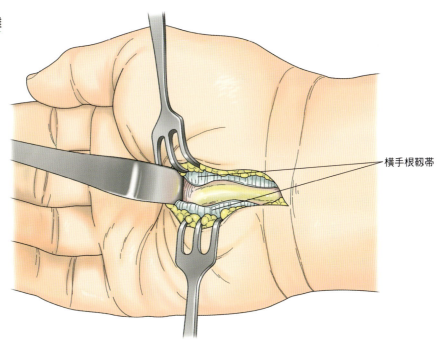

横手根靱帯

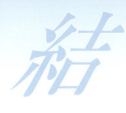

タニケット解除，止血，創閉鎖

タニケットを解除し，十分に止血して皮膚のみを4-0ナイロン糸で縫合する．抗凝固薬投与中であれば，ペンローズドレーンを挿入しておく．

創保護のため，1週間程度掌側シーネ固定を行うと，創の治癒が確実である．

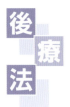

患肢挙上と手指の自動運動を奨励する．抜糸は10〜14日で行う．

―― ワンポイント アドバイス ――

- OCTRはすべての手根管症候群に適応がある．
- 遠位TCLの確実な切離が重要である．
- 手根管再手術例では，小皮切OCTRでTCL遠位切離が不十分であったものが最も多い．
- 運動神経の確認は可能な限り行う．
- 通常，抗凝固薬の休薬はしない．

B. endoscopic carpal tunnel release (ECTR)

術前シミュレーション

	術前準備	● 身体所見，手関節単純X線像，患者立脚型質問表，神経伝導速度検査，手根管画像（超音波あるいはMRI）
	手術体位	● 仰臥位
起	entry portalと exit portalの作製	● entry portalからTCL近位部を直視下に切離，次いでexit portalからTCL遠位を同定切離する
承	curved dissector挿入	● TCL背側をこするようにexit portalに向かって挿入する
	cannula assembly挿入	● この操作で最も合併症が生じるので注意する
転	関節鏡視下TCL切離	● フックナイフを用いて遠位から近位に向かってTCLを切離する。固いので徐々に切る
結	TCL完全切離の確認	● entry portalから関節鏡のみを挿入し，TCLの完全切離を確認する
	タニケット解除，創閉鎖	● 動脈性出血の有無を確認し，それぞれ1針縫合する

手根管症候群に対する手根管開放術およびCamitz法による母指対立再建

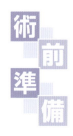

①身体所見をとり，手関節単純X線像を撮像する。
②患者立脚型質問表を用いて評価する。
③神経伝導速度検査を行う。
④手根管画像検査(超音波像あるいはMRI)を行う。
⑤ECTRに必要な特殊器具を準備する。関節鏡一式，30°斜視鏡，ECTR専用筋鉤2本，プローベ，綿棒，フックナイフ，curved dissector，カニューラと内筒(cannula assembly。筆者らの作成したものは直径5mm，長さ80mm)。

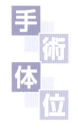

　OCTRと同様に仰臥位で行う。右手手術の場合，術者は手台の足側に座り，関節鏡モニターを手台角の頭側に置く。左手手術の場合は反対に術者は手台の頭側に座り，関節鏡モニターを手台角の足側に置く(図4)。
　タニケットは上腕に巻き，局所麻酔後に駆血する。

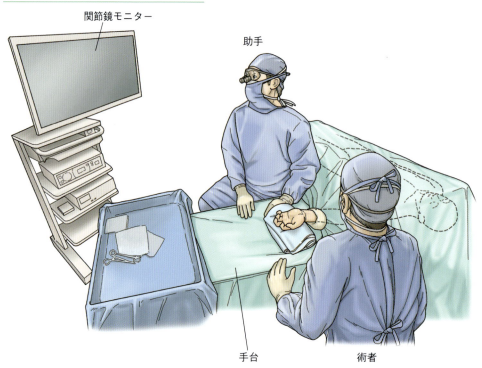

図4 左手手術時の手術体位と機器の配置

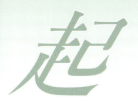

entry portal作製

　entry portalは近位手首線上で長掌筋腱上に1cm程度の横皮切，exit portalはTCL遠位に約1cmの縦皮切を置く（図5）。麻酔は1％リドカイン10〜15mLを皮下，手根管内へ注入する。
　entry portalの皮切後，長掌筋腱を橈側によけ，深前腕筋膜に達する。剥離用モスキートで筋膜を鈍的に横方向に剥離し，正中神経とTCLの間にモスキート鉗子を挿入する。モスキート鉗子をTCL直下に挿入したまま直視下にTCL近位を剪刀で切離する（図6）。切離する距離は通常1〜1.5cmである。次に，近位の前腕筋膜を約1cm縦切する。

exit portal作製

　exit portalの皮切後，専用筋鉤で皮膚と皮下脂肪をよけて手掌腱膜に達する。手掌腱膜と1層の腱膜様組織を一部，モスキート鉗子ですくい上げて剪刀で切離する。背側には指神経や浅掌動脈弓が近接しているため注意する。切離した手掌腱膜と背側の腱膜用組織を専用筋鉤で分けると，TCL遠位が同定できる。
　モスキート鉗子を，TCL背側をこするように近位手根管内に向かって挿入する。モスキート鉗子をTCLと正中神経の間に挿入した状態で，TCL遠位を剪刀で約5mm〜1cm切離する（図7）。これらの操作に困難が伴うときは，躊躇なくexit portalの皮切を5mm〜1cm延長する。視野が拡大し，やりやすくなる。

> **Advice**
> ・TCLや滑膜の肥厚が顕著な場合，正中神経がその遠位で腫脹して掌側に張り出し，TCLと癒着していることがあるため，慎重に剥離を行う。尺骨神経管（Guyon管）に挿入しないこと。

図5　ECTRの皮切

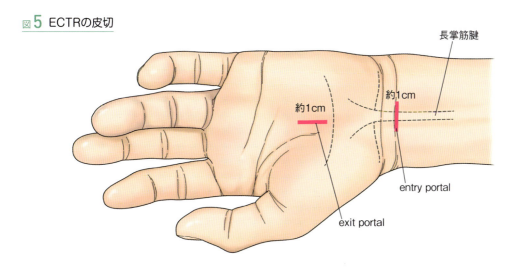

図6 entry portalでTCL近位を肉眼で切離する

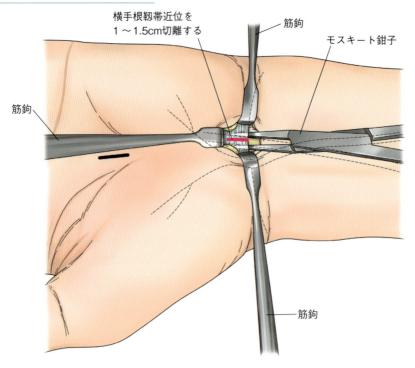

横手根靱帯近位を1〜1.5cm切離する
筋鉤
モスキート鉗子
筋鉤
筋鉤

図7 TCL遠位を肉眼で切離

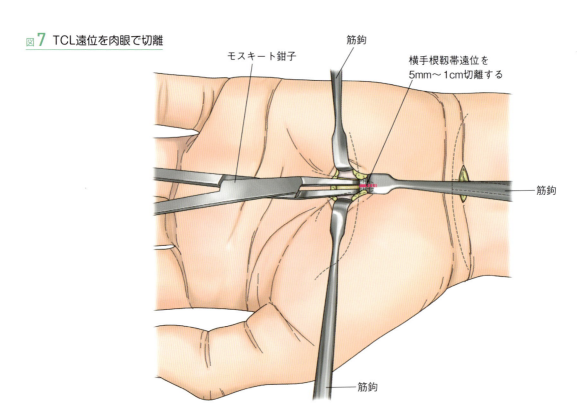

モスキート鉗子
筋鉤
横手根靱帯遠位を5mm〜1cm切離する
筋鉤
筋鉤

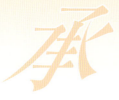

curved dissector挿入

curved dissector
挿入〜
　cannula
　assembly挿入

curved dissectorを，entry portalからTCL背側をこするようにexit portalに向かって挿入する．その際，exit portalは2本の専用筋鉤で横方向に開いておき，TCL遠位切離端が見えるように保つ．curved dissector先端が，TCL背側をたどってTCL遠位切離部へ出てくることが確認できる（図8）．

Advice
- curved dissector先端が肥厚滑膜に覆われていて見えないことがある．curved dissectorを無理に押し出すと，癒着している正中神経が遠位へ伸ばされるため，もう一度curved dissectorを入れ直すか，肥厚した滑膜の一部を鈍的に剥離してcurved dissector先端を出す．

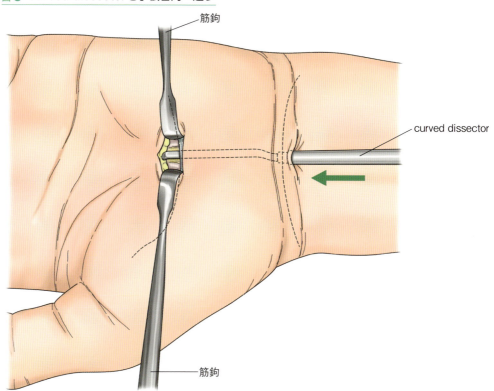

図8 curved dissectorを手根管内へ通す

cannula assembly挿入

次にcannula assemblyを挿入するが，curved dissectorと同様に行う。ただし，cannula assemblyは先端が曲がっておらず直径が大であるため，curved dissectorとまったく同じ経路をたどるとは限らない。curved dissectorと同様に，TCL遠位切離断端に先端が見えてくれば，そのまま手掌へ出す。その際，cannula assembly先端の背側にcurved dissectorを遠位から置いて，exit portalへ誘導するとよい（図9）。もしcannula assemblyの肥厚滑膜に先端が覆われていれば，curved dissector挿入と同様の手技を行う。先端が手掌奥深くに見えた場合（背側方向）は，手関節をやや背屈するとよい。

> **Advice**
> ● 挿入抵抗が大きいなど手技に困難を伴う場合には，exit portalを延長してTCL遠位を直視下でさらに切離するか，OCTRに変更する。特に男性患者では抵抗が大きい場合が多い。

図9 cannula assemblyを手根管内へ通す
curved dissectorで，cannula assemblyをexit portalへ誘導する

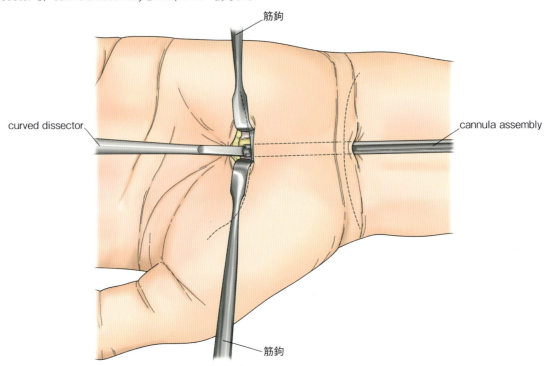

関節鏡視下TCL切離

cannula assemblyを手掌へ出すことができれば，内筒を引き抜いて残りの靱帯切離を行う．hand holderは使用せず，敷布を丸めて手関節部背側に置く．これは，手根管内圧上昇を少しでも減じるためである．

遠位から関節鏡を挿入し，TCLの横走する線維が見えて介在物がないことを確認する（図10）．

Advice
- 正中神経が介在する場合は靱帯切離を強行せずに，TCL近位を肉眼でさらに切離して余裕をもって再挿入するか，OCTRへ変更する．滑膜肥厚が著明でTCLがよく見えないときは，プローベで取り除くかOCTRへ変更する．

通常，靱帯切離は近位より挿入したフックナイフを遠位の切離部に引っ掛けて，近位へ向かって切離する（図11）．1回では切離できないことも多いため，数回繰り返す．TCLが固くてフックナイフで容易に切れないことがあり，切離は少しづつ進める．小指外転筋や手掌腱膜を切離する必要はない．

図10 TCLの鏡視像
関節鏡モニターにTCLの横走する線維が見える

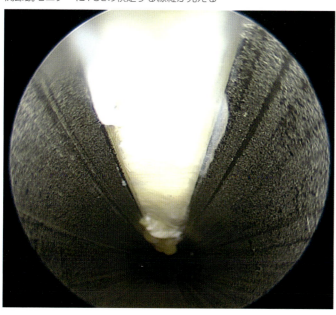
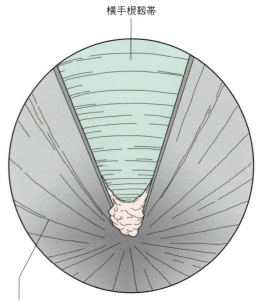

図11 関節鏡視下でのTCLの切離
フックナイフで切離する
a：鏡視像

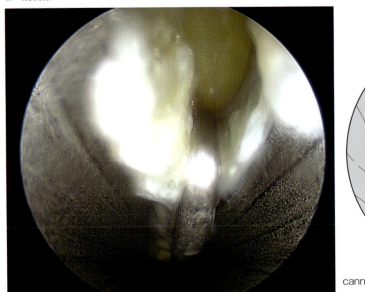
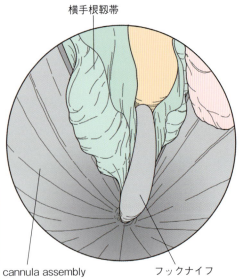

横手根靱帯

cannula assembly
フックナイフ

b：横手根靱帯切離の全体像

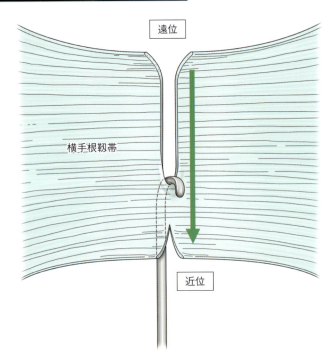

遠位
横手根靱帯
近位

TCL完全切離の確認

TCLの切離が終了したらcannulaを引き抜き，entry portalとexit portalそれぞれに筋鉤を入れて，掌側に皮膚を引き上げる（図12a）。entry portalから関節鏡のみを挿入し，TCLの完全切離を確認する（図12b）。正中神経の確認も可能であるが，運動枝を確認できたことはない。もしTCL断端間に線維性の構造物が見えたら，これを切離する。

駆血を解除し，動脈性の出血がないことを確認して，1針ずつ縫合してドレッシングを十分に行い終了する（図13）。術後は外固定をせず，抜糸は1週間後に行う。

図12 TCL完全切離を鏡視で確認する

a：entry portalとexit portalに筋鉤を入れて皮膚を引き上げる

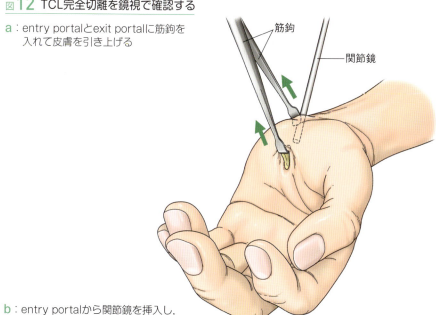

b：entry portalから関節鏡を挿入し，TCLの完全切離を確認する

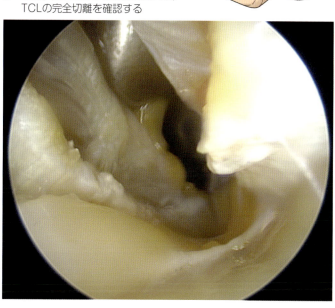
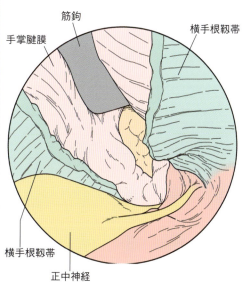

図13 創閉鎖

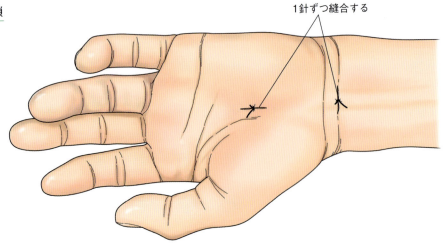

1針ずつ縫合する

ワンポイントアドバイス

- ECTRはOCTRに取って代わるものではなく,適応は少ない。
- cannula assembly挿入時に正中神経への伸展圧迫損傷が生じる可能性を,常に念頭に入れておく。
- 皮切はOCTRより小さい,保険点数がOCTRよりも高い(2018年時点ではOCTR：4,110点,ECTR：10,400点),術後神経機能の回復には変わりがない,術中OCTRへの変更がありえること(約30%)などを術前に患者へ話しておく。

後療法

特に制限なく,手関節,手指の運動を可とする。

C. Camitz法による母指対立再建

術前シミュレーション

	術前準備	● 身体所見，手関節単純X線像，患者立脚型質問表，神経伝導速度検査
	手術体位	● 仰臥位。麻酔は伝達あるいは全身麻酔
起	皮切の決定，手掌腱膜挙上	● 皮切は3箇所。PL腱停止部から手掌腱膜を挙上する
	OCTR	● 前腕伸筋膜を横切して直下にある正中神経を同定する
承	PL腱を前腕創へ引き抜く	● PL腱を引き抜いて，前腕近位方向へPL腱を剥離する
転	短母指外転筋腱同定と皮下トンネル作製	● 皮下トンネルを十分余裕をもって作製し，PL腱を母指MP橈側皮切へと押す
	タニケット解除，母指以外の創閉鎖	● 十分に止血する
結	母指最大掌側外転位で腱縫合	● 母指最大掌側外転，手関節軽度屈曲位で，PL腱とAPB腱を編み込み縫合する
	前腕〜母指のシーネ固定	

術前準備

①身体所見をとり，手関節単純X線像を撮像する
②患者立脚型質問表を用いて評価する。
③神経伝導速度検査を行う。
④腱移行に必要な器具を準備する。腱把持鉗子，腱移行鉗子，腱誘導鉗子。

手術体位

①仰臥位で麻酔を行う。腋窩伝達麻酔，あるいは全身麻酔とする。
②以降はOCTRと同様である。

皮切～
手掌腱膜挙上，
OCTR

皮切

皮切は，手掌から前腕にかけてゆるいS字状切開，前腕遠位1/3に斜切開，母指CM関節部橈側に2cm程度の切開の3箇所に置く（図14）。

手掌腱膜挙上，OCTR

前腕遠位でまず長掌筋（PL）腱を同定し，その延長にある手掌腱膜を周辺組織から分離する。手掌腱膜をまとめて腱様にするために，十分な範囲で集めることが重要である。
遠位は近位手掌皮線レベルまで採取する（図15）。手掌腱膜断端を4-0ナイロンで筒状にしてまとめ，腱様にする（図16）。
次いで，OCTRを行う。

Advice
- 手掌腱膜を分離するときに，背側の浅掌動脈弓，総指神経を損傷しないように注意する。

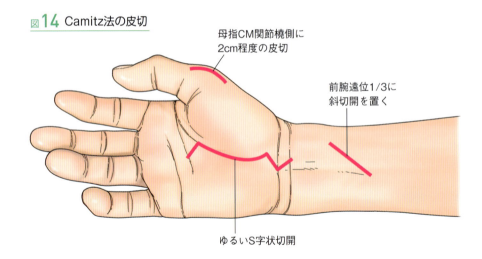

図14 Camitz法の皮切

図15 PL腱の延長で手掌腱膜を挙上する

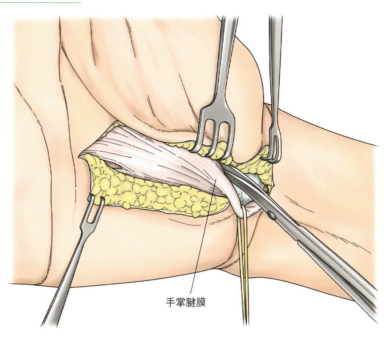

手掌腱膜

図16 PL腱の延長で手掌腱膜を筒状にする

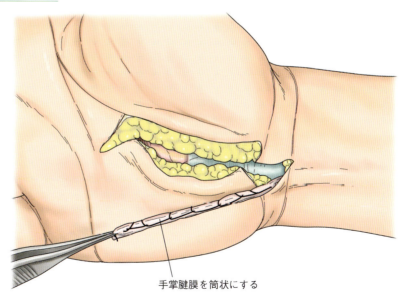

手掌腱膜を筒状にする

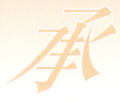

PL腱を前腕創へ引き抜く

PL腱を前腕創へ引き抜く

　前腕遠位の創へ，先に分離したPL腱＋手掌腱膜（以下，PL腱）を引き抜く。PL腱を近位へ十分に剥離し，移行したときに腱がまっすぐ移行部に向かうようにする（図17）。

図17 PL腱を近位に向かって十分に剥離する

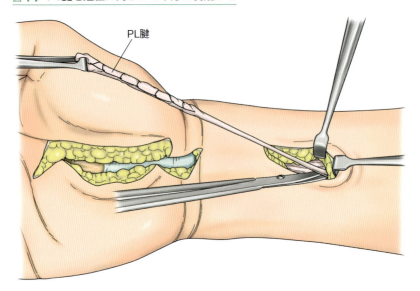

PL腱

短母指外転筋腱同定，皮下トンネル作製

母指中手指節関節(metacarpophalangeal joint；MP関節)橈側を切開し，短母指外転筋停止部腱を同定する。そこから腱移行鉗子を皮下に通して前腕の創と貫通させ，皮下トンネルを作製する。十分なスペースを確保するように，モスキート鉗子などで剝離する。

PL腱を皮下トンネルに通し，母指MP関節部の創に引き出して遠位へ引っ張る。このとき，腱が途中の皮下で引っかかりなく，PL腱の走行が皮下に一直線に見えれば皮下スペースと剝離が十分行われたと確認できる(図18)。

タニケット解除，母指以外の創閉鎖

この時点で駆血を解除してそれぞれの創内の止血を行い，手掌と前腕の創を皮膚のみ縫合して閉じる。

> **Advice**
> ● 母指が掌側外転方向になるようにする。

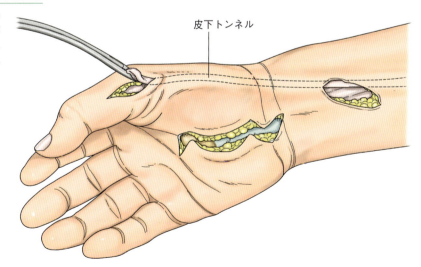

図18 皮下トンネルにPL腱を通す
腱が途中の皮下で引っかかりなく，PL腱の走行が皮下に一直線に見えれば皮下スペースと剝離が十分行われたと確認できる

母指最大掌側外転位で腱縫合

母指を最大掌側外転位，手関節を軽度屈曲位に保ち，移行したPL腱を短母指外転筋腱に編み込み縫合する（図19）。

創を閉鎖して，前腕〜母指までギプスシーネ固定を行う。

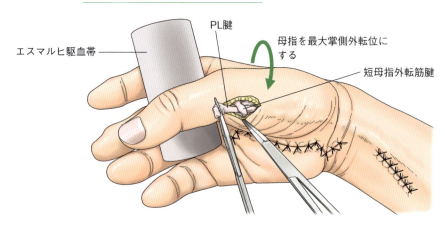

図19 短母指外転筋腱とPL腱の縫合

3週間の固定後，自動運動を開始する。

ワンポイントアドバイス

- 縫合時の緊張は，手関節軽度屈曲位で母指が最大掌側外転位になるように調整する。

文献

1) Uchiyama S, Yasutomi T, Fukuzawa T, et al. Median nerve damage during two-portal endoscopic carpal tunnel release. Clin Neurophysiol 2004；115：59-63.
2) Uchiyama S, Yasutomi T, Fukuzawa T, et al. Reducing neurological and vascular complications of endoscopic carpal tunnel release using a modified chow technique. Arthroscopy 2007；23：816-21.
3) Uchiyama S, Yasutomi T, Momose T, et al. Carpal tunnel pressure measurement during two-portal endoscopic carpal tunnel release. Clin Biomech 2010；25：893-8.
4) Uchiyama S, Nakamura K, Itsubo T, et al. Technical difficulties and their prediction in 2-portal endoscopic carpal tunnel release for idiopathic carpal tunnel syndrome. Arthroscopy 2013；29：860-9.

ばね指に対する腱鞘切開術

東京都済生会中央病院整形外科　亀山　真

適応病態
①ステロイドの腱鞘内注入を行っても再発を繰り返す症例
②超音波短軸像で，A1 pulleyの厚さが1.2mm以上の症例

術前シミュレーション

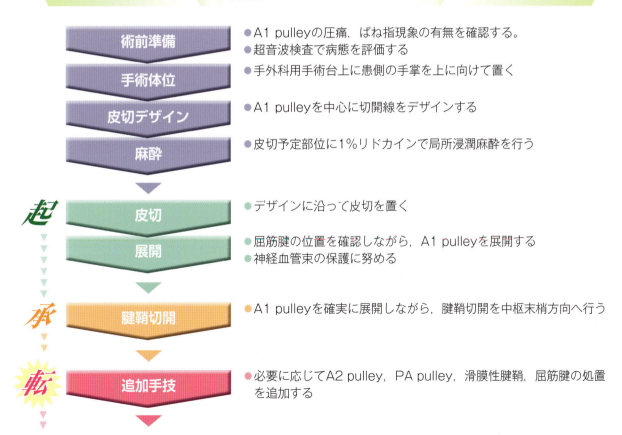

- 術前準備
  - A1 pulleyの圧痛，ばね指現象の有無を確認する。
  - 超音波検査で病態を評価する
- 手術体位
  - 手外科用手術台上に患側の手掌を上に向けて置く
- 皮切デザイン
  - A1 pulleyを中心に切開線をデザインする
- 麻酔
  - 皮切予定部位に1%リドカインで局所浸潤麻酔を行う

起
- 皮切
  - デザインに沿って皮切を置く
- 展開
  - 屈筋腱の位置を確認しながら，A1 pulleyを展開する
  - 神経血管束の保護に努める

承
- 腱鞘切開
  - A1 pulleyを確実に展開しながら，腱鞘切開を中枢末梢方向へ行う

転
- 追加手技
  - 必要に応じてA2 pulley，PA pulley，滑膜性腱鞘，屈筋腱の処置を追加する

結	治療効果の確認	●患側指の自動屈伸運動で十分な指可動域が得られ，ばね指現象が消失していることを確認する
	術後処置	●創部の止血を行いドレッシングし，患指を挙上した状態で自動運動を行う

　ばね指の治療は，まずトリアムシノロンのような懸濁性ステロイドを腱鞘内へ注入することが標準的であり，一部を除きほとんどの症例で改善が得られる。その後に再発を生じた場合はステロイドの再注入を行うが，頻回の投与は腱断裂に至る危険があるため，1回の投与量は5mg，投与間隔は最低3週間，投与回数は最大3回までとしている。本治療を3回行っても再発を起こす場合に，手術適応としている。超音波短軸像でA1 pulleyの厚さが1.2mm以上あれば，直ちに手術を検討すべきという意見もある[1]。

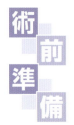

①A1 pulleyの圧痛，ばね指現象があれば，ばね指と診断できる。しかし，これらの症状がなく，指関節の屈曲または伸展障害がある場合は診断に窮する。
②A1 pulleyの圧痛は，同部に発生した腱鞘ガングリオンが原因のことがある。
③化膿性腱鞘炎の可能性については，常に注意が必要である。
④術前に超音波検査で病態をできるだけ把握しておくことが望ましい。具体的には，靱帯性腱鞘の肥厚の程度や部位，屈筋腱の引っ掛かりの部位，屈筋腱の肥厚の有無，滑膜性腱鞘の腫脹の有無などを確認する[2]。

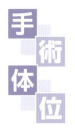

①手外科用手術台上で，患側の手掌を上に向けて置く（図1）。
②上腕にタニケットを巻く。手外科用ルーペは合併症予防のために必須である。
③母指の場合は，手掌面に対し回内していることに注意する。

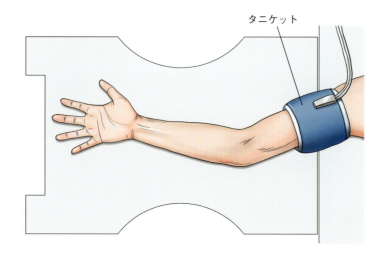

図1　手術体位
仰臥位とする。母指は手掌面に対して回内している

皮切デザイン〜麻酔

①指の正中線（図2，青の点線）を近位へ延長し，最初に手掌の皮線と交差する位置がA1 pulleyに相当する。この交差する位置から末梢へ1cmの縦切開線（図2a，赤の実線）をデザインする。
②母指では，指腹の面を手術台に平行に置いた状態で指の正中線の位置を定め，これが手掌母指皮線と交差する位置のやや近位に1cmの斜切開線（図2b，赤の実線）をデザインする。
③皮切予定部位へ1％リドカインで局所浸潤麻酔を行う。

図2 皮切デザイン
a：示指〜小指の皮切部位（赤の実線）　　b：母指の皮切部位（赤の実線）

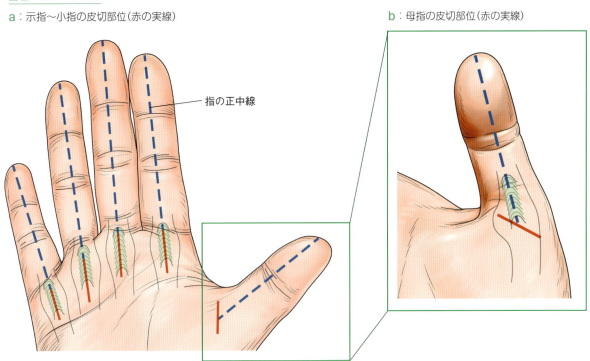

指の正中線

ばね指に対する腱鞘切開術

皮切～
術野の展開

皮切

15番小円刃で，皮切デザインに沿って皮切を加える．皮切は皮線と交差してはならない．

術野の展開

モスキート鉗子で，皮下の脂肪，手掌腱膜を線維方向に剥離する．モスキート鉗子の先で屈筋腱の位置を探り，腱の長軸に沿って近位・遠位方向を剥離し，展開する（図3a）．

次に，神経鉤で橈尺方向の展開を行う（図3b）．A1 pulleyの横方向に走る線維走行を確認できたら，手外科用開創器で視野を確保する．この開創器は皮下脂肪を確実に把持して，神経血管束の保護に努める．

術野の近位側および遠位側は，神経鉤を引いて展開する（図3c）．開創器がない場合は，助手に幅が広めの神経鉤をかけさせて橈尺方向の展開を行うが，牽引を強くすると指神経損傷を起こすため注意を要する．

Advice 術野の展開をよくするためのコツ
- 皮下脂肪が多く術野の展開の妨げになる場合は，これらを適宜切除したほうがよい．

図3 術野の展開

a：モスキート鉗子による近位・遠位方向の展開

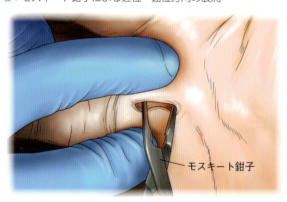

b：神経鉤による橈尺方向の展開

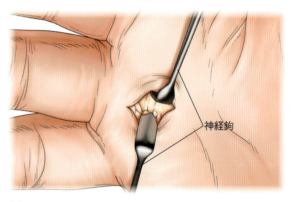

c：手外科開創器による展開の確保

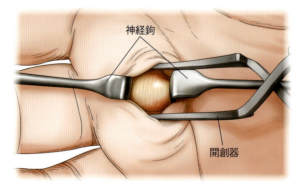

腱鞘切開

A1 pulleyの正中を尖刃で数mm切離する（図4a）。時にA1 pulleyが滑膜性腱鞘で覆われて同定できないことがある。その場合はA1 pulleyの正中を尖刃で表面から少しずつ切開し，縦に走行する屈筋腱の腱束が見えたら剥離剪刀を入れて，A1 pulleyの切離を中枢，末梢へ進める（図4b）。

母指の場合は，橈側の指神経が長母指屈筋腱と交差しているため，特に中枢側の腱鞘切開では損傷しないように注意する。

図4 腱鞘切開
a：尖刃による腱鞘切開

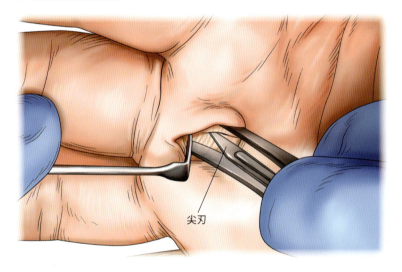

尖刃

b：剥離剪刀による腱鞘切開

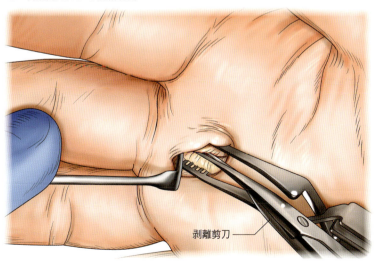

剥離剪刀

追加手技

他動的に患指を屈伸させ，術野で屈筋腱がスムースに滑走することを確認する．もし腱のたわみがある場合は，腱の近位側での引っ掛かりが想定されるため，PA(palmar aponeurosis) pulleyや滑膜性腱鞘の追加切除を行う（図5a）．

また，患指を他動的に屈伸させたときに屈筋腱の滑走が滞る場合は，A2 pulley近位側での腱の引っ掛かりがあるため，これを正中で切離する．

以上の操作を行っても屈筋腱の滑走が不十分な場合は，浅指屈筋(flexor digitorum superficialis；FDS)腱，深指屈筋(flexor digitorum profundus；FDP)腱それぞれにハテナ鉤をかけて橈尺方向へ牽引し，腱間の剥離を行う（図5b）．

図5 追加手技
a：剥離剪刀による滑膜性腱鞘の切除

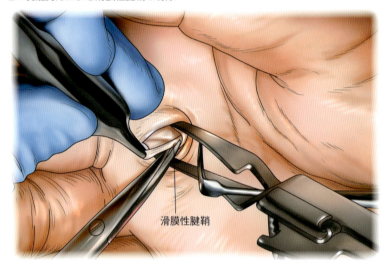

b：浅指屈筋腱と深指屈筋腱の間の癒着剥離

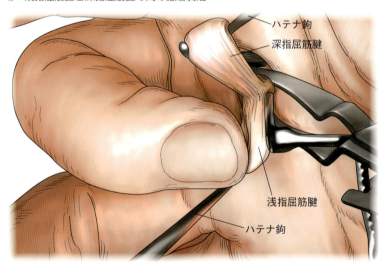

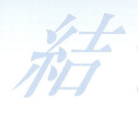

治療効果の確認

　患者自身に患側指の自動屈伸運動を行わせ，十分な指可動域が得られ，ばね指現象が消失していることを確認する．

創閉鎖

　皮膚を2，3箇所，5-0の針付きナイロン糸でマットレス縫合する．針を指神経にかけないように注意する．

術後処置

　創部はタニケットを開放後，数分間の圧迫止血をする．その後，ガーゼを創の大きさに合わせて当て，伸縮性のあるテープで固定する．

- 術直後より，患側手を挙上した状態で手指の自動屈伸運動を行う．
- 術後の近位指節間関節(proximal interpharangeal joint；PIP関節)屈曲変形に対しては，抜糸後に患側手を40℃程度の温水に浸しながら患側指のストレッチングを加えつつ，他動的伸展を行う．
- 可動域の改善が得られない場合は，懸濁性ステロイドを基節部側方から基節骨掌側面へ向けて刺入するmid lateral injection techniqueを行う[3]．

ワンポイントアドバイス

- ばね指はA1 pulleyの単純切離で解決するとは限らない．
- 筆者が推奨する縦切開による腱鞘切開術は，従来の横切開と比べて指神経損傷の危険を回避でき，A1 pulleyの中枢や末梢の病変を正しく評価しながら治療できる．
- 術中に患側指の自動屈伸運動を行い，病態の改善の程度を確認しながらstep by stepに腱鞘の切離や切除操作，腱剥離などを進めていく．

文献

1) 伊藤祥三, 沖永修二：超音波短軸像を用いた特発性ばね指に対するステロイド注射の予後予測. 日手会誌 2017；34：52-4.
2) 亀山　真：狭窄性屈筋腱腱鞘炎の超音波診断. MB Orthop 2012；25：53-9.
3) 亀山　真, 小見山貴継, 手塚正樹ほか：ステロイド側正中注入法による狭窄性屈筋腱腱鞘炎の治療経験：糖尿病例と非糖尿病例について. 日手会誌 2016；32：900-4.

手指屈筋腱断裂に対する吉津1法と早期自動運動療法

一般財団法人新潟手の外科研究所　森谷浩治

適応病態[1]

① 受傷24時間以内に受診した開放創を伴う手指屈筋腱断裂（primary repair）。
② 汚染の危惧される創が感染なく治癒した受傷1〜2週間経過の症例（delayed primary repair）。
③ 現在は抗菌薬や縫合糸が改良されたため，他医で閉鎖された創であっても汚染や感染の徴候が認められなければ受傷後1週以内に一次修復を実施する場合もある。
④ 伸筋腱断裂や骨折，関節損傷，皮膚欠損，両側指動脈断裂の合併例は，早期自動運動療法の適応にはならない[2]。

術前シミュレーション

術前準備	●初期診療ならびに術前説明，手術道具の確認
手術体位	●全身麻酔または腕神経叢ブロック下に仰臥位とする

起
皮切	●zig-zag切開か側正中切開
展開および両断端の処置	●腱鞘の露出と切除，近位断端の発見と固定

承
屈筋腱縫合	●浅指屈筋（flexor digitorum superficialis；FDS）と深指屈筋（flexor digitorum profundus；FDP）の両腱を修復する

転
腱鞘の追加切離	●FDP腱の滑動距離を考慮し，縫合部近位の腱鞘の切離を追加する
合併する神経・血管損傷に対する処置	●手術顕微鏡下に修復する

止血および創閉鎖	●止血後，比較的密に創を閉鎖する
術後外固定	●背側シーネを用いて指尖から前腕近位まで固定する

　現在，早期自動運動療法(early active mobilization；EAM)はその優位性が確立され，再断裂の危険性も払拭されている。そのためオーストラリアではEAMが後療法の筆頭となり，わが国を含めてその傾向に変わりはない。ただし，EAMを実施するためには約19N以上の張力に抗する腱縫合法が必要になる。

　吉津1法はKessler変法と津下法を複合した簡便な6-strand法であり(図9参照)，その張力は腱縫合部に3mmの離開を生じさせるために42Nを必要とするほど強く，EAMに適している[2), 3)]。

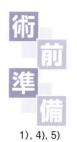

1), 4), 5)

　手指の血行や知覚障害の有無は必ず確認する。受傷時の肢位によっては開放創の位置と腱断裂部位が一致せず，後述する皮切の延長方向にもかかわるため，どのような肢位で受傷したかを詳細に聴取する。

　骨折の有無を確認するためにX線撮影が必要となる。完全骨折がなくとも，腱滑動床となる部分や手指関節の掌側が損傷を受けていると治療成績に影響するため，その把握は重要である。

　術前説明として，手術および入院によるEAMが必要になること，再断裂や縫合腱の癒着によっては再手術を要する可能性があることについて，患者だけではなく家族や第三者に対しても十分なインフォームド・コンセントを行う。

　手の手術器械セットと，腱の手術器械を準備する。縫合糸として，吉津1法では吉津式腱縫合用針付縫合糸(吉津針，ベアーメディック社)と津下式ループ針(津下針，河野製作所)(図1)，補助縫合で用いる6-0ナイロン糸ならびに創閉鎖に使用する4-0または5-0ナイロン糸を用意する。なお，近位に退縮した腱断端を腱鞘開放部へ引き出すために用いる26または27Gの軟鋼線もあらかじめ揃えておく。

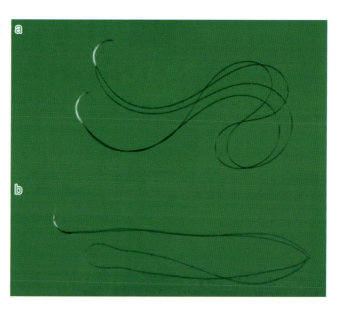

図1　吉津1法で使用する縫合糸
a：吉津針
b：津下針

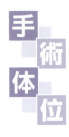
手術体位

患者を仰臥位（図2）として，全身麻酔または腕神経叢ブロックにより十分な筋弛緩を得る。術者の邪魔とならずに助手を2人確保できる手用腕台を用いる。術野はタニケットで無血野とする。

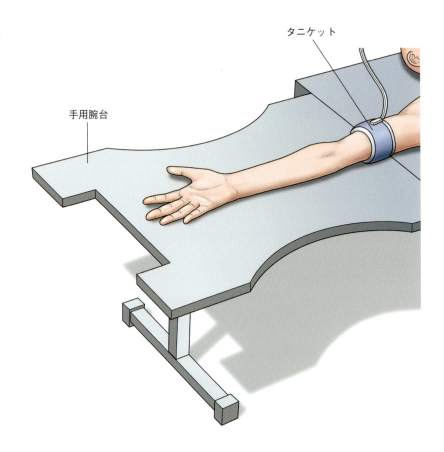

図2 手術体位

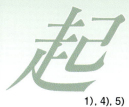

起

皮切～
　展開および
　両断端の処置

1), 4), 5)

皮切

開放創を利用したzig-zag切開か側正中切開を用いる（図3）。指屈曲位損傷例では創を遠位方向に拡大し，伸展位損傷例ではその逆に近位方向へ延長する（図4）。

Advice
- 術後のガーゼ被覆や包帯巻きの容易さ，またはガーゼや包帯によるEAM訓練の妨げを回避するため，皮切はみずかきにかからないようにする。

図3　皮切

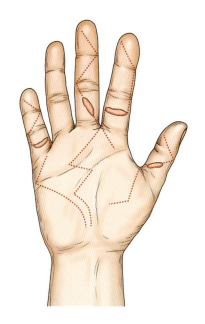

図4　受傷肢位と皮切の延長方向

a：屈曲位損傷では近位断端は開放創部にあるが，遠位断端は遠位に存在するため皮切を遠位へ延長する

b：伸展位損傷では遠位断端は開放創部にあるが，近位断端は近位に退縮しているため皮切を近位へ延長する

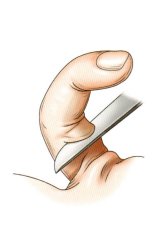
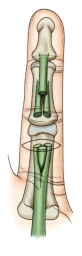
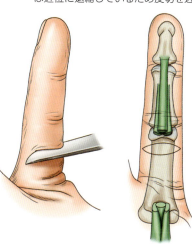

展開および両断端の処置

　腱鞘は，断裂部を中心に健常部を含めて広く露出する（図5a）。患指を伸展位で保持し，縫合部となる屈筋腱遠位断端を中心に腱鞘を約18mmの長さで切除・開放する（図5b）。

　近位断端は前腕から手掌を末梢に向かってしごくようにすると（いわゆるmilking操作）[6]，頻度は低いものの断端が腱鞘開放部に出てくることがある（図6a）。通常は，手関節を掌屈位にして腱表面や腱ひもの損傷に注意しながら，モスキート鉗子を腱鞘開放部の近位腱鞘内へ入れてつまみ出す（図6b）。これでも近位断端が引き出せない場合は，A1腱鞘と一致する手掌部に皮切を加え，A1腱鞘近位で屈筋腱の滑膜性腱鞘を切開し，近位断端を露出する。

　露出した断端に8字縫合もしくは二重直角縫合で4-0ナイロン糸をかけ，腱鞘開放部から近位腱鞘内に通した26または27Gの2つ折り軟鋼線を用いて腱鞘開放部に4-0ナイロン糸を誘導する（図7a）。この縫合糸を引っ張ることで近位断端を腱鞘内に導き，開放部へ引き出し，基節部に23G注射針を経皮的に刺入して近位断端を固定する（図7b）。

> **Advice**
> ● zone 1やzone 2遠位損傷では，C1，A3，C2腱鞘のいずれか（実際はC1腱鞘）を残すことができれば，A4腱鞘をすべて切除しても構わない。

図5　展開

a：展開

b：腱鞘の切除・開放

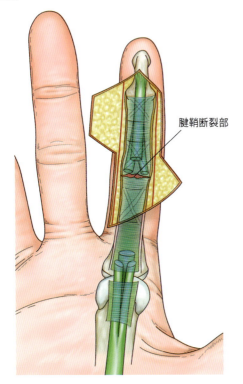
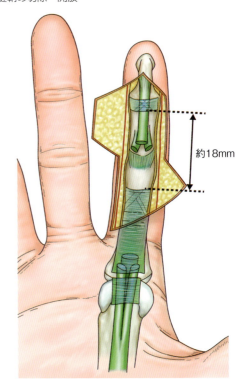

図6 近位断端を引き出す方法

a：前腕から手掌を末梢に向かってしごくようにすると（milking操作），近位断端が腱鞘開放部に出てくることがある

b：手関節掌屈位でモスキート鉗子を腱鞘開放部の近位腱鞘内へ入れてつまみ出す

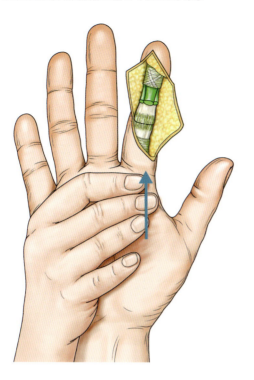

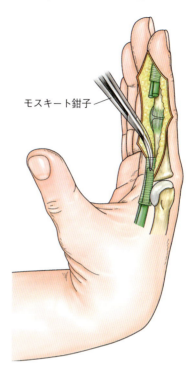

モスキート鉗子

図7 近位断端の誘導

a：近位断端に8字縫合もしくは二重直角縫合で4-0ナイロン糸をかけ，腱鞘開放部から近位腱鞘内に通した26または27Gの2つ折り軟鋼線を用いて腱鞘開放部に4-0ナイロン糸を誘導する

b：4-0ナイロン糸を引いて近位断端を腱鞘内から開放部へ引き出し，基節部へ23G注射針を経皮的に刺入して固定する

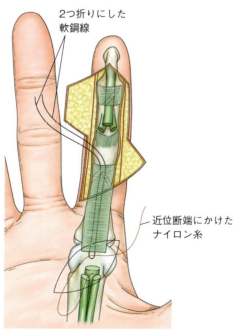

2つ折りにした軟鋼線

近位断端にかけたナイロン糸

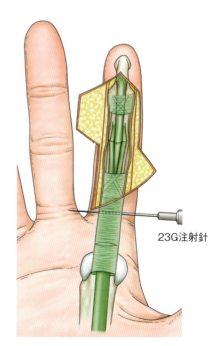

23G注射針

屈筋腱縫合

屈筋腱縫合　FDS腱が断裂していれば，最初に可能な限り修復する。腱の太さや幅に応じて4-0津下針による津下法，4-0ナイロン糸によるKessler変法や8字縫合などで修復し，掌側のみでも構わないので6-0ナイロン糸による補助縫合（主に結節縫合）を加える。

> **Advice**
> - FDS腱の切除は最終診察時の総自動運動域低値につながるため[2]，腱裂孔部断裂もしくは小指での損傷などのやむをえない場合に限る。また，切除する場合はFDP腱の滑動床となる腱交差部を残すように，FDS腱の短腱ひもより近位で施行する（図8）。

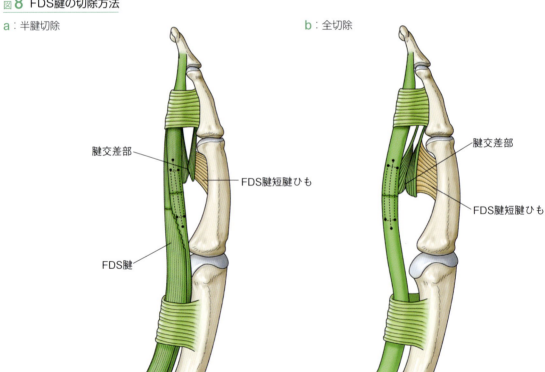

図8 FDS腱の切除方法
a：半腱切除　　　b：全切除

4-0吉津針と4-0津下針を用いた吉津1法でFDP腱を縫合する。

①吉津針を用いて，Kessler変法の横糸を腱断端から7〜10mm離れた部位の腱実質中央部に通す（図9a）。
②縦糸を先に通した横糸の背側を通るように，やや内側から針を入れて断端外縁に出す。もう一方の針でも同様の操作を行う（図9b）。
③相対する腱断端面から，一方の針で9〜12mm離れたやや腱中央寄りに向けて縦糸を通す（図9c）。
④断端から7〜10mm離れた位置に針を入れ，縦糸の掌側に横糸を通す（図9d）。
⑤再度，横糸の背側を通るように縦糸をかける。
⑥Kessler変法より2mm程度近位，遠位に腱把持部が来るように津下針を挿入する（図9e）。
⑦先にKessler変法を完成させ，次に津下法の締結を行う（図9f）。
⑧腱接合部の粗面を少なくし，縫合強度を増すため，6-0ナイロン糸で接合部全周の連続縫合を行う（図9g）。

患指の他動伸展・屈曲により縫合腱を滑動させ，接合部に離開が生じないか，または残存した腱鞘が縫合部の通過を妨げていないか確認する（図10）。

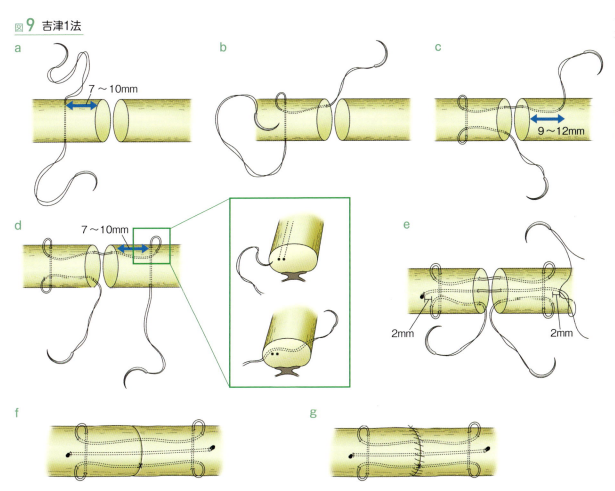

図9 吉津1法

ピットフォール

- 吉津1法では，注意しないと2回目の横糸が縦糸の背側を通過しやすい。これでは腱束の把持様式がロッキングとならず，縫合強度が落ちてしまう。そのため，針を腱表面のやや背側に入れ，腱線維をすくうようにしながら必ず縦糸の掌側に針を通過させる（図9d）。また，腱断端部の近くに横糸をかけると断端がラッパ状に膨らむだけではなく，縫合強度も低下するため，少なくとも腱断端から7mm以上離れた部位に横糸をかける。

Advice
- Kessler変法や津下法を完成させる際，ナイロン糸を締めると同時に手指に他動伸展を加えて縫合糸の腱把持部に緊張を与える（図11）。また，補助縫合では腱断端から4mm程度のバイトを確保する。

図10 縫合腱の滑動状態の確認

a：他動伸展　　　　　　　　　　　　　　　　b：他動屈曲

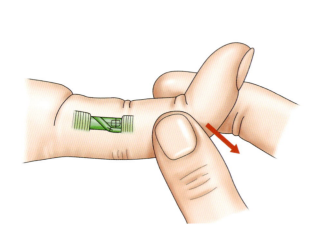

図11 縫合糸締結時における腱把持部への緊張付加

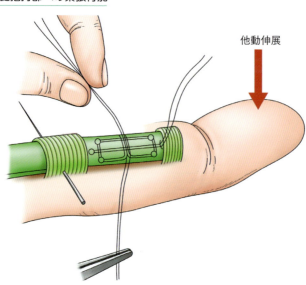

腱鞘の追加切離

　FDP腱の腱滑動距離を考慮しながら，必要な分だけ開放部近位の腱鞘を追加切離する（図12）。

　腱鞘切離は指節骨付着部近く，もしくは実質中央のいずれで行っても構わない。ただし，あまりにも指節骨付着部で腱鞘を切離すると，その切離断端からの出血が多くなるため，付着部から2mm程度離れた部位で行う。

> **Advice**
> - FDP腱はzone 1において約10mm，zone 2では約16～20mmの腱滑動距離を必要とする[7]。展開時に，腱縫合のために縫合部から近位の腱鞘は9mm開放されているので，zone 1での追加切離はほぼ不要，zone 2では約10mm程度（8～11mm）の切離を追加する。zone 2の中央から近位の損傷ではA2腱鞘全長の切離を実施せざるをえないこともあり[8]，その際はA3，C2腱鞘とA1腱鞘は必ず温存する。

合併する神経・血管損傷に対する処置

　固有指神経や動脈の損傷があれば，手術用顕微鏡を用いて修復する。

> **Advice**
> - 両側指動脈断裂に対する血行再建例以外は，両側の指神経を修復した症例であってもEAMを施行する。

図12 腱鞘の追加切離

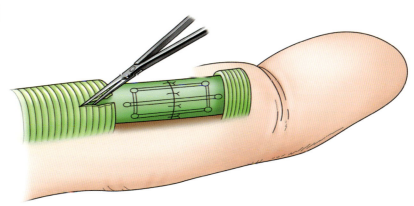

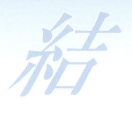

止血および創閉鎖

駆血を解除して，出血点を丁寧に凝固止血する．皮膚を4-0または5-0ナイロン糸で比較的密に結節縫合してから(図13a)，創部はEAMの妨げにならないように，清潔な薄いガーゼまたは包帯を巻くだけで被覆する(図13b)．

術後外固定

背側シーネを用いて，手関節屈曲・伸展0°，中手指節関節30〜60°屈曲位，指節間関節(interphalangeal joint；IP関節)伸展位で固定する(図14a)．ただし，シーネの下巻きは手指にかかる掌側部分を切除し(図14b)，麻酔覚醒後に不意の手指自動屈曲が生じても，その抵抗にならないようにする．

図13 創閉鎖
a：4-0または5-0ナイロン糸で比較的密に結節縫合する

b：創部は薄いガーゼまたは包帯を巻いて被覆する

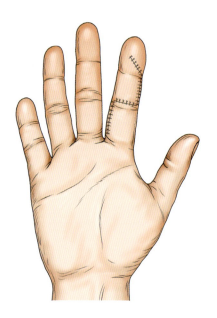
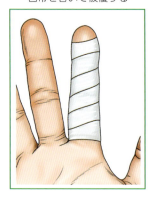

図14 術後外固定
a：橈側から見た図

b：掌側から見た図

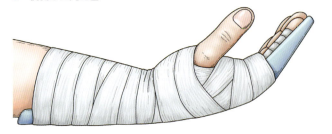
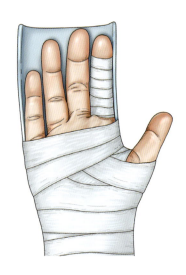

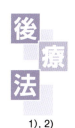

後療法[1), 2)]

　術翌日に術後の固定角度を変えることなく背側シーネから背側スプリントへ変更し，日中は患指を含む全指をストラップバンドにより屈曲位で固定する（図15a）。このスプリント下で，1時間ごとにストラップバンドを外して自動伸展訓練を行う（図15b）。術後最初の1週間は，手指や腱周囲の浮腫による腱滑動抵抗の増大を考慮して，手指の屈曲訓練は他動屈曲自動保持運動（place and hold）を中心に行い（図16），その後はハンドセラピストの監視下に補助のない自動屈曲運動を開始する。また，IP関節の屈曲拘縮を予防するため，Duran法に準じた他動伸展訓練も術翌日からハンドセラピストに行わせる（図17）。

図15 後療法
a：ストラップバンドによる屈曲位固定　　　　　b：自動伸展訓練

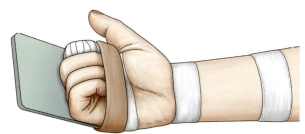
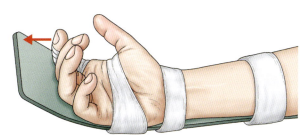

図16 他動屈曲自動保持運動（place and hold）
a：他動屈曲　　　　　b：自動保持

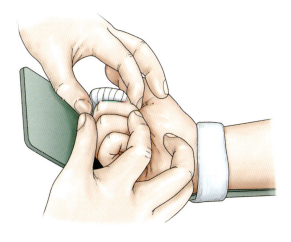
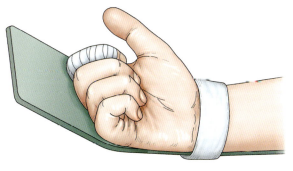

図17 Duran法に準じた他動伸展訓練

a：近位指節間関節の他動伸展訓練

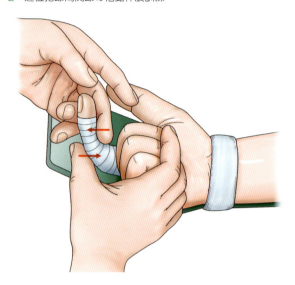

b：遠位指節間関節の他動伸展訓練

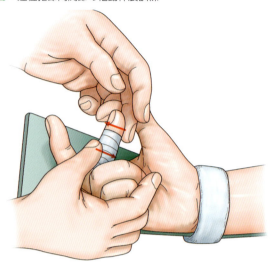

ワンポイント アドバイス

- 手指屈筋腱断裂に対するEAMを安全に遂行するためには，強固な腱縫合と必要十分な腱鞘開放の実施に努めなくてはならない。

文献

1) 森谷浩治. Zone Ⅰ，Ⅱ手指屈筋腱損傷に対する早期自動運動療法と腱修復術の実際. MB Orthop 2016；29：26-34.
2) Moriya K, Yoshizu T, Maki Y, et al. Clinical outcomes of early active mobilization following flexor tendon repair using the six-strand technique: short- and long-term evaluations. J Hand Surg Eur 2015；40：250-8.
3) 吉津孝衛, 牧　裕, 田島達也ほか. 早期自動屈曲療法のための新しい屈筋腱縫合法の試み. 日手会誌 1997；13：1135-8.
4) 森谷浩治, 吉津孝衛, 坪川直人. 屈筋腱損傷 直接縫合術. 整形外科手術イラストレイテッド 手関節・手指の手術. 三浪明男編. 東京：中山書店；2012. p62-8.
5) 森谷浩治. Zone 2手指屈筋腱損傷の治療. 整形外科Surgical Technique 2017；7：674-81.
6) Kleinert HE, Kutz JE, Cohen MJ. Primary repair of zone 2 flexor tendon lacerations. American Academy of Orthopaedic Surgeons Symposium on tendon surgery in the hand. C. V.Mosby；1975. p91-104.
7) 斎藤英彦. 腱手術の基礎としての腱滑動距離の検討. 日整会誌 1972；46：479-501.
8) Moriya K, Yoshizu T, Tsubokawa N, et al. Clinical results of releasing the entire A2 pulley after flexor tendon repair in zone 2C. J Hand Surg Eur 2016；41：822-8.

切創に伴う手指伸筋腱断裂に対する腱縫合術

日本医科大学 整形外科　**南野光彦**

適応病態

切創に伴う手指伸筋腱断裂は，基本的に全例が手術適応となる。
① 開放創の一時修復とともに，部分断裂であっても腱断裂部と腱膜の縫合が必要である。
② myostatic contractureが生じやすいため，損傷後3週間以上の陳旧例では端々縫合は困難になり，腱移植あるいは腱移行を要することがある。

術前シミュレーション

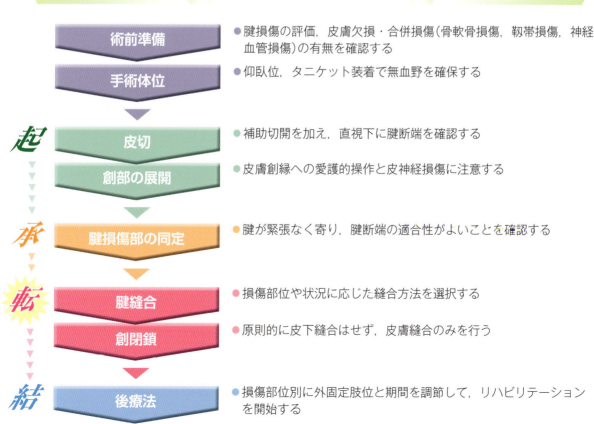

- **術前準備**: 腱損傷の評価，皮膚欠損・合併損傷(骨軟骨損傷，靱帯損傷，神経血管損傷)の有無を確認する
- **手術体位**: 仰臥位，タニケット装着で無血野を確保する

起
- **皮切**: 補助切開を加え，直視下に腱断端を確認する
- **創部の展開**: 皮膚創縁への愛護的操作と皮神経損傷に注意する

承
- **腱損傷部の同定**: 腱が緊張なく寄り，腱断端の適合性がよいことを確認する

転
- **腱縫合**: 損傷部位や状況に応じた縫合方法を選択する
- **創閉鎖**: 原則的に皮下縫合はせず，皮膚縫合のみを行う

結
- **後療法**: 損傷部位別に外固定肢位と期間を調節して，リハビリテーションを開始する

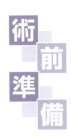

①創部の確認，腱の評価［手指自動運動での可動域（range of motion；ROM），多数指損傷］，皮膚欠損の有無，合併損傷の有無（骨軟骨損傷，靱帯損傷，神経血管損傷）の確認を行う。

②手指伸筋腱損傷は屈筋腱損傷と同様に，損傷部位によって解剖，生じる変形，機能障害が異なるため，診断，治療方法，その難易度も大きく変わる。一般に伸筋腱損傷の区域分類には，Verdan分類（図1）または国際分類が広く用いられ，これに基づいて治療を行う必要がある。特に，伸筋腱損傷は指背腱膜部損傷（zone 1〜5）と固有腱部損傷（zone 6〜8）に大別される。本稿では，切創によるzone 3とzone 6の伸筋腱損傷を中心に述べる。

③損傷腱の診断は比較的容易であるが，他腱の代償により指伸展が可能な場合もあるので注意する。zone 3では，中央に中央索，両側に側索があり，三者が一緒になって伸筋機構（図2）を形成しているため，中央索のみの損傷の場合は，伸展障害が明らかでないことがある。zone 6での単独指の総指伸筋（extensor digitorum communis；EDC）腱断裂では，腱間結合を介し隣接EDCによってある程度伸展が可能である。徒手的に他指より伸展力が弱く，20°以上の伸展制限がある場合は腱損傷を疑う。

③陳旧例では，まず自他動ROM訓練と装具による関節拘縮の除去を行ってから，腱再建術（腱移植，腱移行術）を行う。移植腱としての長掌筋腱の有無，移行腱としての固有示指伸筋腱の有無も確認する。

図1 Verdan分類

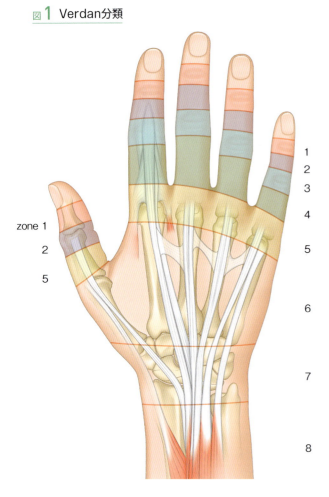

図2 指伸筋機構

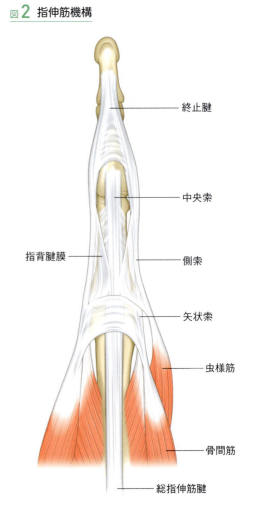

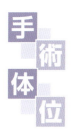

①仰臥位とし，上肢伝達麻酔または全身麻酔下で患肢上肢を手腕台に乗せる(図3)。
②上腕にタニケットを巻いて，無血野を確保する。

図3 手術体位

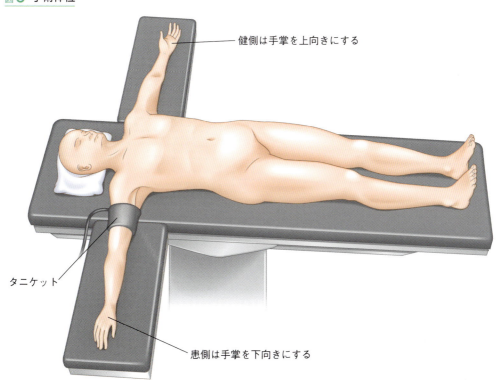

健側は手掌を上向きにする

タニケット

患側は手掌を下向きにする

切創に伴う手指伸筋腱断裂に対する腱縫合術

249

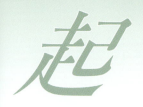

皮切

皮切〜
創部の展開

　受傷時の開放創だけでは腱断端の確認が困難な場合が多いため，躊躇することなく補助切開を行い，必ず直視下に腱断端を確認する。

　補助切開は，拘縮が起こりにくく，より大きく展開ができるようにzig-zagあるいは弓状とし，皮線に直交せず関節の直上を避けるように心がける（図4，5）。

図4　zone 6での補助切開

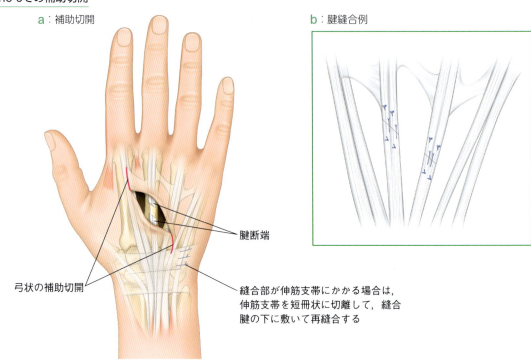

a：補助切開　　　b：腱縫合例

弓状の補助切開　　腱断端

縫合部が伸筋支帯にかかる場合は，伸筋支帯を短冊状に切離して，縫合腱の下に敷いて再縫合する

図5　zone 3での補助切開

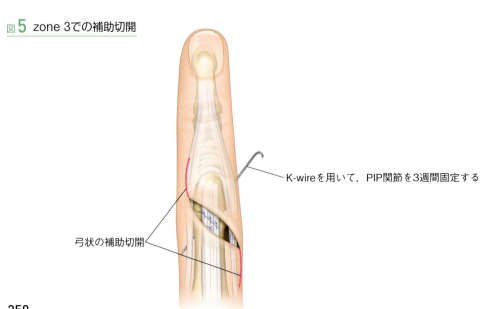

弓状の補助切開

K-wireを用いて，PIP関節を3週間固定する

創部の展開

　受傷時の皮膚創縁は循環障害が生じやすいため愛護的に扱い，また皮神経を損傷しないように展開する。
　創内は，生理食塩水で十分に洗浄する。
　伸筋腱は骨や関節に接しているため，合併損傷の有無を確認する。

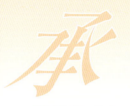

腱損傷部の同定

腱損傷部の同定

　伸筋腱は屈筋腱と比較して浅層に位置するため，腱断端の引き込みは少なく容易に確認できるが，腱が短縮している場合は他動的に手関節背屈，指関節伸展させて断端を寄せる。腱断端がすぐ引き込まれる場合は，23G注射針で腱を周囲に固定して緊張がなくなるように，腱断端の適合性を確認する。
　良好な腱滑走を得るためには，腱縫合と表層の皮膚閉鎖に加え，下層の骨膜，関節包の修復が極めて重要である。

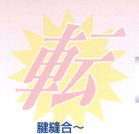

腱縫合〜
創閉鎖

腱縫合

伸筋腱は屈筋腱と比較して細く薄いため，縫合は容易ではなく離開しやすい。

腱縫合法には，intratendinous suture法（図6a〜e），水平マットレス法（図7），Kessler変法（図8），Bunnel法，結節縫合などが報告されているが，損傷部位や損傷状況に応じて選択する。

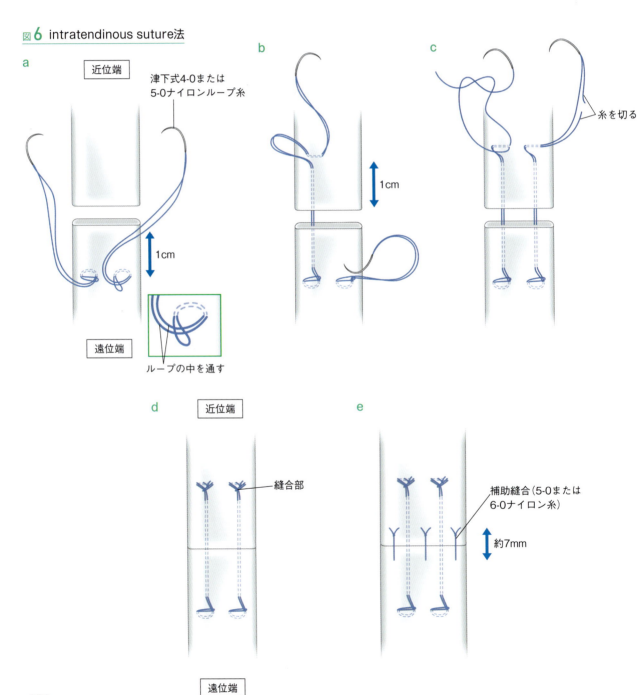

図6 intratendinous suture法

図7 水平マットレス縫合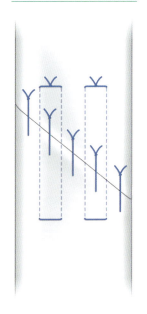

図8 Kessler変法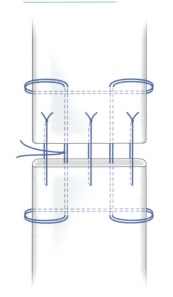

図9 不適切な縫合例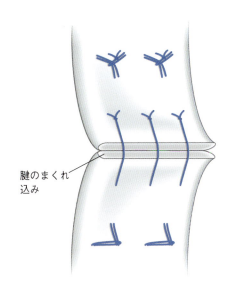

腱のまくれ込み

　zone 1～5の指背腱膜部は薄いので，5-0または4-0ナイロン糸で水平マットレス縫合(図8)あるいは結節縫合で縫合する。

　zone 3の中節骨付着部での成人中央索損傷に対しては，スーチャーアンカー[Micro QuickAnchor®(DePuy Mitek社)またはZip Tight 1.0®(ZimmerBiomet社)]が有用である。

　zone 6～8では津下法＋補助縫合を行うことが多い。縫合方法は，腱両断端から約7mmに津下式4-0または5-0ナイロンループ糸2本をかけてintratendinous suture法を行い，5-0または6-0ナイロン糸で結節縫合を加える(図6e)。

　4-0ナイロン糸で水平マットレス縫合(図7)やKessler変法(図8)を行い，6-0ナイロン糸で補助縫合を加える方法も有効である。

　腱縫合時，腱断端がまくれることなくきちんと適合するように注意して(図9)，atraumatic techniqueで行う。

　手関節背屈45°で無理なく腱縫合ができない陳旧例では，腱移植術または腱移行術の適応である。

　縫合部が伸筋支帯にかかる場合は，伸筋支帯を部分切除するか，短冊状に切離して縫合腱の下に敷いて再縫合することで，腱縫合部との癒着を防止する(図4)。

創閉鎖

　原則的に皮下縫合はせず，皮膚縫合のみを行う

　腱縫合後，皮膚欠損がある場合は癒着が生じやすいため，局所皮弁，遊離皮弁，有茎皮弁で縫合部を覆う必要がある。

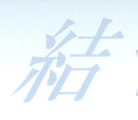

後療法

後療法

損傷部位と状況によって後療法が異なるため，指伸筋機構の解剖と機能を十分理解し，リハビリテーションを行う必要がある。

zone 1, 2は，腱縫合＋鋼線による遠位指節間関節（distal interphalangeal joint；DIP関節）伸展位固定を3週間行い，鋼線抜去後に，さらに3週間外固定し，その後にROM訓練を行う。

zone 3は，腱縫合＋鋼線による近位指節間関節（proximal interpharangeal joint；PIP関節）伸展位固定と中手指節関節（metacarpophalangeal joint；MP関節）軽度屈曲位固定，手関節軽度背屈位固定を3～4週間行い，鋼線抜去後に，さらに3週間外固定し，その後にROM訓練を行う。なお，側索損傷を伴わない場合は術直後からDIP関節の自動運動を行う。

zone 4は，zone 3に近い場合はzone 3の後療法に準じ，zone 5に近く強固に縫合ができた場合はZone 5の後療法に準じて行う。

zone 5～8は，手関節背屈45°，MP関節屈曲20°，PIP関節伸展位で4週間固定し，その後，手関節伸展位で手指ROM訓練を行う。強固な縫合ができれば，PIP関節ROM訓練も可能である。手指屈曲での手関節屈曲運動は術後6週間から行う。

zone 4～8の腱損傷に対して，アウトリガースプリントを用いた早期運動療法（自動屈曲，他動伸展）を行ってもよい。

ワンポイントアドバイス

- 成績不良例は，感染と伸展拘縮，腱再断裂などの後療法の問題によるところが多いことを認識する。特に，伸展拘縮による手指屈曲制限が生じないよう注意する。
- 手指背側および手背は軟部組織が少なく，伸筋腱は骨や関節に接しているので同時に損傷を受けやすく，また腱縫合後に骨と関節との癒着が生じやすい。屈筋腱と比較して腱滑走距離が短いため，いったん癒着すると手指屈曲障害が生じ，腱剥離術を行っても力源が得られにくい特徴がある。

前腕・手部神経損傷に対する神経縫合と神経移植

獨協医科大学埼玉医療センター第一整形外科　**佐野和史**

適応病態

- 新鮮および陳旧性神経損傷

術前シミュレーション

術前準備
- 合併損傷（腱・血管損傷，骨折）の有無を確認する
- 新鮮症例では外傷形態と感覚障害域をもとに，損傷神経を推測する
- 予想される神経損傷部位を中心に，必要な皮膚切開をイメージする
- 神経移植の可能性がある場合は，全身麻酔手術を計画する。全身麻酔では，麻酔覚醒時に患肢全体に予期せぬ力を入れて縫合部に不要な緊張をかけないように，できれば上肢伝達麻酔を併用する
- 必要な手術器材の確認［マイクロ手術用具と縫合針（9-0，10-0），ルーペもしくは顕微鏡，バイポーラ，腕台（できれば支柱付き）］

手術体位
- 仰臥位で患側上肢を外転させ，腕台に置く
- 腓腹神経採取に際し，あらかじめ採取側の殿部をバスタオルなどで少し持ち上げておく
- 腓腹神経を採取する場合は健側下腿がよい

起：神経損傷部位の展開
- 神経損傷部位を中心に皮膚切開を延長し，神経を中枢および末梢の健常部位から損傷部位に向けて剥離展開を進める

承：神経断端の新鮮化
- 神経断端および瘢痕により連続性を有する神経に対して，中枢側と末梢側に健常な断面が確認できるまで切除する

転：神経縫合もしくは神経移植
- 神経両断端を無理なく引き寄せられれば直接縫合し，できなければ腓腹神経を採取しケーブルグラフトを行う

結：閉創と外固定
- 外固定を終えるまで神経縫合部から注意を逸らしてはならない

術前準備

①顕微鏡のセッティング：わずかな振動でも顕微鏡下では手術操作を妨げる大きな揺れとして感じてしまうため，顕微鏡本体は手術台を含めた周辺機材および外回り看護師や麻酔科医師の業務と干渉しないように配置する。まず，モニターに映し出された映像のフォーカスを合わせたうえで，接眼レンズを片目ずつのぞきながら視度調節リングを回して焦点を合わせ，視度を調整する。その後，接眼レンズを両目でのぞき，見える視野が1つに重なる位置に接眼レンズの幅（眼幅）を調節する。たまに使った顕微鏡が見えにくい場合は，これらの調整が合っていないことが多いので，あらかじめ自らの視度と眼幅の目盛りを覚えておくとよい（図1）。顕微鏡の滅菌ドレープは，アーム全体を覆うものとハンドグリップだけを覆うものがある。アーム全体を覆うものは慣れないと展開に手間取り，また不確実なドレーピングによりアームの動きを邪魔することもあるため，ハンドグリップだけのドレープのほうが扱いやすい。

②新鮮例では，痛みや併存する腱損傷により運動麻痺を把握することは難しいため，通常は外傷形態と感覚障害域から損傷神経を類推する。

③手術は上肢伝達麻酔か全身麻酔で行う。このレベルでは，たとえ小さな鋭的切創に伴う神経損傷であっても，併存する周辺組織損傷の確認および損傷神経への剥離や縫合操作を局所浸潤麻酔で対応することは難しい。神経移植を必要とする可能性がある場合は，全身麻酔手術を計画する。全身麻酔手術の際は，覚醒時に患肢全体に予期せぬ力をいれて，神経縫合部に不要な緊張をかける可能性がある。特に臨時手術では，嘔吐・誤飲を防ぐため抜管前に完全覚醒が求められ，平穏な抜管とはならない場合が多いため，上肢伝達麻酔を併用したほうがよい。

図1 顕微鏡のセッティング

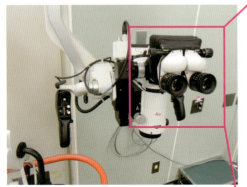
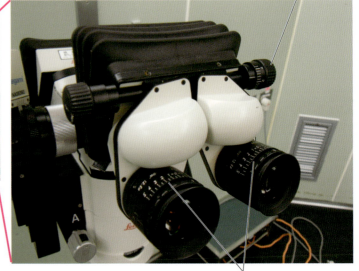

眼幅調整ダイヤル

視度調節リング

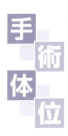

仰臥位で上肢を外転させ，腕台に載せる(図2a)。顕微鏡下で術者の手の震えを抑えるために，腕台の高さは，座った術者の肘が90°屈曲位で前腕以遠を腕台に置いて安定させられるように調整しておく。術者は両足，殿部に加えて両前腕で体幹姿勢を安定させるため，腕台は支柱付きのものがよい(図2b)。支柱がなく手術台側縁のレールに固定するタイプでは，術者のわずかな体重移動により腕台が上下し，顕微鏡下操作は困難を極める。

腓腹神経を採取する場合は，股関節を内転・屈曲させ，膝を立てる。その際，採取側殿部下に折り畳んだバスタオルなどを敷き，殿部を少し浮かせるほうが採取しやすい。健側下腿をドナーとすれば，神経採取やドナーの閉創を2チームに分かれて行っても，術者同士が邪魔にならず手術を遂行できる(図3a)。

下肢はタニケットを巻かないほうが膝窩に近い部分での操作が容易である。駆血しなくとも皮膚切開直前にボスミン加生理食塩水(normal saline；NS)の局所注射を行うと，出血は少量で採取に困ることはない。

腓腹神経は膝窩部で脛骨神経より分岐し，腓腹筋の両側頭間を筋膜下に下降し筋膜を貫く。さらに，総腓骨神経から分岐した外側腓腹神経と合流し，小伏在静脈とともに外果後方に至る。採取により踵外側の非荷重部に数cmの知覚鈍麻領域が生じる(図3b)。

成人例において腹臥位では最長35cm程度の採取が可能だが，仰臥位の立て膝位での採取では通常30cm未満である。

図2 手術体位

a：患者体位。仰臥位で上肢を外転させ，支柱付きの腕台に載せる

b：術中の術者の姿勢と体重を支える部分

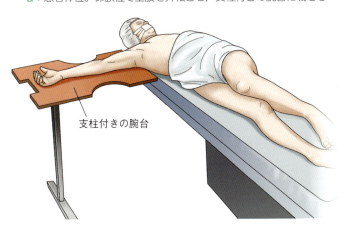

支柱付きの腕台

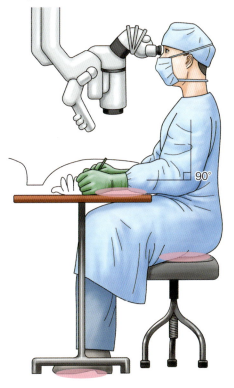

■：体重を支える部分

図3 腓腹神経の採取

a：神経採取の際は，股関節を屈曲・内転・内旋させ，殿部をバスタオルなどで少し持ち上げ膝を曲げる

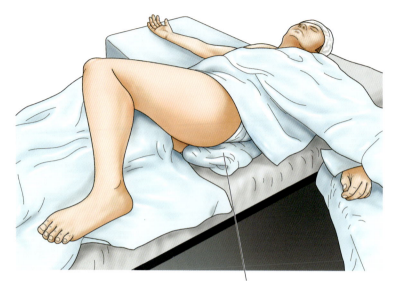

バスタオルなどで殿部を持ち上げる

b：腓腹神経の走行

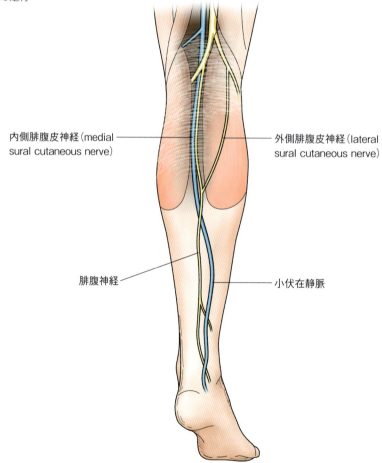

内側腓腹皮神経（medial sural cutaneous nerve）

外側腓腹皮神経（lateral sural cutaneous nerve）

腓腹神経

小伏在静脈

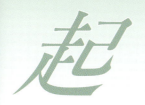

神経損傷部位の展開

神経損傷部位の展開

　神経の展開までは，通常の手外科手術全般に用いる低倍率ルーペで行う。
　皮膚切開は損傷神経の解剖学的走行を意識しつつ，十分な術野を確保できるよう近位と遠位に向けて皮弁状の展開となるように延長する。手関節遠位では，前腕長軸に対して直交もしくは斜めに創が存在することが多く，それを利用して手首皮線を直交しないようにzig-zag切開で展開する。また，このレベルでは神経修復とともに複数の屈筋腱縫合を同時に行う場合が多いので，術野の確保と術後の除圧を兼ねて，手根管を開放できるように計画する（図4）。
　神経は，中枢および末梢の健常部位から神経損傷部に向けて剥離展開を進める。

図4　手関節部の皮切・展開

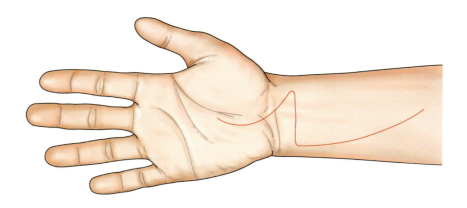

神経断端の新鮮化

神経の剥離や縫合手技は高倍率(4.5倍以上)のルーペでも可能だが、焦点深度が浅く、わずかな頭部の動きで焦点がずれてしまうため、手技が煩雑になりやすく疲労感も大きい。通常は数倍～20倍程度までの変倍機構をもつ顕微鏡が適している。

顕微鏡の照明により術野は乾燥しやすく、時に組織熱損傷を招くため、定期的にNSを散布し、視野外はNSを浸したガーゼで覆っておく。

神経自体はNo.2マイクロ摂子を用いて神経上膜や周囲瘢痕組織を把持し、極力atraumaticに取り扱う。微細な剥離や神経縫合時はNo.5マイクロ摂子を使う。

鋭利な刃物やガラスによる新鮮損傷の多くはそのまま縫合可能であるが、受傷数日経過した場合は数mm程度の新鮮化を必要とする。陳旧例では、中枢側と末梢側の神経断端に健常な断面が見られるまで少しずつ切除していく。

神経が瘢痕で連続している場合は、周囲瘢痕の一部に連続性を残して新鮮化することで、断端の引き込みやfunicular patternのずれが生じにくくなる(図5)。

神経断端から出血が続く場合は、出力を絞ったバイポーラで神経束を傷めないように注意深く止血する。

図5 瘢痕部の切除

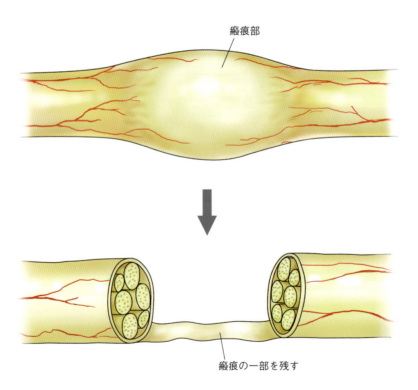

神経縫合もしくは神経移植

肘関節伸展位，手関節屈曲30°以下で神経両断端の神経上膜同士が9-0ナイロン糸で無理なく引き寄せられれば直接縫合し，できなければ腓腹神経を採取してケーブルグラフトを行う。手関節中間位で神経の欠損が1cmを超える場合は，神経移植を要することが多い。

神経断端は，エスマルヒ駆血帯か手袋の一部を四角く切って作成したバックグラウンドの両辺にZ状の切れ込みを入れて，そこで軽く挟むようにして術野を用意する（図6）。

◢神経縫合

神経上膜表面に見える血管の走行や，相対する神経断端のfunicular patternを手掛かりに，それらを相対するように縫合する。

神経の最前面をアナログ時計の12時の位置とした場合に，7～8時（最も遠く縫合しづらい位置）から縫合を始め，2針目を相対する1～2時に置き，この2本をkey sutureとして長めに残しておく。さらに，2本のkey suture間を2～3針縫合するが，神経上膜縫合のみでは続く裏面縫合に際して神経を捻ったときに内部の神経束がずれるおそれがあるため，1～2針は神経周膜上膜縫合とする。

続いて，2本のkey sutureを用いて神経を時計回りか反時計回りに捻り，裏面を2～3針縫合する。神経周膜上膜縫合は10-0ナイロン糸，神経上膜縫合は9-0か10-0ナイロン糸を用いる（図7）。

Advice
- 縫合時，神経は時計回りと反時計回りにそれぞれ90°程度しか回転できない。そのため，血管縫合の要領で3時と9時方向をまず縫合してしまうと，7～8時が縫合できなくなる。
- 神経周膜上膜縫合は，太い神経束同士に行うと縫合しやすい。合計で6～8針縫合するが，所々に神経周膜上膜縫合を加えると，必ずしも等間隔にはならない。

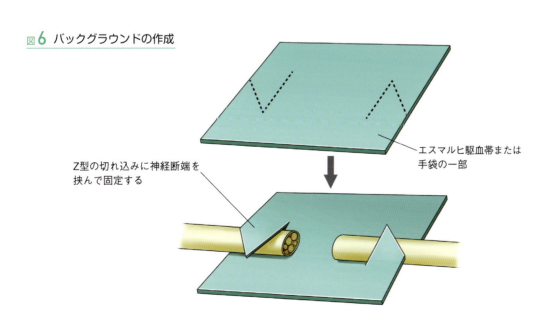

図6 バックグラウンドの作成

図7 神経縫合の方法

a：神経縫合の位置

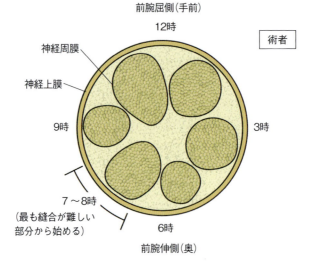

b：縫合の順番

1針目：
7〜8時の上膜縫合

長く残す

2針目：
1〜2時の上膜縫合

3〜4針目：
1カ所は神経上膜周膜縫合を加える

長く残す

長く残した1，2針目の糸を反対方向に回して裏面の縫合

◀神経移植

　欠損長を正確に判断したうえで，神経採取にとりかかる。

　欠損長は，肘伸展位，手関節中間位で計測する。欠損長に必要とされるケーブル本数を乗じて採取すべき神経の長さを決めるが，神経は採取直後に弾性によって退縮するため，10〜15％長く見積もる。ケーブルは通常，5本前後必要となる。

　皮膚切開は，腓腹神経の走行に対し横方向の小皮切を数cmごとに加えながら採取する方法もあるが，手技に習熟しなければ腓腹神経を不要に牽引したり，枝の処理がうまくできず採取にてこずる。特に仰臥位では，全長にわたり縦切開を加えて，走行を確認しながら採取するほうがよい。

　採取した腓腹神経はバックテーブルで周辺結合織や脂肪織を取り除き，NSガーゼで包んでおく。

　ケーブルグラフトは，すべてをまとめてから移植する方法と，1本ずつ移植する方法がある。

　まとめて移植する場合は，両端を短冊状に切った手袋の上にまとめて置き，フィブリン糊を散布した上でくるむ。しばらくして固定したら，かみそりで鋸を引く要領で包んだ手袋ごと切離すると，きれいなまとまった断端ができる。移植神経への血管進入を妨げるため断端部以外には糊をかけない。これを，神経上膜縫合もしくは神経周膜上膜縫合の要領で移植する（図8a）。

　1本ずつ移植する際は，断面のfunicular patternを意識しつつ，移植神経は上膜縫合，recipientは周膜もしくは上膜周膜縫合する。移植神経とrecipientの神経束の太さをみながら，移植神経1本に対して1〜2本の神経束を縫合する。神経束1本につき，10-0ナイロンで2〜3針縫合する（図8b）。

図8 神経移植
a：すべてまとめてから移植する

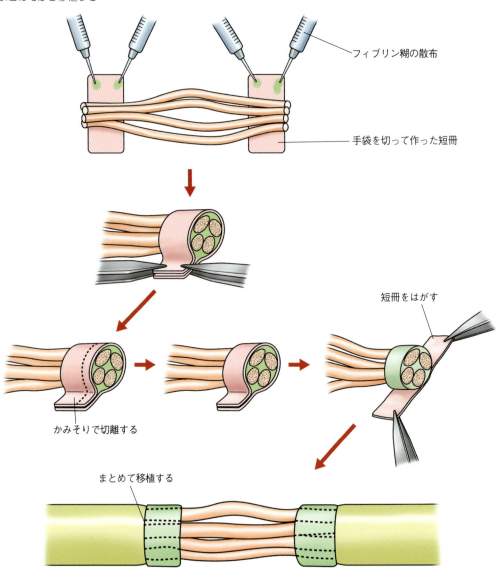

b：1本ずつ移植する方法

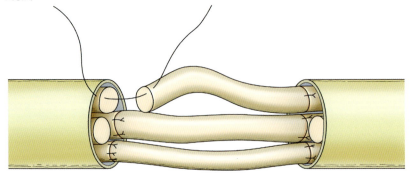

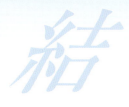

閉創と外固定

閉創と外固定

神経縫合部は，周辺の腱滑膜を修復するか，脂肪織があればそれで覆い，周辺組織との癒着を予防して閉創する。

血腫予防のため，神経縫合部近傍で直接神経に当たらない位置にペンローズドレーンを留置する。縫合部周辺に陰圧ドレーンを用いてはならない。慎重に創部ドレッシングとドレーピング除去を行い，神経縫合部に緊張がかからない位置での外固定を終えるまで，神経縫合部から注意を逸らしてはならない。

直接縫合した場合は，手関節軽度屈曲位（神経縫合肢位よりやや屈曲させる），肘関節90°屈曲位で上腕からギプスシーネ固定を3週間行う。その後，手関節の伸展を中間位でブロックした前腕ギプスシーネで3週間固定し，除去する。

前腕近位で直接縫合し，肘関節がもともと過伸展する患者では，術後3週目からヒンジ付きブレースを作成し，伸展ブロックした状態で自動屈曲を許可しながら徐々に伸展可動域を拡大していく。

神経移植した場合は，手関節，肘関節ともに伸展位で余裕をもって縫合しているため，直接縫合時のような厳格な外固定は不要である。手関節中間位で3週間前腕ギプスシーネ固定を施行し，除去する。

外固定除去後は，直接縫合，神経移植ともに，その後2カ月程度かけて徐々に手関節伸展域を拡大する。

Advice
- 術後に強いカウザルギー症状を認めた場合は後療法に難渋するため，あらかじめ内服による十分な疼痛対策を行っておく。

ワンポイントアドバイス

- 神経縫合は，血管縫合直後の血流再開のように，「よくも悪くも」その場で縫合手技の良し悪しがわかるフィードバックがない。おざなりな縫合にならないように，できる限り1つひとつの手技を正確に丁寧に行う。

文献

1) Wolfe SW, Hotchkiss RN, Pederson WC, et al. Nerve injury and repair. Green's Operative Hand Surgery 7th ed. Amsterdam：Elsevier；2017. p979-1022.

上肢軟部腫瘍の手術

日本大学医学部整形外科学系整形外科学分野　大幸英至

適応病態

【悪性を疑う所見】
- 大きさが5cmを超える腫瘍（脂肪腫では大きいものも多く，10cmを鑑別とする報告が多い）
- 疼痛（悪性腫瘍の約1/3に疼痛を伴うとの報告もある）
- 増大速度の速い腫瘍
- 深部に局在する腫瘍（隆起性皮膚線維肉腫，類上皮肉腫，粘液線維肉腫などは浅在性に発生しやすい）

上記4項目すべてを認める場合，8割以上が悪性である。しかし，例外も多く存在するため，診断に難渋する場合は生検を行う。

術前シミュレーション

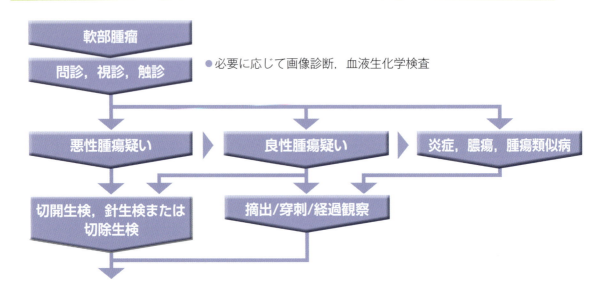

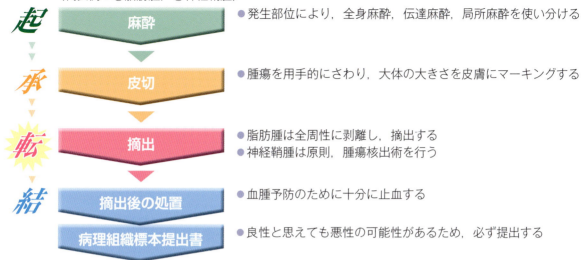

軟部腫瘍には良・悪性軟部腫瘍だけではなく，炎症性・外傷性腫瘍，がんの軟部転移，悪性リンパ腫など，さまざまなものがある．多彩な病態を背景に出現し，組織学的にも多彩であるため，診断に難渋することも多い．そのため，良性腫瘍と考えても常に悪性腫瘍を念頭に置き，治療計画を立てていく必要がある．

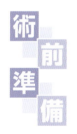

軟部腫瘍は，臨床経過や理学所見のみで良悪性を確定できることはほとんどない．そのため，各種画像診断が必要である．腫瘍が小さく皮下にあっても，画像検査なしで切除してしまった場合，病理診断で悪性となることもある．その場合は追加手術を余儀なくされ，患肢機能障害だけではなく，生命予後にも影響する可能性がある．

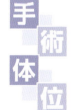

軟部腫瘍はいかなる部位にも発生する．そのため，発生部位により手術体位はさまざまである．

肩関節周囲発生では，前方の場合は仰臥位またはビーチチェア，側方・後方の場合は側臥位もしくは腹臥位で施行する．上腕および肘関節周囲発生では，前方の場合は仰臥位，側方・後方の場合は仰臥位または側臥位で施行する．前腕以遠では仰臥位で対応可能である．

手術前にどの体位が一番やりやすいかなど，術中を想像して手術体位を考慮する．

A. 生検の基礎

軟部腫瘍の生検方法は，①切開生検，②針生検，③切除生検に分類される。

Advice
- いずれの生検でも刺入経路は汚染される。そのため，手術操作による周囲の汚染を最小限にすることを心がける。

切開生検

◢ 麻酔：全身麻酔もしくは伝達麻酔，局所麻酔

タニケットの使用と，全身麻酔や伝達麻酔が望ましい。局所麻酔の場合は切開部のみ麻酔し，以後は層別に徐々に麻酔を追加する。麻酔薬を浸潤させるときは，針先が腫瘍内に入らないように注意する。

◢ 皮切

診断後の手術を想定し，機能障害を起こしにくい部位を選択する。皮切は皮膚や軟部組織の再建が容易な四肢長軸方向に入れ，必要最小限の切開長とする（図1）。

Advice
- 進入経路として，重要な神経血管の近傍は避ける。
- 屈曲部のみ横切開とする。

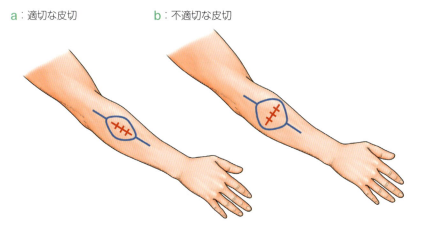

図1 生検の皮切
生検後に悪性と診断した場合，biopsy trackは腫瘍側に付けて切除するため，切除範囲が広くなってしまう

a：適切な皮切　　b：不適切な皮切

◢ 生検

進入経路は必ず汚染されるため，筋間でなく筋腹から入る（図2）。また，皮下組織や筋の剝離は最小限にとどめる。
確実に組織を取るために出血層や壊死層を避け，腫瘍の表層近くから採取する。採取す

図2 侵入経路

右上腕遠位の横断面を例に示す。筋間からではなく筋腹から入り、皮下組織や筋の剥離は最小限にとどめる

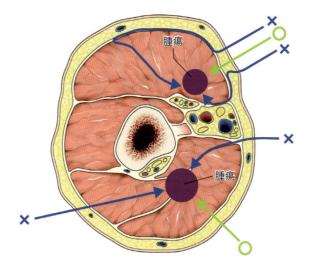

図3 切開生検

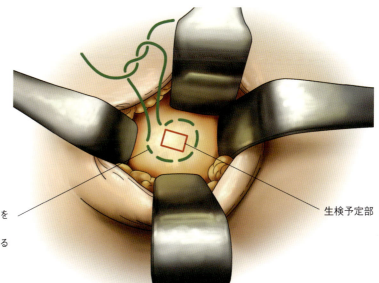

生検前に全周性に糸をかけておく
生検後すぐに縫合する

生検予定部

る際は、尖刃などの鋭利なものを用いる。ただし、電気メスでは組織が凝固して診断がわかりにくくなる可能性がある。

生検で出血が予想される場合は、腫瘍を生検する前に糸をかけておく（図3）。可能であれば、術中迅速病理診断を行い、腫瘍が採取されていることを確認する。

生検後

出血による血腫は腫瘍の播種につながるため、十分に止血する。創部の大きさ、術中の出血の具合にかかわらず、必ずドレーンを置く。縫合もなるべく幅を狭く掛ける。術後血腫を防止するように圧迫する。

Advice
- ドレーン留置は皮膚切開上、もしくはその延長線上で、すぐ遠位か近位に出す。

針生検

　穿刺部は，切開生検と同様に診断後の手術を想定し，機能障害を起こしにくい部位を選択する。

　穿刺部を局所麻酔で麻酔し，18G針で皮膚を2mmほど切開する。生検針を腫瘍直前まで進めて生検する。生検針で腫瘍を貫かないように注意する（図4）。

　針生検後はしばらく安静にし，出血がないことを確認する。ガーゼ，弾力テープ，弾性包帯で圧迫止血し，翌日まで圧迫を継続する。

Advice
- 超音波画像を見ながら生検することで，確実に組織が採取されていることが確認できる。

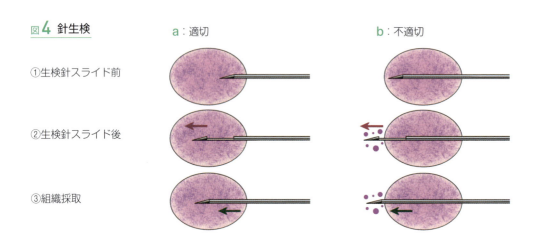

図4 針生検
① 生検針スライド前
② 生検針スライド後
③ 組織採取
a：適切　　b：不適切

切除生検

　切除生検の実施には，①大きさが2〜3cmより小さい，②皮下にある，③重要な神経血管などと離れている，④術前画像検査が行われている，という4つの条件がそろっていることが原則である。

　皮切，進入経路，生検後の処置は，切開生検に準じる。もし悪性と診断がついた場合は，追加広範切除が必要である。

ワンポイントアドバイス
- 採取部位により組織像が違うことがあるため，生検すれば必ず正確な診断がつくとは限らない。
- いずれの生検でも刺入経路は汚染されるため，悪性の場合を念頭に皮切を考える。

B. 摘出：代表症例①…脂肪腫

　多くの脂肪腫は腫瘤として自覚されるのみで，疼痛，しびれなどの症状は呈さない．そのため，その多くは経過観察されるが，外見上の問題，高分化型脂肪肉腫との鑑別が必要な場合は手術を考慮する．

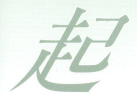

麻酔

麻酔　全身麻酔もしくは局所麻酔（20万倍エピネフリン加キシロカイン®使用）を行う．

> **Advice**
> ● 比較的大きい脂肪腫を局所麻酔で切除する際は，1％キシロカイン®ではなく0.5％キシロカイン®を用いる．局所麻酔は皮切部に麻酔することが多いが，腫瘍が大きい場合は腫瘍全周性に局所注射を行う（図5）．

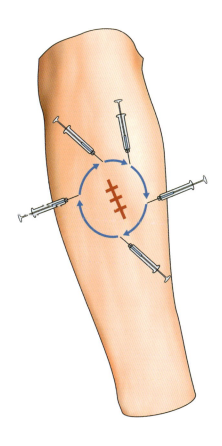

図5　局所麻酔
腫瘍が大きい場合は，腫瘍全周性に局所麻酔を注射する

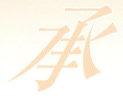

皮切

腫瘍を用手的に触り，大体の大きさを皮膚にマーキングする。皮切は切開生検に準じるが，脂肪腫の可能性が高いときは皮膚割線に沿って皮切を入れる。実際，皮切は腫瘍の大きさほど必要ないことが多く，小さく設定する。皮切は必要に応じて適宜延長する。

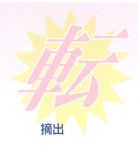

摘出

皮下剥離して腫瘤を同定したら，用手的もしくはケリー鉗子などで腫瘍を全周性に剥離する。その際，被膜は適宜切離する。

Squeeze法で腫瘍をもみ出し[3]，腫瘤を引っ張りながら周囲の組織を切離・切除する（図6）。

Advice
- 正常脂肪組織との境界がはっきりしない場合は，取り残しがないように周囲の正常組織を含めて切除することがある。
- 筋肉内脂肪腫では，筋肉に入り込んでいる部分は筋肉を含めて切除する。

図6 Squeeze法
腫瘍をもみ出す

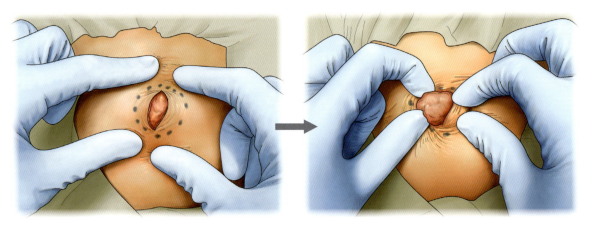

摘出後

摘出後は死腔になり術後血腫を形成することが多いため，十分に止血をする。縫合する際は，死腔をなくすように縫合する（図7）。閉創前に，血腫除去目的でドレーンを挿入し，閉創する。

図7 縫合

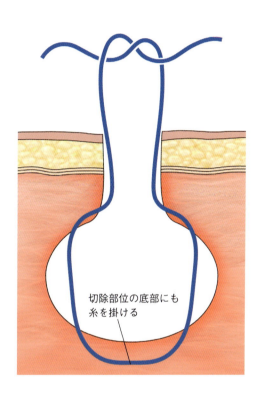

切除部位の底部にも糸を掛ける

C. 摘出：代表症例②…神経鞘腫

画像診断で神経鞘腫の可能性が高いと診断しても，無症状の場合は経過観察とする。しかし，疼痛やしびれ感，麻痺などの神経障害を呈した場合には手術を考慮する。

可能な限り，拡大鏡(ルーペ)もしくは顕微鏡を使用する。

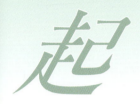

麻酔

麻酔

全身麻酔もしくは伝達麻酔を行う。

Advice
- 神経鞘腫は腫瘍の近位と遠位の神経束をしっかり同定する必要があるため，タニケットの使用が望ましい。そのため，全身麻酔もしくは伝達麻酔を選択する。

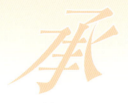

皮切

皮切

腫瘍を用手的に触り，大体の大きさを皮膚にマーキングする。

皮切は神経の切開生検に準じて長軸方向とし，腫瘍の長径よりもやや大きめに設定する。指発生の場合は，zig-zag法で皮切を加える。

摘出

手術は原則，腫瘍核出術を行う．まず，腫瘍の近位と遠位で神経束を確認する（図8）．次に，被膜に縦切開を加え，神経束を避けながら神経剥離し，神経線維を傷つけないようにゆっくり核出術を行う（図9）．

> **Advice**
> - 神経鞘腫が運動神経から発生している可能性があるときは，電気刺激して筋収縮反応がない部分を確認し，被膜の切開を加える（図10）．

図8 神経束の同定

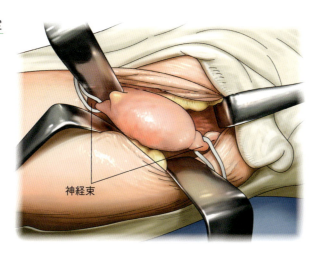

図9 摘出

a：被膜に縦切開を加える　　　　　　　　　b：ゆっくり核出術を行う

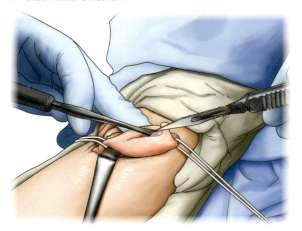 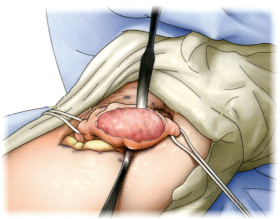

図 9 摘出（つづき）

c：摘出後の状態

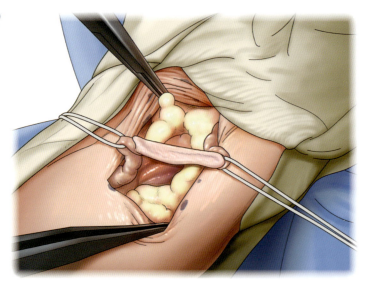

図 10 電気刺激

神経鞘腫が運動神経から発生している可能性があるときは，電気刺激して筋収縮反応がない部分を確認し，被膜の切開を加える

注射針

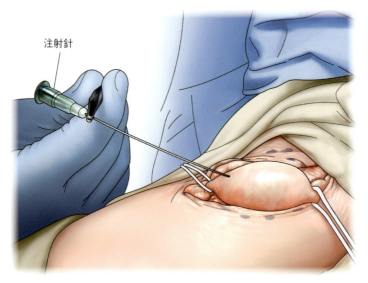

後処置

神経鞘腫は，摘出時にしばしば切除部から出血を伴う．十分に止血しないと血腫が生じ，術後に神経圧迫を呈する可能性があるため止血することが大切である．しかし，神経鞘腫は神経内に腫瘍があるため止血が困難である．そこで，神経内に局所止血剤（アビテン®，サージセル®など）を5〜10分留置して止血を図る（図11）．止血後は，留置した局所止血剤の除去を忘れないようにする．

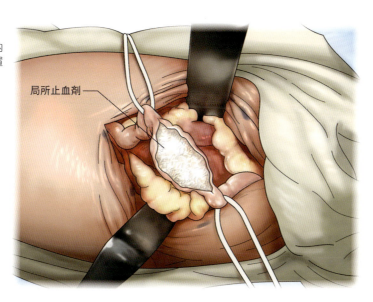

図11 止血
腫瘍摘出後，神経内に局所止血剤を留置して止血を図る

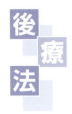

術後出血に注意する。創部が小さいときでも術後に動かすことで出血が予想される場合は，シーネ固定などを追加する。また，生検もしくは摘出検体は，必ず病理診断を行う。病理組織標本提出書には，表1に示す内容を必ず記入する。さらに，診断に有用と思われる情報（症状，外傷歴，既往歴，家族歴，術中所見など）を追記する[2]。

病理組織診断が出たら，臨床・画像診断と一致しているか確認する。矛盾がある場合は，病理医，放射線科医とともに議論するべきである。

表1 病理組織標本提出書に記載する内容

必ず記載すべき内容	①年齢 ②性 ③部位 ④罹患期間	⑤増大のスピード ⑥大きさ ⑦深さ ⑧画像診断名
診断に有用と思われる情報	・症状 ・外傷歴 ・既往歴	・家族歴 ・術中所見 など

Advice

- 軟部腫瘍の診断は困難なことが多い。spindle cell tumor（紡錘形細胞腫瘍），small round cell tumor（小円形細胞腫瘍）などの報告が病理部から届くことがある。これは良性か悪性かはっきりした診断がつかない場合の診断であり，sarcoma（肉腫）との診断がないから悪性ではないと勘違いしてしまうことがあるので注意が必要である。

文献

1) Johnson CJ, Pynsent PB, Grimer RJ. Clinical features of soft tissue sarcomas. Ann R Coll Surg Engl 2001；83：203-5.
2) 日本整形外科学会. 軟部腫瘍診療ガイドライン2012. 日本整形外科学会診療ガイドライン委員会/軟部腫瘍診療ガイドライン策定委員会. 東京：南江堂；2012.
3) Kenawi MM: 'Squeeze delivery' excision of subcutaneous lipoma related to anatomic site. Br J Surg 1995；82：1649-50.

索 引

和文

あ
圧着鉗子 107
後処置(神経鞘腫) 277
アナトミカルロッキングプレート 55
アプローチ(上腕骨遠位端骨折) 62

い
石黒法 136
一側法 153

う
烏口下滑液包 20
烏口肩峰靱帯 168
烏口上腕靱帯 168
打ち上げ像 5
打ち下げ像 5

え・お
エンドキャップサイズ 33
横手根靱帯 209
おじぎ運動 26

か
ガイドピンの刺入(舟状骨骨折) 117, 123
外反嵌入 28
肩関節鏡視下デブリドマン 156
滑車切痕 75
仮固定
 鎖骨骨幹部骨折：MIPO法 12
 鎖骨骨幹部骨折：従来法 7
 上腕骨遠位端骨折 66
 肘頭骨折 79
カルカ 44
感覚神経伝導速度 207
観血的整復固定術 4, 73, 111
関節鏡手術の4 steps 179
眼幅調整ダイヤル 256

き
キルシュナー鋼線 7
近位前内側ポータル(肘関節) 180
近位横止めスクリュー 47

く
屈筋腱縫合 240
クラウンリーマー 41

け
経皮鋼線仮固定(橈骨遠位端骨折) 99
経皮的鋼線固定 131, 152
結節固定用ワッシャー 33
腱滑動距離 243
腱鉗子 31
肩甲下筋 160
肩甲上腕関節 160
腱鞘切開 227, 231
腱板疎部 161
顕微鏡 256
肩峰下滑液包 20, 159
肩峰下除圧術 168

こ
後外側鏡視(肘関節) 187
後外側ポータル(肘関節) 190
後下関節上腕靱帯 160
交差法 153
後方オフセット 23
後方鏡視(肘関節) 185
後方ポータル
 肩関節 159
 肘関節 185
後療法
 肩関節鏡視下デブリドマン 170
 舟状骨骨折 130
 手指屈筋腱断裂 245
 手指骨折 142
 手指伸筋腱断裂 254
 上腕骨近位端骨折 26
 神経縫合・移植 265

骨棘(肘関節) ································ 173
骨膜切離 ······································· 21
固有腱部損傷 ······························· 248

さ

サクションドレーン ························· 71
鎖骨遠位端骨折 ······························ 14
鎖骨骨幹部骨折 ································ 5
鎖骨上神経 ······································· 6
三角筋大胸筋間アプローチ ············· 38

し

持続的他動運動 ···························· 192
視度調節リング ···························· 256
指背腱膜部損傷 ···························· 248
脂肪腫 ·· 271
尺骨神経 ······································· 64
　——管 ······································ 213
　——脱臼 ·································· 198
　——単純除圧術 ························ 193
　——皮下前方移動術 ················· 199
舟状骨骨折 ·································· 111
舟状大菱形骨間関節 ····················· 114
手根管症候群 ······························ 206
　——質問表 ······························· 207
手指屈筋腱断裂 ···························· 234
手指骨折 ····································· 131
手指伸筋腱断裂 ···························· 247
手術体位
　鎖骨骨幹部骨折：従来法 ·············· 5
　舟状骨骨折 ······················ 114, 126
　手根管症候群 ············ 207, 212, 221
　手指屈筋腱断裂 ························ 236
　手指骨折 ·································· 132
　手指伸筋腱断裂 ························ 249
　上腕骨顆上骨折 ························ 149
　上腕骨近位端骨折 ······················· 18
　前腕骨骨幹部骨折 ······················· 90
　前腕・手部神経損傷 ················· 257
　肘部管症候群 ··························· 194
　橈骨遠位端骨折 ························· 98

ばね指 ·· 228
　肘関節鏡視下手術 ···················· 176
手術適応の目安(橈骨遠位端骨折) ··· 97
手掌腱膜 ····································· 222
手指ロッキングプレートの問題点 ··· 141
術後外固定(手指屈筋腱断裂) ········ 244
小円形細胞腫瘍 ···························· 278
上関節上腕靱帯 ···························· 160
上腕骨顆上骨折 ···························· 145
上肢障害評価表 ···························· 207
掌側小皮切HCS固定 ····················· 113
小児肘関節周辺骨折 ····················· 145
上腕骨頭側の関節包損傷 ·············· 160
上腕骨遠位端骨折 ··························· 55
上腕骨近位端骨折 ····················· 16, 27
新Neer分類 ··································· 28
神経移植 ······························ 255, 264
神経鞘腫 ····································· 274
神経線維束間剝離 ························ 202
神経縫合 ····································· 255
　——の方法 ······························· 262
人工骨頭置換術 ······························ 18

す

スイッチバック法 ·························· 81
髄内釘固定術 ································· 27
水平マットレス縫合 ····················· 253
ステイスーチャー ··························· 21
ストロングスーチャー ···················· 31

せ

正中神経運動神経終末潜時 ··········· 207
整復
　鎖骨骨幹部骨折：従来法 ·············· 7
　舟状骨骨折 ······················ 115, 128
　上腕骨遠位端骨折 ······················· 66
　上腕骨顆上骨折 ························ 150
　上腕骨近位端骨折 ······················· 23
　前腕骨骨幹部骨折 ······················· 93
　肘頭骨折 ··································· 79
　橈骨遠位端骨折 ·················· 99, 104

281

切開生検 …… 268
接眼レンズ …… 256
切除生検 …… 270
前外側ポータル（肘関節） …… 182
前下関節上腕靱帯 …… 160
前骨間神経麻痺 …… 146
全身麻酔下肩関節評価 …… 158
前方鏡視（肘関節） …… 180
前方ポータル（肩関節） …… 161
前腕骨骨幹部骨折 …… 87
前腕・手部神経損傷 …… 255

そ

早期自動運動療法 …… 235
創内固定 …… 23
創閉鎖
 上腕骨近位端骨折 …… 25
 肘関節鏡視下手術 …… 192
ソフトストラップ …… 143
ソフトスポット前方ポータル（肘関節） …… 188
ソフトスポットポータル（肘関節） …… 188

た

ダックビル鉗子 …… 164
手綱法 …… 39
他動屈曲自動保持運動 …… 245

ち

中関節上腕靱帯 …… 160
肘頭骨折 …… 73
肘部管症候群 …… 193
長掌筋 …… 222
直視下観血的整復固定術（舟状骨骨折） …… 125

つ

津下式ループ針（津下針） …… 235
津下法 …… 235

て

デブリドマン
 肩甲上腕関節 …… 163
 肩峰下滑液包 …… 168
転位（橈骨遠位端骨折） …… 98

と

橈骨遠位端骨折 …… 95
橈骨骨折の骨片転位 …… 89
橈骨粗面 …… 89
橈側手根屈筋 …… 100
トライアングル構造 …… 57

な・に

内側オフセット …… 23
内側筋間中隔 …… 203
軟鋼線 …… 86
軟部腫瘍 …… 266
二階建てTBW法 …… 75

は

背側小皮切（HCS）固定 …… 120
ばね指 …… 227
針生検 …… 270

ひ

肘関節鏡視下手術 …… 171
皮質骨スクリュー …… 8
皮切
 Camitz法 …… 222
 OCTR …… 208
 鎖骨骨幹部骨折：MIPO法 …… 11
 鎖骨骨幹部骨折：従来法 …… 6
 尺骨神経単純除圧術 …… 195
 尺骨神経皮下前方移動術 …… 200
 舟状骨骨折 …… 115, 121, 128
 手指屈筋腱断裂 …… 237
 手指伸筋腱断裂 …… 250
 上腕骨遠位端骨折 …… 62
 上腕骨近位端骨折 …… 19, 38
 生検 …… 268
 前腕・手部神経損傷 …… 259
 肘頭骨折 …… 78
 ばね指 …… 230

腓腹神経 ································ 258
病理組織標本提出書 ···················· 278
ビーチチェアポジション ········· 18, 36, 157

ふ

副子 ···································· 142
フックナイフ ···························· 218
フックプレート ·························· 15
振り子運動 ······························ 26
プレート固定
　　上腕骨近位端骨折 ··················· 24
　　前腕骨骨幹部骨折 ················ 87, 93
プレートベンディング ················· 8, 11

へ

閉鎖式ドレーンチューブ ················· 25
ペンローズドレーン ····················· 85

ほ・ま

ポイント付き骨把持鉗子 ················· 79
方形回内筋 ····························· 102
紡錘形細胞腫瘍 ························ 278
ポータルデザイン（肘関節）············· 177
マーキング（舟状骨骨折）··············· 127

ゆ・よ

有茎皮下脂肪弁 ························ 204
吉津1法 ··························· 235, 241
吉津式腱縫合用針付縫合糸（吉津針）···· 235

り・ろ

リバース型人工肩関節全置換術 ··········· 18
ロッキングスクリュー ··················· 13
ロッキングスリーブ ····················· 12
ロッキングプレート ····················· 95
　　──固定（手指骨折）··············· 138

わ

ワッシャー ····························· 48
ワーキングポータル（肩峰下滑液包）···· 166

欧文

A

A1 pulley ····························· 229
adipofascial flap ······················ 65
anatomical tilt view ·················· 108
anterior inferior glenohumeral ligament
　（AIGHL）···························· 160
anterior spike ························ 151
antero-lateral approach ················ 38
AO/OTA分類（橈骨遠位端骨折）········· 97
AO分類（上腕骨遠位端骨折）············· 56
atraumatic technique ················· 253

B

Baumann角 ··························· 151
bicipitolateral approach ················ 62
blocker pinテクニック ·················· 44
Boydアプローチ ························ 91
bridle method ·························· 39

C

Camitz法による母指対立再建 ·········· 221
cannula assembly ····················· 216
cannulated cancellous screw（CCS）···· 31
carpal tunnel syndrome instrument（CTSI）
　···································· 207
central entry point ···················· 27
chevron法 ······························ 62
continuous passive motion（CPM）···· 192
coracoacromial ligament（CAL）······· 168
coracohumeral ligament（CHL）······· 168
coronal shear fragment ················ 58
Craig分類 ····························· 14
cross pinning ························ 153
curved dissector ····················· 215

D

deltopectral approach ·················· 38
die-punch骨片 ························· 99
dimple sign ·························· 148

disabilities of arm, shoulder, and hand questionnaire(DASH) ········ 207
dorsal intercalated segmental instability (DISI)変形 ············· 113
Duran法 ···························· 246

E

early active mobilization(EAM) ········ 235
endoscopic carpal tunnel release(ECTR) ···························· 211
entry portal(手関節) ················ 213
evaluation of under anesthesia(EUA) ···· 158
exit portal(手関節) ················· 213

F

flexion strap ······················· 142
flexor carpi radialis(FCR) ············ 100
Foucher法 ························· 134
friction neuropathy ················· 204
Froment徴候 ······················ 194
functional axis ····················· 57
funicular pattern ··················· 261

G

glenohumeral joint(GH) ············· 160
Guyon管 ·························· 213

H

Hand 20 ·························· 207
head anchoring効果 ················ 27
headless compression screw(HCS) ······ 112
Henry approach ··············· 91, 101
Herbert分類 ······················ 111
Holmberg分類 ···················· 146
home-run screw ··················· 75
humeral avulsion of the glenohumeral ligament(HAGL) ··············· 160

I

inferior ulnar collateral artery(IUCA) ···· 64
intermediate fibrous zone(IFZ) ········ 102

intrafocal pininng ················ 39, 99
intratendinous suture法 ············· 252

J

joint jack ························· 144
joystick法 ························· 105
juxta-epiphyseal type ················ 57

K

Kessler変法 ··················· 235, 253
knuckle bender ···················· 142
K-wire ···························· 7

L

lateral column ····················· 57
lateral gutter ······················ 190
lateral entry point ·················· 39
less of resistance ··················· 166
ligamentotaxis ····················· 96

M

Mason-Allen法 ···················· 22
medial column ····················· 57
mid lateral injection technique ········ 233
middle glenohumeral ligament(MGHL) ··· 160
milking操作 ······················· 238
minimally invasive plate osteosynthesis (MIPO)法 ····················· 10
myostatic contracture ··············· 247

O

open carpal tunnel release(OCTR) ······ 206
open reduction and internal fixation(ORIF) ························ 4, 73, 111
Osborne靱帯 ················· 196, 202
Outerbridge-柏木法 ················ 186

P

palmar aponeurosis(PA)pulley ········ 232
perfect O sign ····················· 147
Phalenテスト ····················· 207

place and hold ･････････････････････････ 245
posteior inferior glenohumeral ligament
　（PIGHL）･･････････････････････････ 160
posterior ulnar recurrent artery（PURA）
　･･････････････････････････････････････ 64
pronator quadratus（PQ）･････････････ 102
Pucker sign ････････････････････････････ 148

R

Rolando型 ････････････････････････････ 138
rope over bitt ･････････････････････････ 53
rotator interval（RI）････････････････ 161

S

safety pin splint ･････････････････････ 143
scaphoid-TAD ･････････････････････････ 113
scaphotrapezial joint（ST関節）･･･ 114
self-centering effect ･･･････････････ 44
Semmes-Weinstein monofilamentテスト
　････････････････････････････････････ 207
skyline view ･･････････････････････････ 108
small round cell tumor ････････････ 278
Smith-阿部分類 ･･･････････････････････ 146
spindle cell tumor ････････････････ 278
splint ････････････････････････････････ 142
squeeze法 ･･････････････････････････ 272
Struther's arcade ･･･････････････････ 203
subacromial bursa（SAB）･･････････ 159
subscapularis（SSC）････････････････ 160
superior glenohumeral ligament（SGHL）
　･･････････････････････････････････ 160
superior ulnar collateral artery（SUCA）
　･･････････････････････････････････ 64

T

tear drop sign ･････････････････････ 147
tension band wiring（TBW）･･･ 71, 74
Thompsonアプローチ ･･････････････ 91
thumb spicaギプス ････････････････ 130
tie arch ････････････････････････････ 57
tilting angle ･･･････････････････････ 151

Tinel徴候 ････････････････････････････ 207
Tomaino法 ･････････････････････････ 113
transcondylar screw ････････････････ 69
transepicondylar line ････････････････ 57
transverse carpal ligament（TCL）････ 208
trans-FCR approach ･････････････････ 101
two-point discrimination（2-PD）テスト ･･ 207

V

Verdan分類 ････････････････････････ 248
V字谷 ････････････････････････････････ 38

W・Z

watershed line ･････････････････････ 102
Weitbrecht孔 ･････････････････････ 160
Wilkins分類 ･････････････････････････ 146
zig-zag法 ･･････････････････････････ 274

数字

2号高強度非吸収糸 ････････････････ 31
6-strand法 ･････････････････････････ 235

執刀医となった日から即役立つ！ 基本的な手技を学べる 現場に即した手術書シリーズ

新 執刀医のための サージカルテクニック
Surgical Techniques for Masters

総編集 德橋 泰明 日本大学医学部整形外科学系整形外科学分野主任教授

2004年から刊行し，基本的な手術書として好評を得た『執刀医ためのサージカルテクニック』シリーズ。それから10年以上が経過し，手術手技・使用器具の進歩により大きく変更されている術式や，新たな術式も取り上げ，今の時代に即した手術内容で新シリーズとして刊行。
より執刀医の視点に立った記述で，最前線で活躍する経験豊かな臨床医からのアドバイスが豊富に散りばめられている。さらに助手を卒業していざ執刀医となった医師のニーズに応える情報も提供。手術を行うすべての整形外科医必携の書！

Sample Page

そろそろ助手を卒業ですか？
実は執刀医は手術のこんなところに注意しているんです！

ベース配分が理解しやすいように，各手術手技の流れを「起・承・転・結」の4段階に分けて，豊富な図・イラストと具体的かつ簡潔な解説で構成。

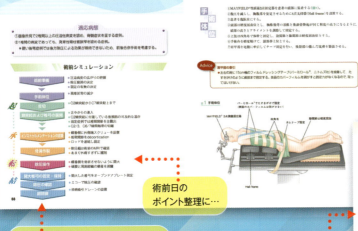

術前シミュレーション
手術のアウトラインをフローチャートで掲載。手術の流れが一目でわかる！

術前日のポイント整理に…

Advice ワンポイントアドバイス
是非とも継承したいテクニックや思わぬアクシデントを招きそうな注意点，覚えておくべき解剖学的に重要な点など，場面ごとに経験豊かな術者のアドバイスを豊富に掲載。

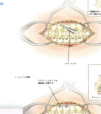

MEDICAL VIEW

シリーズの構成　　　新 執刀医のためのサージカルテクニック

脊椎

担当編集　徳橋 泰明　日本大学医学部整形外科学系整形外科学分野主任教授

目次

- 執刀医の心得
- 腰椎椎間板ヘルニアに対する髄核摘出術（いわゆるLove法）
- 腰椎椎間板ヘルニアに対する内視鏡下椎間板摘出術（MED）
- 腰部脊柱管狭窄症に対する棘突起縦割式椎弓切除術
- 腰椎変性疾患に対する後側方固定術（PLF）
- 腰椎変性すべり症に対する後方進入椎体間固定術
- 頚椎症性脊髄症に対する片開き式椎弓形成術，後方固定術
- 頚椎症性脊髄症に対する棘突起縦割式椎弓形成術（T-saw laminoplasty）
- 頚椎症性神経根症，脊髄症に対する前方除圧固定術
- 骨粗鬆症性椎体骨折に対するBalloon kyphoplasty
- 骨粗鬆症性椎体骨折偽関節に対する椎体形成術併用の後方固定術
- 胸腰椎移行部脊椎外傷に対する後方固定術
- 転移性脊椎腫瘍に対するMISt（最小侵襲脊椎安定術）
- 環軸椎亜脱臼に対する後方固定術XLIF®（eXtreme Lateral Interbody Fusion）
- 腰椎変性側弯症に対するOLIF（oblique lateral interbody fusion）
- 馬尾腫瘍摘出術

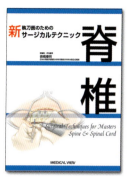

■定価（本体13,000円＋税）
256頁・イラスト300点
ISBN978-4-7583-1862-4

上肢

担当編集　長尾 聡哉　板橋区医師会病院整形外科部長／日本大学医学部整形外科学系整形外科学分野講師

目次

- 執刀医の心得
- 鎖骨骨折に対する観血的整復固定術
- 上腕骨近位端骨折に対するプレート固定術
- 上腕骨近位端骨折に対する髄内釘固定術
- 上腕骨遠位端骨折に対するアナトミカルロッキングプレート固定術
- 肘頭骨折に対する観血的整復固定術
- 前腕骨骨幹部骨折に対するプレート固定術
- 橈骨遠位端骨折に対する掌側ロッキングプレート固定術
- 舟状骨骨折に対する観血的整復固定術
- 手指骨折に対する経皮的鋼線固定術・プレート固定術
- 小児肘関節周辺骨折の手術
- ビーチチェアポジションで行う肩関節鏡視下デブリドマン
- 肘関節鏡視下手術の実際
- 肘部管症候群の手術
- 手根管症候群に対する手根管開放術およびCamitz法による母指対立再建
- ばね指に対する腱鞘切開術
- 手指屈筋腱断裂に対する吉津1法と早期自動運動療法
- 切創に伴う手指伸筋腱断裂に対する腱縫合術
- 前腕・手部神経損傷に対すると神経移植
- 上肢軟部腫瘍の手術

■定価（本体14,000円＋税）　296頁・イラスト300点　ISBN978-4-7583-1860-0

下肢

担当編集　齋藤 修　日本大学医学部整形外科学系整形外科学分野准教授

目次

- 執刀医の心得
- 股関節後方脱臼骨折（後壁骨折）に対するORIF
- FAIに対する股関節鏡視下手術
- 人工股関節全置換術（THA）：後方アプローチ セメントレス
- 大腿骨頚部骨折に対する人工骨頭置換術・後方アプローチ
- 大腿骨頚部骨折（不安定型）に対するTwin Hookを用いたORIF
- 大腿骨転子部骨折に対するshort femoral nail法
- 大腿骨転子部骨折に対するcephalomedullary long nail法
- 大腿骨ステム周囲骨折に対するORIF
- 膝蓋骨骨折に対するORIF
- 脛骨高原骨折に対するORIF
- ハムストリングを用いた解剖学的二重束前十字靱帯再建
- 高位脛骨骨切り術（HTO）・Opening wedge HTO
- 人工膝関節全置換術（TKA）
- 人工膝関節単顆置換術（UKA）
- Pilon骨折に対するORIF
- 髄内釘を用いた距骨体部切除併用足関節固定術
- 人工足関節置換術（TAA）
- 距骨骨軟骨損傷に対する骨髄刺激法
- 踵骨骨折に対する外側横皮切による整復固定術
- アキレス腱断裂に対する強固な腱縫合術

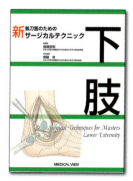

■定価（本体14,000円＋税）
280頁・イラスト300点
ISBN978-4-7583-1861-7

※ご注文、お問い合わせは最寄りの医書取扱店または直接弊社営業部まで。

メジカルビュー社
〒162-0845 東京都新宿区市谷本村町2番30号
TEL.03(5228)2050　E-mail（営業部）eigyo@medicalview.co.jp
FAX.03(5228)2059　http://www.medicalview.co.jp

スマートフォンで書籍の内容紹介や目次がご覧いただけます。

新 執刀医のためのサージカルテクニック　上肢

2019年3月30日　第1版第1刷発行
2021年5月20日　　　　　第3刷発行

- ■総編集　徳橋泰明　　とくはし　やすあき

- ■担当編集　長尾聡哉　　ながお　そうや

- ■発行者　三澤　岳

- ■発行所　株式会社メジカルビュー社
  〒162-0845 東京都新宿区市谷本村町2-30
  電話　03(5228)2050(代表)
  ホームページ https://www.medicalview.co.jp/

  営業部　FAX 03(5228)2059
  　　　　E-mail eigyo@medicalview.co.jp

  編集部　FAX 03(5228)2062
  　　　　E-mail ed@medicalview.co.jp

- ■印刷所　シナノ印刷株式会社

ISBN978-4-7583-1860-0 C3347

ⓒ MEDICAL VIEW, 2019. Printed in Japan

- 本書に掲載された著作物の複写・複製・転載・翻訳・データベースへの取り込みおよび送信(送信可能化権を含む)・上映・譲渡に関する許諾権は，(株)メジカルビュー社が保有しています．
- JCOPY〈出版者著作権管理機構 委託出版物〉
  本書の無断複製は著作権法上での例外を除き禁じられています．複製される場合は，そのつど事前に，出版者著作権管理機構(電話 03-5244-5088，FAX 03-5244-5089，e-mail：info@jcopy.or.jp)の許諾を得てください．
- 本書をコピー，スキャン，デジタルデータ化するなどの複製を無許諾で行う行為は，著作権法上での限られた例外(「私的使用のための複製」など)を除き禁じられています．大学，病院，企業などにおいて，研究活動，診察を含み業務上使用する目的で上記の行為を行うことは私的使用には該当せず違法です．また私的使用のためであっても，代行業者等の第三者に依頼して上記の行為を行うことは違法となります．